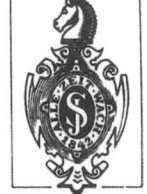

C. Diehm   D. Müller   (Hrsg.)

Rökan
Ginkgo biloba EGb 761

Band 2
Klinik

Periphere arterielle Verschlußkrankheit
Vaskuläre und primär degenerative Demenzen
Vertigo, Tinnitus, Hypakusis
Retinopathie
Vasogener Kopfschmerz
Metabolische Verträglichkeit

Mit 110 Abbildungen und 104 Tabellen

Springer-Verlag
Berlin Heidelberg New York
London Paris Tokyo
Hong Kong Barcelona
Budapest

Professor Dr. med. Curt Diehm
Leitender Arzt der Med. Klinik
im Rehabilitationskrankenhaus
W-7516 Karlsbad

Professor Dr. med. Diethard Müller
Klinik für Neurologie und Psychiatrie
Medizinische Akademie Magdeburg
Leipziger Straße 44
O-3090 Magdeburg

Übersetzungen und Redaktion:
Christian Ebenezer, Arzt
Dreisamstraße 16
W-7500 Karlsruhe

Die Deutsche Bibliothek – CIP-Einheitsaufnahme
Rökan: Ginkgo biloba EGb 761. - Berlin ; Heidelberg ; New York ;
London ; Paris ; Tokyo ; Hong Kong ; Barcelona ; Budapest : Springer
Literaturangaben
Bd. 2. Klinik : mit 104 Tabellen / C. Diehm ; D. Müller (Hrsg.) - 1992
ISBN-13: 978-3-540-55346-5   e-ISBN-13: 978-3-642-77428-7
DOI: 10.1007/978-3-642-77428-7
NE: Diehm, Curt [Hrsg.]

Dieses Werk ist urheberrechtlich geschützt. Die dadurch begründeten Rechte, insbesondere die der Übersetzung, des Nachdrucks, des Vortrags, der Entnahme von Abbildungen und Tabellen, der Funksendung, der Mikroverfilmung oder der Vervielfältigung auf anderen Wegen und der Speicherung in Datenverarbeitungsanlagen, bleiben, auch bei nur auszugsweiser Verwertung, vorbehalten. Eine Vervielfältigung dieses Werkes oder von Teilen dieses Werkes ist auch im Einzelfall nur in den Grenzen der gesetzlichen Bestimmungen des Urheberrechtsgesetzes der Bundesrepublik Deutschland vom 9. September 1965 in der jeweils geltenden Fassung zulässig. Sie ist grundsätzlich vergütungspflichtig. Zuwiderhandlungen unterliegen den Strafbestimmungen des Urheberrechtsgesetzes.

© Springer-Verlag Berlin Heidelberg 1992

Die Wiedergabe von Gebrauchsnamen, Handelsnahmen, Warenbezeichnungen usw. in diesem Werk berechtigt auch ohne besondere Kennzeichnung nicht zu der Annahme, daß solche Namen im Sinne der Warenzeichen- und Markenschutz-Gesetzgebung als frei zu betrachten wären und daher von jedermann benutzt werden dürften.

Produkthaftung: Für Angaben über Dosierungsanweisungen und Applikationsformen kann vom Verlag keine Gewähr übernommen werden. Derartige Angaben müssen vom jeweiligen Anwender im Einzelfall anhand anderer Literaturstellen auf ihre Richtigkeit überprüft werden.

Satzarbeiten: Mitterweger Werksatz GmbH, Plankstadt bei Heidelberg

Bindearbeiten: Lüderitz & Bauer, Berlin
25/3145 – 5 4 3 2 1 0 – Gedruckt auf säurefreiem Papier

Vorwort

Die arteriellen Durchblutungsstörungen sind heute für eine große Zahl von Menschen hinsichtlich Lebensqualität und Lebenserwartung bestimmend geworden. Die neueren Therapieansätze zeichnen sich dadurch aus, daß sie versuchen, körpereigene Kompensationsmechanismen zu fördern und so die eingeschränkte Belastungsfähigkeit der Patienten zu verbessern. Dabei spielen Formen der aktiven Übungsbehandlung, wie sie mit dem Gehtraining für die periphere arterielle Verschlußkrankheit im Stadium der Claudicatio intermittens und in ähnlicher Form mit dem Gehirnjogging für die Demenzerkrankungen zur Verfügung stehen, eine bedeutende Rolle.

Als grundlegender Bestandteil eines synergistischen Therapiekonzepts ist auch in Zukunft die medikamentöse Behandlung mit rheologisch aktiven Substanzen zu sehen, da hier die Möglichkeit besteht, in die Pathomechanismen der gestörten Mikrozirkulation direkt einzugreifen. Daß die Fließfähigkeit des Blutes, insbesondere die Erythrocytenflexibilität, in Streßsituationen, die für die aktive Atherosklerose charakteristisch sind, durch Ginkgo biloba in beeindruckender Weise verbessert wird, ist im ersten Band der Monographie, der die pharmakologischen Arbeiten umfaßt, umfangreich dokumentiert.

Der nun vorliegende zweite Teil der Monographie enthält aus der Fülle der in der internationalen Literatur zitierten Daten eine Auswahl wichtiger Arbeiten, die ein umfassendes und vielseitiges Bild der klinischen Wirkungen von Ginkgo biloba vermitteln. Zur Claudicatio intermittens werden, neben Untersuchungen gegen Placebo sowie Vergleichssubstanzen, Ergebnisse zur Kombinationsbehandlung von Ginkgo biloba mit aktivem Gefäßsport vorgestellt. Die positiven Effekte von Ginkgo biloba auf die Vigilanz und mentale Leistungsfähigkeit bei Demenzerkrankungen werden mit modernen Verfahren wie Pharmako-EEG, Dynamic-Brain-Mapping, cerebrale Blutflußmessung und psychometrische Leistungstests objektiviert. Die große Bedeutung, die Ginkgo biloba bei der Therapie arterieller Durchblutungsstörungen heute erlangt hat, wäre ohne diese wissenschaftlichen Arbeiten nicht denkbar gewesen.

Karlsbad und Magdeburg, April 1992 CURT DIEHM
  DIETHARD MÜLLER

Inhaltsverzeichnis

I Periphere arterielle Verschlußkrankheit

6monatige randomisierte Doppelblindstudie zur Wirkung
von Rökan im Vergleich zu Placebo bei Patienten mit peripheren
chronisch arteriellen Verschlußkrankheiten 3
  Bauer U.

Behandlung der chronischen peripheren arteriellen
Verschlußkrankheit mit physikalischem Training und Rökan –
Ergebnisse einer placebokontrollierten Doppelblindstudie 16
  Bulling B., von Bary S.

Kontrollierte Doppelblind-Cross-over-Studie zur Wirksamkeit von
Rökan bei arterieller Verschlußkrankheit der unteren Extremitäten   29
  Salz H.

Gekreuzte Doppelblindstudie zu Rökan bei Arteriopathien
der unteren Extremitäten 38
  Courbier R., Jausseran J. M., Reggi M.

Rökan bei distalen diabetischen Arteriopathien 45
  Le Devehat C., Lemoine A., Zoubenko C., Cirette B.

Bizentrische Vergleichsstudie zwischen Rökan und Buflomedil
bei der peripheren arteriellen Verschlußkrankheit im Stadium IIb
nach Fontaine 55
  Berndt E. D., Kramar M.

Therapie der PAVK mit Rökan (EGb 761) oder Pentoxifyllin.
Vergleichsstudie zur Beurteilung von Wirksamkeit
und Verträglichkeit 63
  Böhmer D., Kalinski S., Szögy A.

Rökan-Behandlung der arteriellen Verschlußkrankheit
im Fontaine-Stadium IV bei Diabetikern mit feuchter Gangrän ... 72
  Baitsch G.

II Vaskuläre und primär degenerative Demenzen

Einfluß von Rökan auf neurophysiologische und psychometrische
Meßergebnisse bei Patienten mit hirnorganischem Psychosyndrom.
Eine Doppelblindstudie gegen Placebo 83
    Hofferberth B.

Einfluß von Rökan auf die geistige Leistungsfähigkeit.
Placebokontrollierte Doppelblindstudie unter computerisierten
Meßbedingungen bei Patienten mit zerebraler Insuffizienz 94
    Gräßel E.

Untersuchung der Langzeitwirkung von Rökan auf die Vigilanz und
mentale Leistungsfähigkeit mittels quantifiziertem Pharmako-EEG
und psychometrischen Messungen 103
    Geßner B., Voelp A., Klasser M.

Objektivierung der klinischen Effekte von Ginkgo-biloba-Extrakt
bei cerebraler Insuffizienz mittels Dynamic-Brain-Mapping 117
    Fünfgeld E.W., Stalleicken D.

Rökan bei seniler cerebraler Insuffizienz. Doppelblinde
placebokontrollierte Multicenterstudie 129
    Taillandier J., Ammar A., Rabourdin J. P., Ribeyre J., Pichon J.,
    Niddam S., Piérart H.

Quantifizierte Parameter zum Nachweis von cerebraler
Durchblutungs- und Stoffwechselsteigerung unter Rökan 139
    Tea S., Celsis P., Clanet M., Marc-Vergnes J.-P., Boeters U.

Radiozirkulographische Studie über die Wirkung von Rökan
bei cerebrovaskulärer Insuffizienz 146
    Galley P., Safi N.

Therapie kognitiver Defizite im Alter mit Rökan.
Ergebnisse einer multizentrischen Phase-IV-Studie
mit testpsychologischer Operationalisierung 155
    Ihm P.

III Vertigo, Tinnitus, Hypakusis

Therapie mit Rökan bei vertebrobasilärer Insuffizienz 169
    Aust G.

Rökan versus Nicergolin bei Schwerhörigkeit, Schwindel
und Ohrgeräuschen 176
    Chesseboeuf L., Hérard J., Trévin J.

Randomisierte Doppelblindstudie zur Wirkung von Rökan
bei Schwindel und Gangunsicherheit des älteren Menschen 183
    Claussen C.-F., Kirtane M. V.

Experimentelle Mikrozirkulationsstörungen in der Neurootologie:
Quantitative Erfassung der Therapiewirkungen von Extractum
Ginkgo biloba 193
    Claussen C.-F., Schneider D., Patil N., Büki B.

Vergleichsstudie zwischen Rökan und Nicergolin bei akutem
cochleärem Hörsturz 201
    Dubreuil C.

Doppelblinde placebokontrollierte Multicenterstudie
über die Behandlung von Gleichgewichtsstörungen mit Rökan ... 208
    Cantenot F., Koskas H., Piérart H.

Die Therapie neurologischer Vertigosyndrome beim hirnorganischen
Psychosyndrom mit Rökan 216
    Hofferberth B.

Cross-over-Studie zur Behandlung der vertebro-basilären
Insuffizienz mit Rökan 224
    Natali R., Rachinel J., Pouyat P. M.

Elektronystagmographisch und klinisch dokumentierte
Therapieerfahrungen mit Rökan bei Vertigo 229
    Schwerdtfeger F.

Randomisierte, placebokontrollierte doppelblinde Multicenterstudie
zur Wirksamkeit von Rökan bei Tinnitus 244
    Meyer B.

Rökan bei Innenohrschwerhörigkeit 249
    Sprenger F.-H.

IV Retinopathie

Prospektive randomisierte Doppelblinduntersuchung
mit dosisgestaffelter Rökan-Behandlung bei älteren Patienten
mit chronischer zerebroretinaler Mangelversorgung 259
    Raabe A., Raabe M., Ihm P.

Behandlung von Störungen der retinalen Mikrozirkulation
bei senilen Makulopathien mit Rökan 274
    Wolf S., Bertram B., Schulte K., Jung F., Kiesewetter H.,
    Reim M.

Wirkung von Rökan auf die Mikrozirkulation der Retina 281
    Saracco J. B., Estachy G.

Behandlung der senilen Makuladegeneration mit Rökan 290
    Lebuisson D. A., Leroy L., Rigal G.

Langzeitbehandlung mit Rökan bei Durchblutungsstörungen
von Retina und Nervus opticus 295
    Merté H.-J., Merkle W.

Rökan bei Patienten mit chronischer cerebro-retinaler
Mangelversorgung. Ersterfahrungen am Perimeter Octopus-2000-R   304
  Raabe A., Raabe M.

V Vasogener Kopfschmerz, Kapillarhyperpermeabilität und positive Begleiteffekte

Rökan bei Kopfschmerzen und Migräne   321
  Dalet R.
Wirkung von Rökan beim vasogenen cerebralen Ödem   327
  Hannequin D., Thibert A., Vaschalde Y.
Einfluß von Rökan auf die Kapillarhyperpermeabilität
beim zyklischen idiopathischen Ödem   330
  Lagrue G., Behar A., Kazandijan M., Rahbar K.
Einfluß von Rökan auf metabolische und endokrine
Laborparameter   337
  Felber J.-P.

Sachverzeichnis   341

Autorenverzeichnis

Ammar A., Centre Médical de la Caisse Nationale de Retraite des Ouvriers du Bâtiment et des Travaux Publics, Bagnolet, Frankreich
Aust G., Beratungsstelle für Hörbehinderte am Heilpädagogischen Zentrum, Berlin
Baitsch G., Hochrhein-Klinik, Bad Säckingen
von Bary S., Kreiskrankenhaus Marienhöhe, Würselen
Bauer U., Chirurgische Abteilung für Gefäßkrankheiten, Maria-Hilf-Krankenhaus, Bad Neuenahr-Ahrweiler
Behar A., Nephrologische Abteilung, Hôpital Henri Mondor, Créteil, Frankreich
Berndt E. D., Hanau
Bertram B., Augenklinik der Med. Fak. der RWTH Aachen
Böhmer D., Sportmedizinisches Institut Frankfurt a. M. e.V.
Boeters U., Neurologische Universitätsklinik, Kiel
Bulling B., Köln
Büki B, Universitäts-HNO-Klinik, Budapest, Ungarn
Cantenot F., CHU Besançon, Frankreich
Celsis P., Neurologische Universitätsklinik, Toulouse, Frankreich
Chesseboeuf L., HNO-Abteilung, Hôpital Général, Dijon, Frankreich
Cirette B., Abteilung für Diabetologie, Centre Hospitalier de Nevers, Pougues-les-Eaux, Frankreich
Clanet M., Neurologische Universitätsklinik, Toulouse, Frankreich
Claussen C.-F., Neurootologisches Forschungsinstitut 4G-Forschung e.V. Bad Kissingen
Courbier R., Abteilung für Gefäßchirurgie, Hôpital Saint-Joseph, Marseille, Frankreich
Dalet R., Rueil-Malmaison
Dubreuil C., Hôpital Edouard Herriot, Lyon, Frankreich
Estachy G., Ophthalmologische Abteilung, Hôpital Ste. Marguerite, Marseille, Frankreich
Felber J.-P., Labor für Endokrinologie und klinische Biochemie, Abt. Innere Medizin, C. H. U. V. Lausanne, Schweiz

Fünfgeld E. W., Schloßbergklinik Wittgenstein, Bad Laasphe

Galley P., Institut für angewandte Nuklearphysik und Radiobiologie, Universität Bordeaux, Frankreich

Geßner B., Bio-Data, Steinbach/Taunus

Gräßel, E., Abteilung für Medizinische Psychologie und Psychopathometrie der Universität Erlangen-Nürnberg

Hannequin D., Neurologische Abteilung, Hôpital Charles Nicolle, Rouen, Frankreich

Hérard J., HNO-Abteilung, Hôpital Général, Dijon, Frankreich

Hofferberth B., Neurologische Klinik, Krankenhaus Lindenbrunn, Coppenbrügge

Ihm P., Institut für Med.-Biol. Statistik und Dokumentation der Philipps-Universität Marburg

Jausseran J. M., Abteilung für Gefäßchirurgie, Hôpital Saint-Joseph, Marseille, Frankreich

Jung F., Abt. für Klin. Hämostaseologie und Transfusionsmedizin der Universität Homburg/Saar

Kalinski S., Frankfurt

Kazandjian M., Nephrologische Abteilung, Hôpital Henri Mondor, Créteil, Frankreich

Kiesewetter H., Abt. für Klin. Hämostaseologie und Transfusionsmedizin der Universität Homburg/Saar

Kirtane M. V., Neurootologisches Forschungsinstitut 4G-Forschung e.V. Bad Kissingen

Klasser M., Bio-Data, Steinbach/Taunus

Koskas H., Hôpital Ste. Marguerite, Marseille, Frankreich

Kramar M., Köln

Lagrue G., Nephrologische Abteilung, Hôpital Henri Mondor, Créteil, Frankreich

Le Devehat C., Abteilung für Diabetologie, Centre Hospitalier de Nevers, Pougues-les-Eaux, Frankreich

Lebuisson D. A., Centre Médico-Chirurgical Foch, Suresnes, Frankreich

Lemoine A., Abteilung für Diabetologie, Centre Hospitalier de Nevers, Pougues-les-Eaux, Frankreich

Leroy L., Centre Médico-Chirurgical Foch, Suresnes, Frankreich

Marc-Vergnes J.-P., Neurologische Universitätsklinik, Toulouse, Frankreich

Merkle W., Augenklinik rechts der Isar der Technischen Universität München

Merté H.-J., Augenklinik rechts der Isar der Technischen Universität München

Meyer B., HNO-Abteilung, Hôpital Saint-Antoine, Paris, Frankreich

Natali R., HNO-Abteilung, Centre Hospitalier Intercommunal, Montreuil, Frankreich

Niddam S., Gerontologie-Zentrum, Sarcelles, Frankreich

Patil N., Bombay, Indien

Pichon J., Centre Médical de la Caisse Nationale de Retraite des Ouvriers du Bâtiment et des Travaux Publics, Pontault-Combault, Frankreich

Piérart H., Institut Ipsen, Paris, Frankreich

Pouyat P. M., HNO-Abteilung, Centre Hospitalier Intercommunal, Montreuil, Frankreich

Raabe A., Kassel

Raabe M., Kassel

Rabourdin J. P., Centre Médical de la Caisse Nationale de Retraite des Ouvriers du Bâtiment et des Travaux Publics, Pontault-Combault, Frankreich

Rachinel J., HNO-Abteilung, Centre Hospitalier Intercommunal, Montreuil, Frankreich

Rahbar K., Nephrologische Abteilung, Hôpital Henri Mondor, Créteil, Frankreich

Reggi M., Abteilung für Gefäßchirurgie, Hôpital Saint-Joseph, Marseille, Frankreich

Reim M., Augenklinik der Med. Fak der RWTH Aachen

Ribeyre J. P., Centre Médical de la Caisse Nationale de Retraite des Ouvriers du Bâtiment et des Travaux Publics, Pontault-Combault, Frankreich

Rigal G., Centre Médico-Chirurgical Foch, Suresnes, Frankreich

Safi N., Institut für angewandte Nuklearphysik und Radiobiologie, Universität Bordeaux, Frankreich

Salz H., Bonn

Saracco J. B., Ophthalmologische Abteilung, Hôpital Ste. Marguerite, Marseille, Frankreich

Schneider D., Klinik und Poliklinik für HNO-Krankheiten, Würzburg

Schulte K., Augenklinik der Med. Fak. der RWTH Aachen

Schwerdtfeger F., Mainz

Sprenger F.-H., Würzburg

Stalleicken D., Intersan GmbH, Ettlingen

Szögy A., Sportmedizinisches Institut Frankfurt a. M. e.V.

Taillandier J., Geriatrische Abteilung, Hôpital Paul Brousse, Villejuif, Frankreich

Tea S., Neurologische Universitätsklinik, Toulouse, Frankreich

Thibert A., Institut Ipsen, Paris, Frankreich

Trévin J., HNO-Abteilung, Hôpital Général, Dijon, Frankreich

Vaschalde Y., Neurologische Abteilung, Hôpital Charles Nicolle, Rouen, Frankreich

Voelp A., Bio-Data, Steinbach/Taunus

Wolf S., Augenklinik der Med. Fak. der RWTH Aachen

Zoubenko C., Abteilung für Diabetologie, Centre Hospitalier de Nevers, Pougues-les-Eaux, Frankreich

I Periphere arterielle Verschlußkrankheit

6monatige randomisierte Doppelblindstudie zur Wirkung von Rökan im Vergleich zu Placebo bei Patienten mit peripheren chronisch arteriellen Verschlußkrankheiten

Bauer U.

Zusammenfassung

Die Ergebnisse von 79 Patienten mit peripheren arteriellen Verschlußkrankheiten (Fontaine IIb), die über einen Zeitraum von 6 Monaten in einer randomisierten Doppelblindstudie in zwei parallelen Gruppen entweder mit standardisiertem Ginkgo-biloba-Extrakt 761 (Rökan) oder mit Placebo behandelt wurden, werden dargestellt. Die Ergebnisse bezüglich schmerzfreier und absoluter Gehstrecke sowie Plethysmographiemessungen belegen eine eindeutige Wirkung von Rökan und seine statistisch signifikante Überlegenheit im Vergleich zu Placebo. Die Resultate korrelierten mit der klinischen Beurteilung des Prüfers und der subjektiven Einschätzung der Patienten.

Schlüsselwörter: Arterielle Verschlußkrankheit, Gehstrecke, Plethysmographie, EGb 761, Rökan

Einleitung

Die Beurteilung der Wirkung eines Medikamentes bei der Behandlung von Patienten mit peripheren chronischen Arteriopathien ist umstritten. Große Variationsbreiten des Krankheitsbildes, vorübergehende spontane Befindensverbesserungen, heterogene Patientenkollektive sowie nicht zuletzt die Standardisierung der diagnostischen Beurteilungskriterien waren seit jeher Gegenstand zahlreicher Fachdiskussionen. Die folgende Studie orientierte sich hinsichtlich der Untersuchungsmethoden an jüngsten amtlichen Empfehlungen zu klinischen Studien auf diesem Indikationsgebiet [1,3].

Prüfprotokoll und Methodik

Studiendesign

Randomisierte Doppelblindstudie gegen Placebo in 2 Parallelgruppen. Vorgesehen war eine Gesamtkollektivgröße von 80–90 Patienten beider Geschlechter.

Patientenauswahl

In die Studie aufgenommen wurden ambulante Patienten mit chronisch arterieller Verschlußkrankheit (Fontaine IIb) und Verschlüssen der A. femoralis superficialis ohne Veränderungen anderer arterieller Gefäßgebiete wie A. femoralis profunda oder A. iliaca.

Die Verschlüsse mußten einseitig dominant manifestiert sein und seit mindestens 1 Jahr bestehen.

Vor Aufnahme in die eigentliche Studie wurde eine exakte Diagnose erstellt, wobei die Erkrankung hinsichtlich Schmerz und Begleitsymptomatik genau definiert wurde.

Jeder Patient wurde vor der 6wöchigen Wash-out-Phase diätetisch beraten, vasoaktive Medikationen wurden abgesetzt. Das Rauchen mußte während dieser Phase und für die gesamte Studiendauer eingestellt werden. Patienten, deren Gehstrecke nach der Wash-out-Phase um mehr als 30 % anstieg bzw. mehr als 300 m betrug, wurden von der Studie ausgeschlossen. Darüber hinaus galten folgende Ausschlußkriterien:

– nicht kooperative Patienten;
– Patienten mit Medikationen, die gemäß dem Prüfprotokoll nicht erlaubt waren;
– andere Fontaine-Stadien;
– Begleiterkrankungen wie Venenerkrankungen, Anämien, dekompensierte Herzinsuffizienz, frischer Herzinfarkt, nicht kontrollierbarer Bluthochdruck, den Geh-Test beeinflussende Erkrankungen (Arthrose, koronare Herzkrankheit, Dyspnoe), schlecht einzustellender Diabetes, schwere Nieren- oder Leberinsuffizienz, Behandlung mit Antikoagulanzien während der letzten 6 Monate.

In Übereinstimmung mit der Deklaration von Helsinki wurde jeder Patient vor Aufnahme über die Studie informiert und sein verbales Einverständnis eingeholt.

Prüfpräparat

Der standardisierte Ginkgo biloba-Extrakt 761 (Rökan) wird nach einem speziellen Verfahren aus Blättern des Ginkgo-biloba-Baumes gewonnen. Die therapeutische Wirkung von Rökan beruht auf den in standardisierter Konzentration enthaltenen Wirkstoffen:' Ginkgo-Flavonglykoside Proanthocyanidine und ginkgospezifische Terpene (Ginkgolide, Bilobalid).

In pharmakologischen Studien wurde die Wirkung von Rökan auf das Gefäßsystem (Arterien, Kapillaren, Venen) sowie auf Erythrocyten und Thrombocyten (antiaggregatorisch) belegt [4-6, 17]. Weiterhin werden wichtige Stoffwechselprozesse, insbesondere in ischämischen Bezirken, positiv beeinflußt [16].

Diese multifaktoriellen Angriffspunkte werden nach jüngsten Forschungsergebnissen den Radikalfängereigenschaften von Rökan zugeschrieben [8,9,13]. Im besonderen wird darauf die klinisch wichtige Langzeit-Schutzwirkung auf die Gefäßwände zurückgeführt.

Über die positiven Ergebnisse einer Therapie mit dem standardisierten Ginkgo biloba-Extrakt 761 wurde in einer Reihe von Veröffentlichungen berichtet [2, 7, 12, 14, 15, 18, 19].

Prüfprotokoll

Nach einer 6wöchigen Placebo-Wash-out-Phase wurden die Patienten zufällig einer der 2 Gruppen zugeteilt. Die Patienten der Verumgruppe erhielten oral 120 mg/die (3 mal 40 mg) EGb 761 (Rökan in fester oraler Form), die Patienten der Kontrollgruppe ein entsprechendes Placebo.

Folgende Medikationen waren während der Studie nicht erlaubt: vasoaktive Medikamente, zentrale Stimulantien, Tranquilizer, Substanzen mit Zielrichtung Zellstoffwechsel, Antihistaminika, Betablocker, Nitrate (ausgenommen Langzeitbehandlungen mit gleichbleibenden Dosen länger als 3 Monate vor Studienbeginn), Calcium-Antagonisten, Thrombocyten-Aggregationshemmer und Antikoagulanzien.

Analgetika und entzündungshemmende Medikamente durften nur wenn unbedingt erforderlich eingenommen werden. Der Gebrauch mußte sorgfältig im Patienten-Beobachtungsbogen vermerkt werden.

Alle Patienten wurden angewiesen, möglichst viel zu laufen. Ein spezielles körperliches Training wurde nicht vorgesehen oder verordnet.

Zum Zeitpunkt -6 (s. Abb. 1) wurden die Patienten entsprechend den genannten Kriterien ausgewählt und folgenden Untersuchungen unterzogen:

a) Subjektive Beurteilung der Schmerzen, Beschreibung der Schmerzen und Eintragung in eine vertikale, 10 cm lange Schmerzskala;
b) Objektive Beurteilung der schmerzfreien und absoluten Gehstrecke (Laufband, 3 km/h, 10 % Steigung), Untersuchungen immer bei 20 °C Raumtemperatur nachmittags;

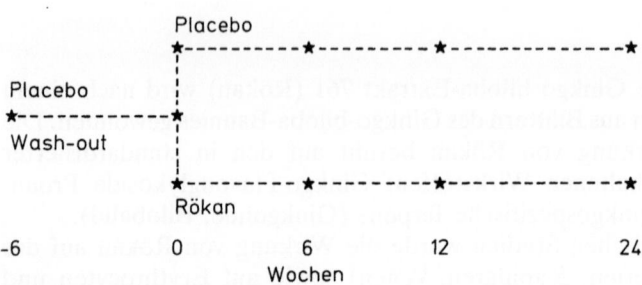

Abb. 1. Versuchsanordnung

c) Ultraschall-Doppler-Untersuchung an Knöchel und Arm zur Ermittlung des entsprechenden Druckquotienten, Messung in Ruhe und unmittelbar nach Belastung;
d) Beurteilung der trophischen Situation der erkrankten Extremität;
e) Venenverschlußplethysmographie, Messung in Ruhe und nach 3minütiger arterieller Sperre von Ruhedurchblutung, Peakflow und Zeit bis zum Erreichen des „peakflow";
f) Blutdruck, Herzfrequenz.

In der 0.Woche wurden die genannten Parameter erneut überprüft, ein EKG registriert und eine vollständige Patientenanamnese erhoben, in der alle Begleiterkrankungen und die entsprechenden Medikationen vermerkt wurden.

Diese Tests wurden nach 6, 12 und 24 Wochen wiederholt.

Folgende Laboruntersuchungen wurden zu den Zeitpunkten 0 und 24 Wochen durchgeführt:

Hämatologie
– Hämatokrit/Hämoglobin;
– BSG (1 h/2 h)

Biochemie
– HDL- und Gesamtcholesterin
– Triglyceride
– Gesamtprotein

Urin
– Glucose

Statistische Auswertung

Nach Abschluß der Studie wurde eine statistische Auswertung mittels bifaktorieller Varianzanalyse und Covarianzanalyse durchgeführt.

Ergebnisse

Patientengut

Von den 80 in die Studie aufgenommenen Patienten gingen 79 in die Auswertung ein. Die Rökan-Gruppe umfaßte 44, die Placebogruppe 35 Patienten (61 Männer, 18 Frauen, Durchschnittsalter 60,9 Jahre). Ein Patient schied wegen Nichterfüllen der Einschlußkriterien aus. Die unterschiedliche Kollektivgröße werde am Studienende wegen nicht exakten Einhaltens des Randomisierungscods verursacht. Die Strukturgleichheit der Kollektive wurde dadurch nicht gestört, es bestanden keine signifikanten oder klinisch relevanten Unterschiede in den Basisbefunden beider Gruppen.

Die Lokalisation der Verschlüsse (Höhe, linkes bzw. rechtes Bein) in beiden Patientenkollektiven ist in Tabelle 1 dargestellt; die Erkrankung bestand bei allen Patienten seit mindestens 4 Jahren.

Trotz Randomisierung war die Symptomatik in der Rökan-Gruppe ausgeprägter (Tabelle 1).

Analoge Schmerzskala

Die subjektiven Schmerzen, von den Patienten in einer vertikalen 10-cm-Skala angegeben, wurden in beiden Gruppen im Verlauf der Studie vermindert.

Im Verum-Kollektiv gingen die Werte von initial 64,8 mm auf 43,3 mm nach 24 Wochen zurück (durchschnittliche Abnahme 21,5 mm). Dies entspricht dem Vierfachen der Placebogruppe (59,6 mm bei $t = 0$; 53,7 mm nach 24 Wochen; Abnahme 5,5 mm). Die Schmerzreduktion in der Rökan-Gruppe gegenüber der Placebogruppe ist demnach hochsignifikant ($p < 0,001$).

Tabelle 1. Lokalisation nach Verschlußhöhe und betroffener Seite im Placebo- und Verumkollektiv (Anzahl der Patienten)

Verschluß-Lokalisation	Rökan		Plazebo	
	Links	Rechts	Links	Rechts
Proximal	7	4	9	4
Gemischt	17	11	9	8
Distal	4	1	3	2
Gesamt	28	16	21	14

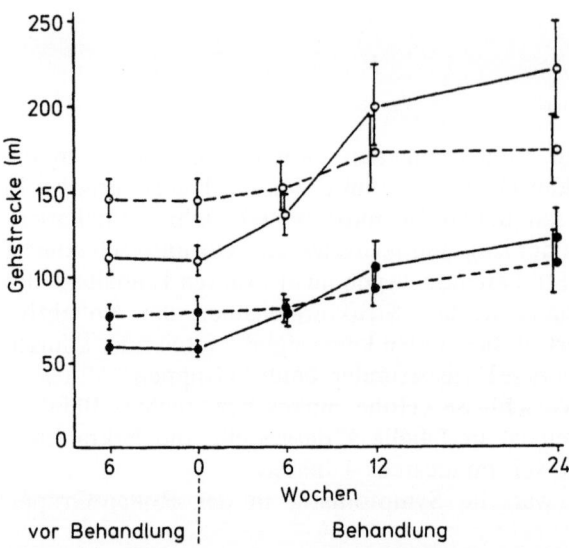

Abb. 2. Änderung der durchschnittlichen Gehstrecke während der Therapie. Eingeschlossen sind Patienten mit einer maximalen Gehstrecke über 600 m. Für diese ging der Wert 600 m ein. Für Patienten, bei denen kein 24-Wochen-Wert ermittelt werden konnte, wurde der Durchschnitt des 6- und 12-Wochen-Wertes zur Mittelwertbestimmung des Kollektivs eingesetzt. ——— Rökan, ---------- Placebo, ● schmerzfreie Gehstrecke, o absolute Gehstrecke usw.

Schmerzfreie und absolute Gehstrecke

Sowohl die schmerzfreie als auch die absolute Gehstrecke wurden in beiden Patientenkollektiven verlängert (Abb. 2).

In der Rökan-Gruppe war die Verlängerung der schmerzfreien ($p < 0,05$) und der absoluten Gehstrecke ($p < 0,001$) gegenüber dem Ausgangsbefund statistisch signifikant. Mittels Covarianzanalyse ergibt sich in bezug auf diese beiden Parameter zwischen Verum- und Placebo-Gruppe ebenfalls ein signifikanter Unterschied ($p < 0,001$) zugunsten von Rökan.

In der Placebogruppe mußte ein Patient nach 12 Wochen einer Operation zugeführt werden, so daß für diesen keine 24-Wochen-Werte vorliegen. Bei einem Patienten konnte die Gehstrecke in der 24. Woche wegen Angina pectoris nicht gemessen werden. 2 Patienten erreichten auf dem Laufband den getesteten Endwert von 600 m (Ausgangswerte: 230 m bzw. 290 m).

In der Rökan-Gruppe traten keine Drop-outs auf; 7 Patienten (15,9 %) erreichten den Testendwert von 600 m (Initialwerte: 59, 63, 180, 190, 200, 205, 250 m).

Die prozentuale Zunahme der Gehstrecke war in der Rökan-Gruppe deutlich größer als in der Placebogruppe (Abb. 3).

In der Verumgruppe erreichten 31 Patienten (70,5 %) eine Verlängerung der absoluten Gehstrecke von wenigstens 30 %, in der Placebogruppe waren es lediglich 8 (22,9 %). Bei 15 Patienten (34,1 %) der Verumgruppe wurde

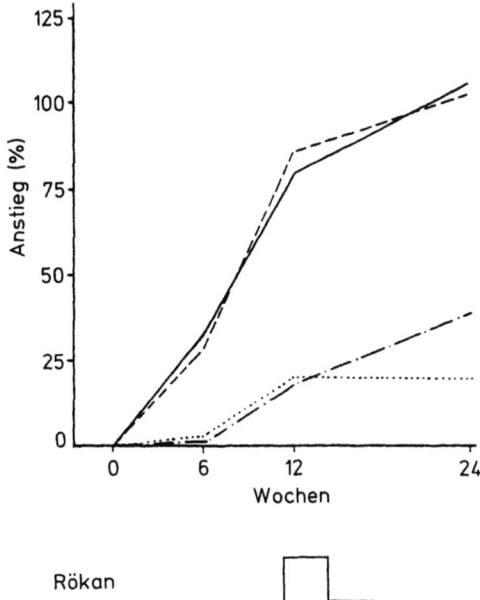

Abb. 3. Prozentualer Anstieg der Gehstrecke. ——— Rökan-Kollektiv: schmerzfreie Gehstrecke; ---------- Rökan-Kollektiv: absolute Gehstrecke; –.–.–.– Placebo-Kollektiv: schmerzfreie Gehstrecke; .... Placebo-Kollektiv: absolute Gehstrecke

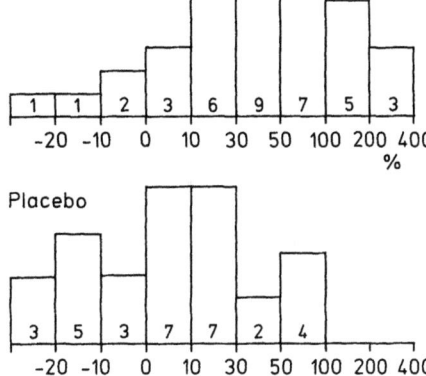

Abb. 4. Anzahl der Patienten mit entsprechender prozentualer Zunahme der absoluten Gehstrecke. Rökan: nicht eingeschlossen 7 Patienten > 600 m. Placebo: nicht eingeschlossen 2 Patienten mit unvollständiger Dokumentation; 2 Patienten > 600 m

die absolute Gehstrecke um 100 % verlängert, während dies in der Placebogruppe nur bei 2 Patienten (5,7 %) der Fall war (Abb. 4).

Plethysmographie

Um eine relevante Korrelation zwischen plethysmographischen Meßwerten und klinischen Befunden zu gewährleisten, wurden die Ergebnisse des stärker beeinträchtigten Beins zur statistischen Analyse herangezogen.

Die Messungen ergaben einen Anstieg der Ruhedurchblutung (Rf = rescue flow) in der Rökan-Gruppe, während in der Placebogruppe eine leichte Abnahme beobachtet wurde (Abb. 5, Tabelle 2).

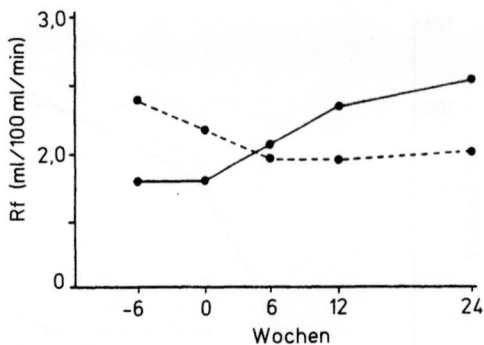

Abb. 5. Plethysmographie: Ruhedurchblutung in der schwerer erkrankten Extremität. •——•
Rökan; •-----• Placebo

Tabelle 2. Plethysmographie: schwerer erkrankte Seite

Ruhedurchblutung der schwerer erkrankten Seite (RF) (ml 100 ml min)

Woche		−6	0	6	12	24
Plazebo n = 35	$\bar{x}$	2,4	2,2	2,0	2,0	2,0
	$S\bar{x}$	0,2	0,2	0,2	0,1	0,2
Rökan n = 44	$\bar{x}$	1,8	1,8	2,1	2,4	2,5
	$S\bar{x}$	0,1	0,2	0,2	0,2	0,2

„Peak flow" auf der schwerer erkrankten Seite (Pf) (ml 100 ml min)

Woche		−6	0	6	12	24
Plazebo n = 35	$\bar{x}$	5,8	5,6	5,3	5,0	5,3
	$S\bar{x}$	0,6	0,5	0,5	0,5	0,6
Rökan n = 44	$\bar{x}$	4,4	4,0	5,6	5,1	5,9
	$S\bar{x}$	0,3	0,3	0,5	0,4	0,5

Zeit bis zum Auftreten des Peak flow (tPf)

Woche		−6	0	6	12	24
Plazebo n = 35	$\bar{x}$	4,9	4,8	4,4	5,1	4,8
	$S\bar{x}$	0,6	0,5	0,5	0,7	0,7
Rökan n = 44	$\bar{x}$	4,0	4,1	3,8	4,5	4,0
	$S\bar{x}$	0,6	0,6	0,7	0,6	0,5

Hinsichtlich der Zeit bis zum Erreichen des Peak flow ergaben sich zwischen beiden Patientenkollektiven keine signifikanten Unterschiede (Abb. 6).

Ultraschall-Doppler-Untersuchung

Die Ultraschall-Doppler-Meßwerte des jeweils stärker erkrankten Beins wurden in beiden Patientenkollektiven nicht wesentlich verändert. In der

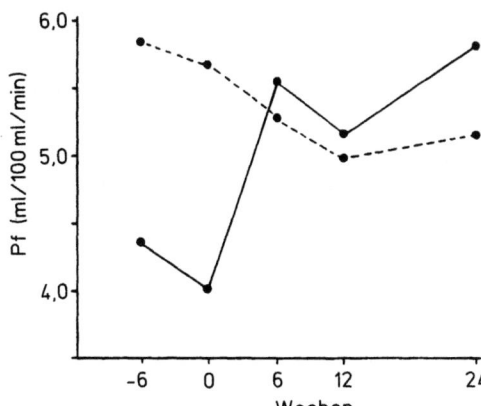

Abb. 6. Plethysmographie: „peak flow" in der schwerer erkrankten Extremität. ●———● Rökan; ●-----● Placebo

Tabelle 3. Ultraschall-Doppler-Messungen

Doppler-Messungen an Knöchel auf der schwerer erkrankten Seite (mmHg)

Woche		−6	0	6	12	24
Plazebo n = 35	x̄	84,3	84,1	85,4	81,3	78,6
	Sx̄	3,6	3,4	4,1	3,3	3,5
Rökan n = 44	x̄	89,3	88,14	89,8	88,4	87,4
	Sx̄	3,8	3,6	3,4	3,7	3,6

Doppler-Messungen an Knöchel auf der schwerer erkrankten Seite nach Belastung (mmHg)

Woche		−6	0	6	12	24
Plazebo n = 35	x̄	42,9	43,4	42,1	39,0	37,6
	Sx̄	5,9	6,0	6,0	5,1	5,2
Rökan n = 43	x̄	44,0	43,5	48,1	46,3	47,1
	Sx̄	5,7	5,7	5,7	5,5	5,6

Verumgruppe ergab sich gegenüber der Placebogruppe bei Belastung eine leichte Zunahme (Tabelle 3).

Bei keinem Patienten korrelierte die Verbesserung der Gehstrecke mit dem korrespondierenden Knöchel/Arm-Druckquotienten. Während Schmerzempfindung und Gehstreckenverlängerung korrelierten, blieben die Knöcheldrücke im Verlauf der Studie bei der Mehrzahl der Patienten unter 60 mmHg.

Verträglichkeit

Bei den Parametern Blutdruck und Herzfrequenz wurden keine klinisch relevanten Modifikationen beobachtet. Unerwünschte Wirkungen wurden von zwei Patienten der Placebogruppe und von einem der Rökan-Gruppe angegeben.

In der Placebogruppe wurden beobachtet: 1mal Schwächegefühl, 1mal Magen-Darm-Störung.

In der Verumgruppe wurde beobachtet: 1mal Übelkeit in der Washout-Phase und Blut im Urin bei Blasenkarzinom (24. Woche, evtl. medikamentenbedingt).

Gesamtbeurteilung

Die Wirksamkeit der Therapie wurde am Studienende sowohl vom Prüfer als auch von den Patienten beurteilt. Die Ergebnisse waren vergleichbar, obwohl die Patienten optimistischer urteilten. Zwischen der Rökan-Gruppe und der Placebogruppe ergab sich ein deutlicher Unterschied (Tabelle 4 und 5).

Laborparameter

Stärkere Änderungen im Verlauf der Studie wurden nur bei den HDL-Spiegeln gefunden.

Pathologische Werte vor Therapie:
– Verum-Gruppe 41 von 44
– Placebogruppe: 34 von 35

Pathologische Werte nach Therapie:
– Verum-Gruppe: 6 von 43
– Placebogruppe: 8 von 35

(Ein Wert aus der Verumgruppe fehlt)

Tabelle 4. Globalbeurteilung

Einschätzung des Prüfers

	Mäßig	Mittel	Gut	Sehr gut
Plazebo	30	3	2	0
Rökan	4	13	21	6

Einschätzung der Patienten

	Mäßig	Mittel	Gut	Sehr gut
Plazebo	22	6	6	1
Rökan	5	10	17	12

Tabelle 5. Gehstreckenänderung im Therapiezeitraum (Anzahl der Patienten)

Gehstrecke (m)	Therapiezeitraum (Wochen)				
	−6	0	6	12	24
Plazebo					
0–100	13	14 (40%)	14	14	14 (40%)
101–200	13	14 (40%)	11	11	11 (31,4%)
201–300	9	7 (20%)	8	7	6 (17,1%)
>300	0	0	2	3	4 (11,4%)
Rökan					
0–100	27	28 (63,6%)	21	14	12 (27,2%)
101–200	14	13 (29,6%)	14	16	14 (31,8%)
201–300	3	3 (6,8%)	7	9	9 (20,5%)
>300	0	0	2	5	9 (20,5%)

Diskussion

Die Ischämie bei Arteriopathien der unteren Extremitäten wird durch verschiedene zusammengehörende Faktoren bedingt: Hämodynamik, Rheologie und Metabolismus.

Der reduzierte Blutfluß bedingt ein Sauerstoffdefizit. Dadurch kommt es in den Zellen zur Bildung toxischer Metabolite und freier Radikale. Letztere sind aggressive Zwischenstufen des oxidativen Metabolismus, die akkumulieren und die Lipidbestandteile der Zellen, insbesondere in den Zellmembranen, angreifen.

Aufgrund sehr verschiedener zusammenwirkender Faktoren ist die spontane Entwicklung der Arteriopathie durch nicht vorhersehbare Schwankungen charakterisiert.

Deshalb wirft die objektive quantitative Bewertung der Wirksamkeit eines Medikamentes methodische Probleme auf. In letzter Zeit war die Erstellung von Richtlinien für relevante klinische Untersuchungsmethoden auf diesem Gebiet Gegenstand verschiedener wissenschaftlicher Kongresse. Besondere Aufmerksamkeit galt den methodischen Aspekten einer solchen Prüfung. Trägt man allen in der Literatur erschienenen Anleitungen und

Erfordernissen Rechenschaft, erhielte man gewiß ein anspruchsvolles Protokoll, unglücklicherweise aber keine Patienten für die Studie.

Ziel der Studie war es daher, sich auf relevante Beurteilungskriterien zu beschränken, um eine für die statistische Auswertung notwendige Patientenzahl zu erhalten. Nur so können wirklichkeitsnahe Daten über den Krankheitsverlauf erhoben werden.

Diese randomisierte Doppelblindstudie entspricht den jüngsten amtlichen Empfehlungen. Sie beweist den signifikant positiven Therapieeffekt von Rökan bei der peripheren arteriellen Verschlußkrankheit im Stadium II und bestätigt damit frühere klinische Ergebnisse.

Es kann eingewendet werden, daß der Schweregrad der Symptome zu Beginn der Studie trotz Randomisierung in beiden Kollektiven unterschiedlich war. Diesbezüglich bleibt festzustellen, daß das Rökan-Kollektiv die schwerere Symptomatik hatte und die Rökan-Therapie gegenüber dem Kontrollkollektiv signifikant wirksamer war. Dies unterstreicht mit Sicherheit die Bedeutung der vorliegenden Befunde. In bezug auf den Anstieg der maximalen Gehstrecke im Verlauf der Studie zeigt sich interessanterweise in der Placebogruppe bei keinem der schwersten Fälle (initial weniger als 100 m) eine Besserung, eine Zunahme wurde nur bei den weniger schweren Fällen beobachtet. Im Gegensatz hierzu war der Anstieg der Gehstrecke in der Rökan-Gruppe vom initialen Schweregrad der Symptomatik unabhängig.

Ebenfalls von Bedeutung ist die gute Korrelation zwischen klinischen Befunden, Modifikationen der plethysmographischen Werte und Globalentwicklung. Darüber hinaus ergab eine genauere Analyse der plethysmographischen Werte für die weniger beeinträchtigte Extremität dieselben positiven Befunde, so daß damit Stealeffekte ausgeschlossen werden konnten.

Trotz unterschiedlicher Natur der Erkrankung bei Diabetikern wurden einige wenige Fälle in die Studie aufgenommen. Diese verteilten sich gleichmäßig auf beide Kollektive. Mit Ausnahme der diabetischen Patienten rauchten alle Personen mehr als 20–25 Zigaretten bis einen Tag vor Studienbeginn. Alle Patienten stellten nach eigenen Angaben das Rauchen während der Studie ein, was den Anstieg des Cholesterinspiegels in beiden Gruppen aufgrund eines gesteigerten Nahrungskonsums erklären könnte.

Andererseits können der Nikotinverzicht und ein niedriger Alkoholkonsum für die Normalisierung der HDL-Werte während der Studie verantwortlich sein.

Diese Ergebnisse entsprechen denen von Widmer et al., daß die Hauptrisikofaktoren eher Nikotin, Hypertonie und erhöhte Beta-Lipoproteinwerte sind als erhöhtes Cholesterin [20].

Schlußfolgerungen

Die Wiederherstellung der Muskelfunktion und die Verminderung der Risikofaktoren ist die Grundlage der physikalischen Behandlung von

Patienten mit peripherer arterieller Mangeldurchblutung. Jedoch muß in Übereinstimmung mit Buchwalsky [10, 11] betont werden, daß der positive Effekt einer solchen Behandlung nicht mit einer erhöhten Durchblutung der Extremitäten einhergehen muß und zudem zeitlich begrenzt ist. Daher ist die oben zitierte Therapie allein nicht ausreichend, und eine begleitende medikamentöse Behandlung erscheint gewiß notwendig.

Durch genaue Einhaltung der Methodik und strenge Auswertung einer genügend großen Patientenzahl beweist die vorliegende Studie den therapeutischen Effekt von Rökan auf die Gehstrecke und Extremitätendurchblutung. Nach Abschluß der 6monatigen Studie war die Besserung nicht nur statistisch signifikant, sondern auch klinisch relevant.

Literatur

1. A.M.I.P. 26/2/1982 Paris
2. Ambrosi, C., Bourde, C. (1975) Gaz. Méd. de F. 82: 628
3. Angiologie-Symposium, BGA, Berlin 1–2/07/1982
4. Auguet, M., De Feudis, F. V., Clostre, F., Deghenghi, R. (1982) Gen. Pharmac. 13: 225
5. Auguet, M., De Feudis, F. V., Clostre, F. (1982) Gen. Pharmac. 13: 169
6. Auguet, M., Clostre, F. (1983) Gen. Pharmac. 14: 277
7. Bastide, G., Montsarrat, M. (1978) Gaz. Méd. de F. 85: 4523
8. Braquet, P., Doly, M., Bonhomme, B., Meyniel, G. (1984) Lipid peroxidation effects on isolated rat aorta. In: Oxygen Radicals in Chemistry and Biology. Verlag Walter de Gruyter, Berlin, New York, pp. 914–918
9. Braquet, P., Braquet, M., Deby, C. (1983) Cerebr. Blood Flow Metab. 3, Suppl. 1: 564
10. Buchwalsky, R., Schnellbacher, K., Roskamm, H., Barmeyer, J. (1974) Med. Welt 25: 83
11. Buchwalsky, R., Hansen, B., Bluemchen, G., Battke, K., Barmeyer, J., Reindell, H. (1975) Ergebnisse eines 3jährigen unterschiedlich intensiven kontrollierten Trainings anhand ergometrischer, hämodynamischer und arteriographischer Parameter, Ergometrie und Ergotherapie bei arteriellen Durchblutungsstörungen. A. Bollinger, Gruntzig (Eds.). Huber-Verlag, Bern, Stuttgart, Wien
12. Courbier, R., Jausseran, J. M., Reggi, M. (1977) Méd. Méd. 126: 61
13. Etienne, A., Chapelat, M., Clostre, F. (1983) International Symposium on Cerebral Ischemia, Toulouse, Nov. 1983
14. Frileux, C., Cope, R. (1975) Cahiers d'Artériol. Roy. 3: 117
15. Le Devehat, C., Lemoine, A., Zoubenco, C., Cirette, B. (1980) Mis. J. Cardiol. IX: 1
16. Le Poncin-Lafitte, M., Martin, P., Lespinasse, P., Rapin, J. R. (1982) La Semaine des Hôpitaux de Paris 58: 403
17. Marcy, R. (1980) Rapport d'expertise pharmacologique (E.G.B.), internal report
18. Natali, J., Cristol, R. (1976) Vie Méd. 17: 1023
19. Salz, H. (1980) Ther. Gegenw. 119: 1345
20. Widmer, L. K., Hartmann, G., Duchosal, F., Plechl, S. Ch. (1969) Dt. Med. Wschr. 94: 1107

Behandlung der chronischen peripheren arteriellen Verschlußkrankheit mit physikalischem Training und Rökan–Ergebnisse einer placebokontrollierten Doppelblindstudie

BULLING B., VON BARY S.

Zusammenfassung

In einer placebokontrollierten Doppelblindstudie wurden 36 Patienten mit chronischer peripherer arterieller Verschlußkrankheit (Stadium IIb nach Fontaine) über 24 Wochen einem physikalischen Trainingsprogramm unterzogen, das 3mal wöchentlich durchgeführt wurde. Gleichzeitig erhielten die Patienten täglich 160 mg Ginkgo-biloba-Extrakt 761 (Rökan) bzw. ein äußerlich identisches Placebo. Der Zuwachs der schmerzfreien Gehstrecke war unter Rökan größer als unter Placebo; der Unterschied zwischen den beiden Behandlungsgruppen war signifikant ($p < 0{,}01$). Die maximale Gehstrecke sowie die schmerzfreie und die maximale Anzahl der Zehenstände nahmen in beiden Behandlungsgruppen zu. Unerwünschte Begleiterscheinungen wurden nicht beobachtet.

Schlüsselwörter: Arterielle Verschlußkrankheit, Trainingsprogramm, Ginkgo-biloba-Extrakt 761, Rökan.

Einleitung

Das standardisierte physikalische Training und die Therapie mit sogenannten vasoaktiven Präparaten stellen die Methode der Wahl bei der konservativen Behandlung der peripheren arteriellen Verschlußkrankheit (pAVK) im Stadium IIb nach Fontaine dar [7, 9, 18, 19]. Die mit langfristigen Trainingsprogrammen erzielbaren Erfolge lassen jedoch die Frage nach der Notwendigkeit einer zusätzlichen medikamentösen Therapie aufkommen. Daher sollte gefordert werden, daß die medikamentöse Begleittherapie bei einem standardisierten Training einen additiven Effekt bewirkt. Im Rahmen einer placebokontrollierten Doppelblindstudie wurde geprüft, ob eine 6monatige Behandlung mit Ginkgo-biloba-Extrakt 761 (Rökan) eine zusätzliche Verbesserung zu einem zeitgleichen physikalischen Training erbringt.

Patientengut und Methodik

Studientyp

Es handelt sich um eine randomisierte, placebokontrollierte Doppelblindstudie, die von März 1987 bis Januar 1989 durchgeführt wurde. Das Gesamtkollektiv bestand aus 36 Patienten beiderlei Geschlechts. Die Randomisierung erfolgte in Blöcken zu je vier anhand von Zufallszahlen.

Patientenauswahl

In die Studie aufgenommen wurden ambulante Patienten mit chronischer arterieller Verschlußkrankheit der unteren Extremitäten im Stadium IIb nach Fontaine. Die schmerzfreie Gehstrecke sollte mindestens 50 m und maximal 200 m betragen, wobei die Messung unter standardisierten Bedingungen (Rollband, 10% Steigung, Geschwindigkeit 3km/h, gleiche Tageszeit und Raumtemperatur) erfolgte. Die Diagnose des A.-femoralis-Verschlusses wurde angiographisch oder anhand von Anamnese, körperlicher Untersuchung, Pulsstatus, Plethysmographie und Ultraschall-Doppler-Untersuchung gestellt.

In die Studie nicht aufgenommen wurden Patienten mit Venenerkrankungen, Anämie, dekompensierter Herzinsuffizienz, instabiler Angina pectoris, koronarer Herzkrankheit oder respiratorischer Insuffizienz, nicht kontrollierbarer Hypertonie, frischem Myokardinfarkt (innerhalb der letzten 6 Monate), schlecht einstellbarem Diabetes, Leber- und Nierenerkrankungen sowie schweren Magen-Darm-Störungen und Malabsorption. Ausgeschlossen wurden weiterhin Patienten, deren Gehstrecke durch Arthrosis von Hüfte, Knie- oder Fußgelenk beeinträchtigt war.

36 Patienten mit pAVK (Stadium IIb nach Fontaine) nahmen nach Aufklärung und Einwilligung an der Studie teil. Hiervon konnten 33 Patienten ausgewertet werden. Ein Patient verstarb an den Folgen eines Apoplex. Ein weiterer war nach der ersten Untersuchung nicht mehr gekommen; der dritte Patient nahm nach 6 Wochen nicht mehr am Sport teil. Ein Zusammenhang der Abbrüche mit der Medikation war in keinem Fall gegeben. Von den 33 Patienten waren: 24 Männer (mittleres Alter 62,5 Jahre), 9 Frauen (mittleres Alter 57,4 Jahre), 15 übergewichtig, 15 Raucher, von denen 5 mehr als 20 Zigaretten/Tag rauchten. 11 Patienten gaben Alkoholgenuß an, 11 hatten einen Diabetes, 16 eine essentielle Hypertonie und 9 eine Hyperlipidämie. Bei 22 Patienten war die pAVK medikamentös, bei 4 Patienten chirurgisch vorbehandelt (Tabelle 1). 22 Patienten erhielten eine Begleitmedikation, die nicht die pAVK betraf.

Tabelle 1. Patientengut

	Rökan	Placebo
Alter (SD)	62,8 (8,5)	63,3 (9,3)
Männer	12	12
Frauen	5	4
Medizinische Vorbehandlung	11	11
Chirurgische Vorbehandlung	3	1
Übergewicht	7	8
Nikotin (>20 Zigaretten)	9 (4)	6 (1)
Alkohol übermäßig	8	3
Diabetes mellitus	7	4
Hypertonie	7	9
Hyperlipidämie	4	5

Prüfprotokoll

Beginnend mit dem Einschluß in die Studie wurden die Patienten einem physikalischen Trainingsprogramm zugeführt. Zusätzlich erhielten sie entweder täglich 2mal 2 Filmtabletten Rökan (160 mg) oder ein identisch aussehendes Placebo. Eine zusätzliche Behandlung mit vasoaktiven Medikamenten, Hämorheologika, Thrombozytenaggregationshemmern, Antikoagulanzien oder Kalziumantagonisten war nicht zulässig. Vor Aufnahme in die Studie wurde die Compliance des Patienten eingehend beurteilt, da das regelmäßige Gehtraining gewährleistet sein mußte.

Die leistungsphysiologischen Parameter schmerzfreie Gehstrecke, maximale Gehstrecke und Zehenstandübungen wurden wöchentlich ab Studienbeginn unter standardisierten Bedingungen gemessen und im Übungsheft erfaßt. Die Messung von Knöcheldruck, Plasmaviskosität und Hämatokrit erfolgte zu Studienbeginn sowie in der 6., 12. und 24. Woche. Der Knöcheldruck wurde durch Gefäß-Doppler-Untersuchung der peripheren Pulse bestimmt.

In der 6., 12. und 24. Woche wurde darüber hinaus die Compliance der Patienten überprüft (Tabelle 2). Am Studienende wurde die subjektive Einschätzung der Therapie durch Arzt und Patient erfragt. Begleiterscheinungen wurden vom behandelnden Arzt erfaßt.

Der statistische Vergleich zwischen den Behandlungsgruppen wurde mit dem Wilcoxon-Mann-Whitney-U-Test durchgeführt. Der Wilcoxon-Pratt-Test wurde für Vergleiche innerhalb der Gruppen verwendet. Ein Signifikanzniveau von p = 0,05 wurde als ausreichend angesehen.

Tabelle 2. Untersuchungsschema

	Wochen			
	0	6	12	24
Anamnese	x	–	–	–
Knöcheldruck	x	x	x	x
Plasmaviskosität	x	x	x	x
Hämatokrit	x	–	–	x
Compliance	–	x	x	x
Nebenwirkungen	–	x	x	x
Gehstrecke, schmerzfrei		wöchentlich		
Gehstrecke, maximal		wöchentlich		
Zehenstandsübungen		wöchentlich		

Physikalisches Training

Die Übungsstunde war wie folgt strukturiert: Nach Aufwärmen und Einstimmen (u. a. Haltungs- und Koordinationsschulung, verschiedene Gehtechniken) folgte die Belastungsphase I mit mehrfach forciertem Gehen bis zur Schmerzgrenze sowie Zehenstand- und Kniebeugenserien (2/3-Belastung). Es folgte eine „aktive Pause" mit spielerischen Übungen bis zur Belastungsphase II, die forciertes Gehen, Kniebeugen- und Zehenstandübungen sowie das Pedalergometertraining nach Weidinger beinhaltete. Die Übungsstunde klang aus mit Geschicklichkeitsübungen in Paaren und Gruppen. Die Patienten nahmen im Regelfall 3mal wöchentlich am Training teil [6].

Prüfpräparat

Der Ginkgo-biloba-Extrakt 761 (Rökan) ist ein Trockenextrakt aus Blättern des Ginkgo-biloba-Baumes. Das Droge-Extrakt-Verhältnis ist 50:1, der standardisierte Gehalt an Flavonglykosiden beträgt 24% (9,6 mg/40 mg Extrakt), der an Terpenlaktonen 6% (2,4 mg/40 mg Extrakt). Die Substanz ist membranaktiv und verbessert u. a. die Fließfähigkeit der Erythrozyten [1]. Beschrieben wurden weiterhin Wirkungen beim Arteriolenspasmus [17], Radikalfängereigenschaften [15] und Wirkungen auf Glukoseuptake und -utilisation im Zerebrum [16]. Kontrollierte Studien liegen über die Behandlung zerebraler und peripherer Manifestationsformen der arteriellen Verschlußkrankheit [4, 8, 11] vor.

Ergebnisse

Schmerzfreie und maximale Gehstrecke

Der absolute Zuwachs der schmerzfreien Gehstrecke zwischen Studienbeginn und 24. Woche betrug in der Rökan-Gruppe 152,2 m (Mittelwert) bzw. 135 m (Median) gegenüber 90 m (Mittelwert) bzw. 35 m (Median) in der Placebo-Gruppe (Abb. 1). Der Zwischengruppenvergleich des absoluten Zuwachses mit dem Wilcoxon-Mann-Whitney-U-Test war signifikant zugunsten der Verum-Behandlung ($p < 0,01$).

Die maximale Gehstrecke nahm im Beobachtungszeitraum in der Placebo-Gruppe um 138 m (Mittelwert) bzw. 90 m (Median) zu. Für die Rökan-Gruppe ergaben sich bezgl. der maximalen Gehstrecke folgende Zunahmen: 306,2 m (Mittelwert) bzw. 325 m (Median) (Abb. 2). Die Abb. 3 und 4 zeigen die einzelnen Patientendaten für den Verlauf der maximalen Gehstrecke.

Zehenstand (Anzahl)

Die Zunahme der Anzahl der Zehenstände bis zur Schmerzgrenze betrug in der Verumgruppe 10,7 (Mittelwert) gegenüber 3,6 in der Placebo-Gruppe. In der Rökan-Gruppe stieg die Anzahl der Zehenstände über die gesamte

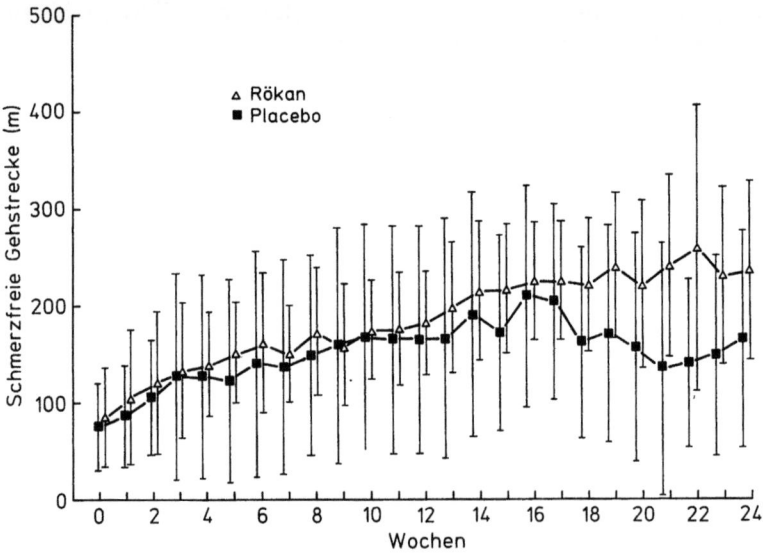

Abb. 1. Schmerzfreie Gehstrecke im Verlauf der Therapie mit Rökan plus Gehtraining gegenüber Placebo plus Gehtraining (Mittelwert ± SD)

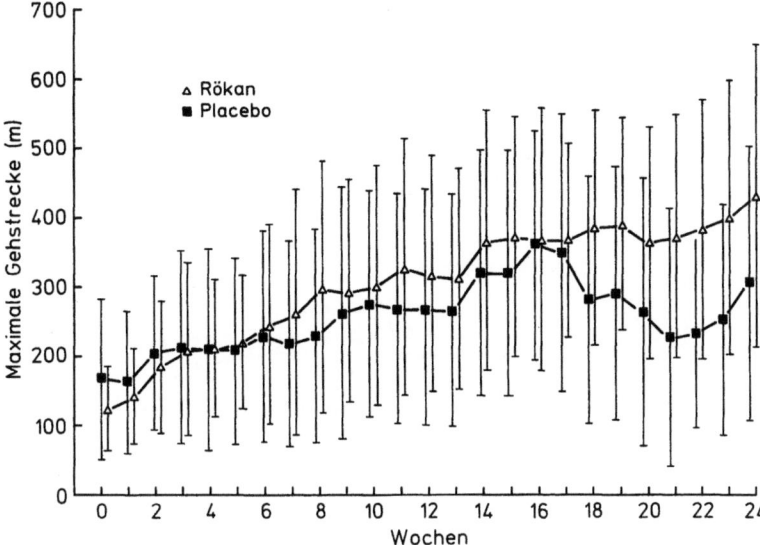

Abb. 2. Maximale Gehstrecke im Verlauf der Therapie mit Rökan plus Gehtraining gegenüber Placebo plus Gehtraining (Mittelwerte ± SD)

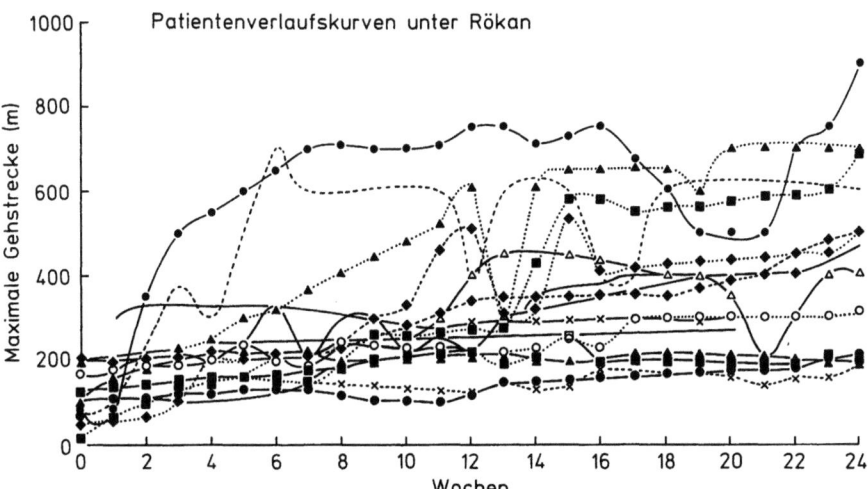

Abb. 3. Patienteneinzeldaten für die maximale Gehstrecke im Verlauf der Therapie mit Rökan plus Gehtraining

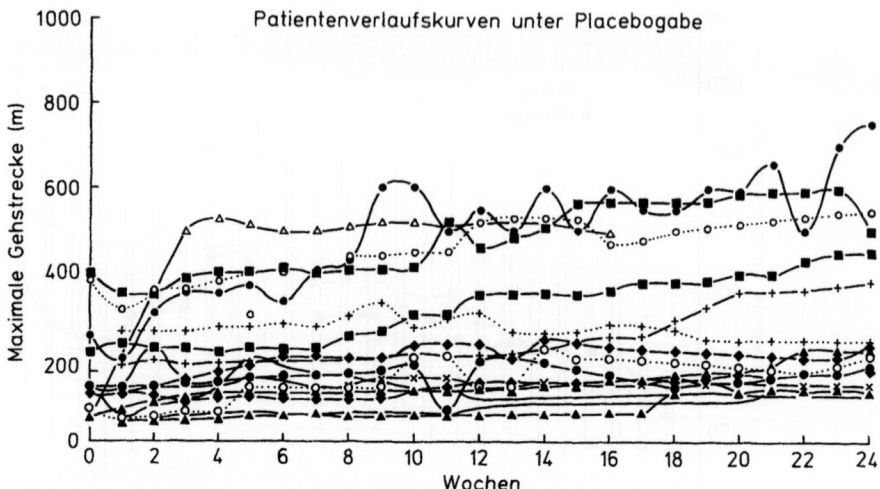

Abb. 4. Patienteneinzeldaten für die maximale Gehstrecke im Verlauf der Therapie mit Placebo plus Gehtraining

Studiendauer kontinuierlich an. In der Placebo-Gruppe fielen die Werte ab der 6. Woche wieder ab (Abb. 5). Der ab der 12. Behandlungswoche beobachtete Unterschied zugunsten der Rökan-Gruppe ist allerdings nicht signifikant. Bei der maximalen Anzahl der Zehenstände war der Zuwachs in

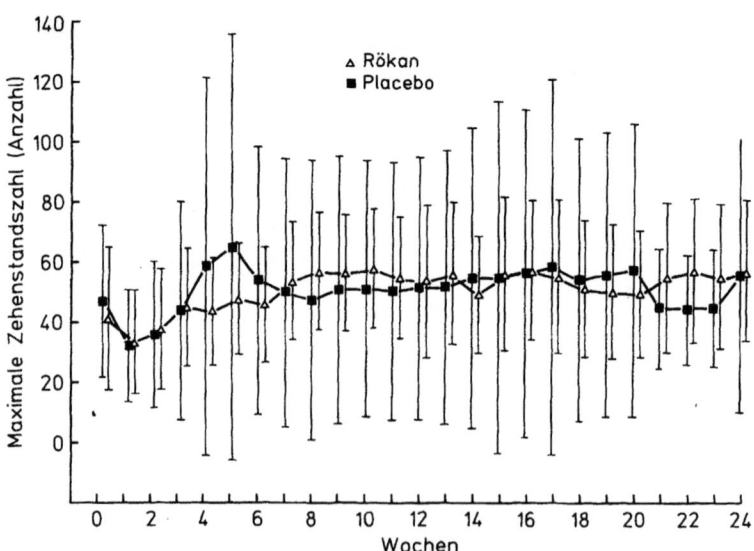

Abb. 5. Zehenstandszahl bis Schmerzbeginn im Verlauf der Therapie mit Rökan plus Gehtraining gegenüber Placebo plus Gehtraining (Mittelwerte ± SD)

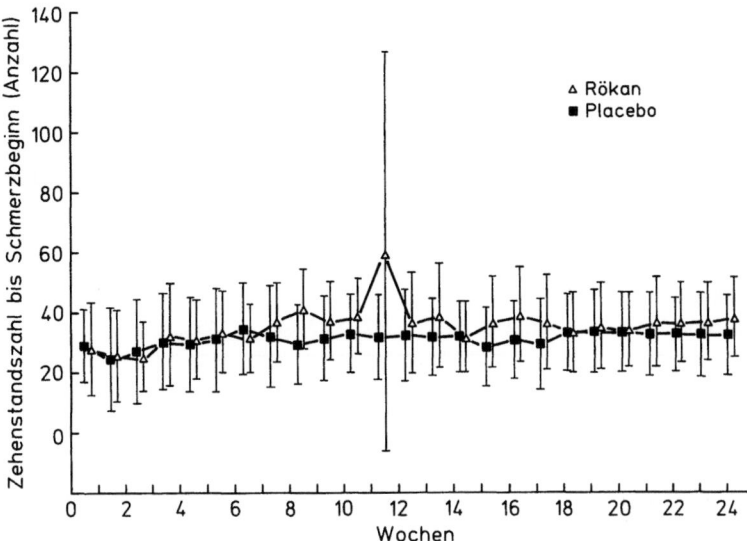

Abb. 6. Maximale Zehenstandszahl im Verlauf der Therapie mit Rökan plus Gehtraining gegenüber Placebo plus Gehtraining (Mittelwerte ± SD)

der Placebo-Gruppe 9,8 (Mittelwert), in der Ginkgo-biloba-Gruppe 16,4 (Abb. 6).

Knöcheldruck

Der arterielle Druck zeigte in beiden Kollektiven keine Modifikationen (Tabelle 3).

Tabelle 3. Arterieller Druck (mmHg) in der A. tibialis posterior und A. dorsalis pedis (Mittelwert. SD)

	Wochen			
	0	6	12	24
A. tibialis posterior Rökan	81,2 (25,00)	80,0 (18,62)	80,6 (21,12)	79,7 (21,79)
Placebo	99,7 (25,06)	97,5 (23,24)	102,5 (29,66)	97,3 (30,11)
A. dorsalis pedis Rökan	78,7 (20,31)	73,1 (19,57)	78,8 (16,28)	77,2 (18,25)
Placebo	98,2 (29,06)	91,7 (25,75)	100,0 (32,75)	93,3 (27,95)

Tabelle 4. Verlauf von Plasmaviskosität und Hämatokrit (Mittelwert. SD)

	Woche			
	0	6	12	24
Plasmaviskosität Rökan	1,396 (0,1022)	1,383 (0,0854)	1,385 (0,0755)	1,373 (0,1065)
Placebo	1,397 (0,0944)	1,412 (0,0931)	1,443 (0,1349)	1,367 (0,0880)
Hämatokrit Rökan	44,98 (2,61)	42,98 (3,68)	44,05 (2,42)	41,49 (3,73)
Placebo	44,38 (2,57)	42,38 (3,14)	45,23 (2,70)	43,00 (2,23)

Plasmaviskosität und Hämatokrit

Die bei Studienbeginn sowie in der 6., 12. und 24. Behandlungswoche bestimmten Parameter Plasmaviskosität und Hämatokrit zeigten keine Änderung (Tabelle 4).

Begleiterscheinungen

Während des gesamten Behandlungszeitraumes wurden keine unerwünschten Begleiterscheinungen beobachtet.

Diskussion

Das aktive Gefäßtraining ist die Therapie der Wahl bei der pAVK im Stadium II. Die Konzeption dieses AVK-indoor-Trainingsprogramms berücksichtigt folgende Grundsätze der Trainingslehre [2, 19]:

- Prinzip der zyklischen Gestaltung des Trainings: Training ist definiert als die planmäßige Aufeinanderfolge von Belastung und Erholung, wobei durch morphologische Adaptationsmechanismen des Körpers eine über das Ausgangsniveau hinausgehende Leistungsfähigkeit erreicht wird (Überkompensation).
- Prinzip der systematischen Steigerung der Trainingsbelastung: Beim Gefäßtraining wird eine 2/3-Belastung als Idealbelastung angesehen. Nach der wöchentlichen Austestung der maximalen Anzahl der Zehenstände und Kniebeugen und der Gehstrecke werden die Übungsvorgaben dem neuen Leistungsniveau angepaßt (Abb. 7 und 8).
- Prinzip der Ganzjährigkeit des Trainings: jeder längeren Unterbrechung des Trainings folgt nach Ablauf der Überkompensationsphase ein Rückgang der erworbenen Leistungsverbesserung. Deswegen werden die

Patienten aufgefordert, auch während ihres Urlaubs das erlernte Trainingsprogramm als „Heimtraining" fortzusetzen.

Allgemeines Trainingsziel ist die Freude am Üben und Bewegen durch motivierende Bewegungsaufgaben, Erhöhung der Bewegungssicherheit durch Verbesserung der koordinativen Fähigkeiten (Abbau von Schonhinken), Minderung des Sauerstoffbedarfs durch intermuskuläre Bewegungsharmonisierung, Verbesserung der nutritiven Durchblutung durch Umverteilung und Anregung der Kollateralgefäßbildung (falls möglich).

Langfristiges Ziel des Gefäßtrainings ist eine Life-style-Modifikation, so daß aus „passiven Gefäßpatienten" „aktive Gefäßsportler" werden.

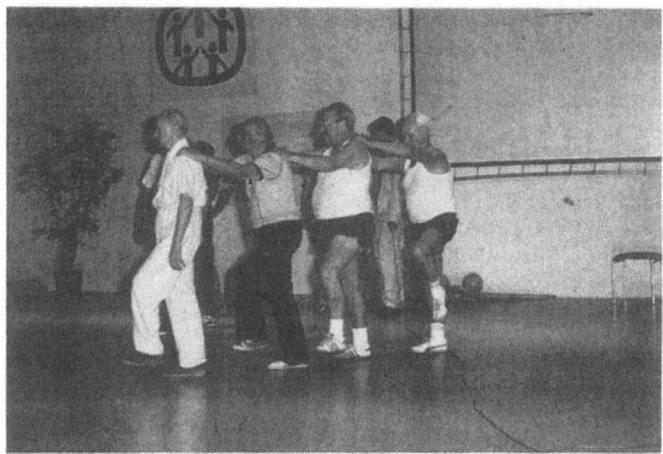

Abb. 7. Patienten beim Gefäßsport

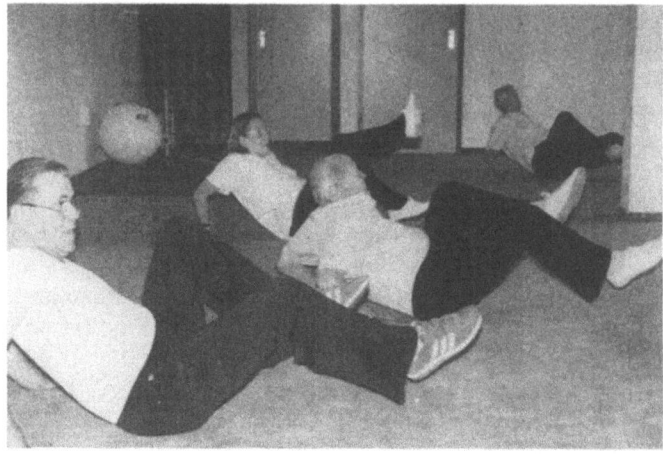

Abb. 8. Beim Gefäßtraining wird eine 2/3-Belastung als optimal angesehen

Die Durchführung solcher Trainingsprogramme stößt jedoch häufig auf beträchtliche organisatorische Schwierigkeiten. Trotz großer Bemühungen der Deutschen Gesellschaft für Gefäßsport bestehen in Deutschland keine flächendeckenden Einrichtungen. Weiterhin ist ein intensives Gefäßtraining nur mit einem bestimmten Patiententyp durchführbar. In der täglichen Praxis scheitert diese aktive Therapieform bei einer Vielzahl der Claudicatiopatienten an der mangelnden Compliance. Die Behandlung mit vasoaktiven bzw. rheologisch aktiven Präparaten wird daher auch in Zukunft ihren Stellenwert behalten [10, 12–14].

Über das Gefäßtraining wurde wiederholt berichtet, daß nach einer gewissen Trainingsdauer ein Plateau erreicht wird; eine weitere Steigerung der Gehstrecke über dieses Plateau hinaus ist dann nicht mehr möglich. Bisher wurde vermutet, daß dies auf die Trainingsmüdigkeit der Patienten zurückzuführen sei [19]. Die vorliegende Untersuchung zeigt, daß tatsächlich das alleinige Gehtraining nach etwa 12 Wochen keinen nennenswerten Anstieg der Gehstrecke mehr bringt. Da die Patienten während der gesamten Beobachtungsdauer sehr intensiv angeleitet und kontrolliert wurden, kann dies nicht auf eine abnehmende Trainingsintensität zurückgeführt werden, sondern es beschreibt eher die Situation, die früher häufig als „austrainiert" bezeichnet wurde. Diejenigen Patienten, die zusätzlich Rökan-Extrakt erhalten hatten, zeigten aber gerade im Verlauf der zweiten Hälfte des Beobachtungszeitraums eine deutlich größere Steigerung der individuellen schmerzfreien und maximalen Gehstrecke.

Die wenigen Drop-outs im Verlauf der Studie beruhen nach Meinung der Autoren auf der gewissenhaften Patientenselektion beim Einschluß in die Studie.

Zu erwarten war auch, daß der Knöcheldruck sich nicht veränderte, da die Störungen in der Makrozirkulation weder durch das Gefäßtraining noch durch die Medikation beeinflußt werden.

Die gesteigerte Leistungsphysiologie repräsentiert eine Verbesserung der Perfusion des Muskelgewebes. Diese könnte erklärt werden durch eine Verminderung des gesamten Gefäßwiderstandes der betroffenen Extremität durch hämorheologische Einflüsse und durch eine Verbesserung der Mikrozirkulation in den Gefäßen, wo aufgrund von Mangelperfusion für die Blutzellen ein sog. „metabolischer Streß" entsteht. Untersuchungen zur Wirkung von Ginkgo-biloba-Extrakt 761 auf Erythrozyten-Membranen deuten auf diesen Mechanismus [1]. Dies würde auch zu einem geringfügigen Absinken des peripheren Perfusionsdrucks führen, da bei unverändertem vorgeschaltetem Widerstand der Oberschenkelstenose mit einer Absenkung des nachgeschalteten mikrozirkulatorischen Widerstandes zu rechnen ist. Möglicherweise deuten die hier berichteten Ergebnisse auf ein derartiges Phänomen hin.

Bei den bisherigen Studien zur Therapie der pAVK wurden Studiendesign und Studiendurchführung z. T. kritisch beurteilt. Die in früheren Arbeiten [3, 5] berichtete Zunahme der Gehstrecke unter Therapie mit Rökan konnte durch diese kontrollierte Untersuchung bestätigt werden. Bei der Beurteilung der klinischen Relevanz der in der Rökan-Gruppe statistisch signifikant größeren Gehstreckenverlängerung ist zu berücksichtigen, daß die Untersuchungen unter standardisierten Bedingungen auf dem Laufbandergometer von der Alltagssituation des Patienten erheblich abweichen. Erfahrungsgemäß ist der Zugewinn unter normalen Gehbedingungen etwa 3- bis 4mal so groß anzusetzen [18].

Schlußfolgerung

Das Ergebnis dieser Untersuchung demonstriert, daß eine begleitende Therapie mit Ginkgo-biloba-Extrakt 761 (Rökan) den Langzeiteffekt des physikalischen Trainings deutlich verstärkt. Eine weitere Intensivierung des im Rahmen dieser Studie durchgeführten Gefäßtrainings ist nicht praktikabel. Der maximale therapeutische Effekt ist daher nur durch die Kombination mit einem Pharmakon, wie dem in dieser Studie untersuchten Rökan, zu erreichen.

Literatur

1. Artmann, G., Michaelis, P., Schmid-Schönbein, H. (1989) Effect of Ginkgo biloba extract on microrheological parameters of red blood cells. 6th European Conference on Clinical Hämorheology
2. Bachl, N., Weidinger, P. Im Druck
3. Bauer, U. (1984) 6monatige randomisierte Doppelblindstudie zur Wirkung von Extraktum Ginkgo biloba im Vergleich zu Placebo bei Patienten mit peripheren chronisch arteriellen Verschlußkrankheiten. Arzneimittelforsch./Drug Res. 34: 716–720
4. Bauer, U. (1988) Ginkgo biloba extract in the treatment of arteriopathy of the lower limbs. Sixty five week study. In: Fünfgeld E. W. (Ed.): Rökan Ginkgo biloba. Recent results in pharmacology and clinic. Springer, Berlin, Heidelberg, New York, Tokyo
5. Berndt, E. D., Kramar, M. (1987) Medikamentöse Therapie der peripheren arteriellen Verschlußkrankheit im Stadium IIb. Therapiewoche 37: 2815–2819
6. Bulling, B. (1990) Gefäßsport in der niedergelassenen Praxis. In: Mitteilungen der Deutschen Gesellschaft für Angiologie 3, pp. 13–15
7. Caesar, K. (1973) In: Aktuelle Probleme in der Angiologie. Huber, Stuttgart, Wien, pp. 18 & 29
8. Claussen, C. F. (1988) Diagnostic and practical value of craniocorpography in vertiginous syndromes. In: Fünfgeld, E.W. (Ed.): Rökan Ginkgo biloba. Recent results in pharmacology and clinic. Springer, Berlin, Heidelberg, New York, Tokyo
9. Hartmann, B. (1982) Arterielle Durchblutungsstörungen der unteren Extremitäten. In: Grenzzonen der Therapieentscheidung, p. 127. TM, Bad Oeynhausen
10. Heidrich, H. (1985) Deutsche Med. Wschr. 110: 1219–1224
11. Hofferberth, B. (1989) Einfluß von Ginkgo-biloba-Extrakt auf neurophysiologische und psychometrische Meßergebnisse bei Patienten mit hirnorganischem Psychosyn-

drom. Eine Doppelblindstudie gegen Placebo. Arzneimittelforsch./Drug Res. 39: 918–922
12. Kiesewetter, H., Blume, J., Jung, F., Radtke, H., Bulling, B., Gerhards, M., Prünte, C., Reim, M. (1984) Med. Welt 35: 896–901
13. Kiesewetter, H., Blume, J., Jung, F., Gerhards, M., Leipnitz, M. (1987) Deutsche Med. Wschr. 112: 873–878
14. Kriessmann, A., Neiss, A., Lutilsky, L., Beermann, M., Kramann, B. (1979) Med.Welt 30: 888–891
15. Pincemail, J., Deby, C. (1988) The antiradical properties of Ginkgo biloba extract. In: Fünfgeld, E. W. (Ed.): Rökan Ginkgo biloba. Recent results in pharmacology and clinic. Springer, Berlin, Heidelberg, New York, Tokyo
16. Rapin, J. R., Le Poncin-Lafitte, M. (1988) Cerebral glucose consumption. Effect of Ginkgo biloba extract. In: Fünfgeld, E.W. (Ed.): Rökan Ginkgo biloba. Recent results in pharmacology and clinic. Springer, Berlin, Heidelberg, New York, Tokyo
17. Reuse-Blom, S., Drieu, K. (1988) Effect of Ginkgo biloba extract on arteriolar spasm in rabbits. In: Fünfgeld, E. W. (Ed.): Rökan Ginkgo biloba. Recent results in pharmacology and clinic. Springer, Berlin, Heidelberg, New York, Tokyo
18. Schoop, W. (1973) Vasa 2: 3169
19. Weidinger, P. (1985) Langzeitergebnisse eines arteriellen Gefäßtrainings bei obliterierender Arteriopathie. 4-Jahresstudie. In: Häring, R. (Ed.), Deutsche Gesellschaft für Angiologie, p. 343 Demeter, Gräfelfing

Kontrollierte Doppelblind-Cross-over-Studie zur Wirksamkeit von Rökan bei arterieller Verschlußkrankheit der unteren Extremitäten

Salz H.

Zusammenfassung

In einer kontrollierten Doppelblind-Cross-over-Studie an 29 Patienten mit peripherer arterieller Verschlußkrankheit im Stadium II (nach Fontaine) wurde die Wirksamkeit des standardisierten Ginkgo- biloba-Extrakts 761 (Rökan) untersucht. Die Verbesserungen bei der Lagerungsprobe nach Ratschow, der schmerzfreien und absoluten Gehstrecke, der Zehenstandsprobe und der Hauttemperatur-Messung waren statistisch signifikant. Weiterhin wurden in der Rökan-Gruppe eine Senkung der Lipid- und Cholesterinwerte beobachtet.

Schlüsselwörter: Arterielle Verschlußkrankheit, schmerzfreie und absolute Gehstrecke, Rökan

Arterielle Durchblutungsstörungen nehmen zu. Vor allem sehen Allgemeinärzte und Internisten immer mehr Folgezustände mangelnder Gewebsperfusion in den unteren Extremitäten. Von verschiedenen Substanzgruppen, die den Anstieg von Fett und Cholesterin im Blut beeinflussen können, wurden positive Effekte bei der Behandlung von Gefäßwandschäden erwartet. Nicht immer sind diese Hoffnungen erfüllt worden. Daher wird zunehmend nach Präparaten mit hämodynamischen, metabolischen und rheologischen Wirkmechanismen gesucht.

In der vorliegenden Studie wurde die Wirksamkeit des standardisierten Ginkgo-biloba-Extrakt 761 (Rökan) bei chronischen arteriellen Durchblutungsstörungen der Beine geprüft. Rökan ist durch folgendes Wirkprofil charakterisiert: Verbesserung der Mikrozirkulation und Gewebenutrition in ischämischen Arealen durch Zunahme der arteriellen Durchblutung, Normalisierung der kapillaren Hyperpermeabilität und Resistenz, Steigerung des Venentonus. Um der Studie eine gute Interpretationsmöglichkeit zu geben, wurde die Doppelblind-Cross-over-Technik angewandt.

Patientengut und Methodik

Es wurden 29 Patienten mit peripheren arteriellen Durchblutungsstörungen der unteren Extremitäten im Stadium II (nach Fontaine) aufgenommen, und zwar 11 Männer und 18 Frauen (Alter: 40 – 79 Jahre). In die statistische Auswertung gingen die Befunde von 10 Männern (Durchschnittsalter: 69,0 ± 10,9 Jahre) und 16 Frauen (Durchschnittsalter: 64,4 ± 11,2 Jahre) ein.

Die entsprechend einem Zufallscode von 1 bis 30 durchnumerierten Behältnisse wurden den Patienten für die erste und die zweite Prüfungsperiode in der Reihenfolge ihrer Aufnahme in die Untersuchung zugeteilt. Zur Verfügung standen 2 Prüfpräparate, Rökan und ein äußerlich identisches Placebo. Täglich wurden jeweils 2 x 2 Dragees (2 x 80 mg), möglichst nach dem Essen, eingenommen, und zwar für die Dauer von 6 Wochen. Aufgrund des Cross-over-Verfahrens stand jeder Patient 12 Wochen in Behandlung.

Falls die Patienten auf ein anderes durchblutungsförderndes Medikament zuvor eingestellt waren, wurde stets ein behandlungsfreies Intervall von einer Woche vorgeschaltet. Während des gesamten Prüfzeitraums war die Einnahme anderer durchblutungsfördernder Medikamente untersagt.

Zum Nachweis der therapeutischen Wirksamkeit wurden folgende Beurteilungskriterien herangezogen:

Lagerungsprobe nach Ratschow

Bei Rückenlage des Patienten werden die Beine bis zur Senkrechten angehoben und die Zeit gestoppt, die beim Fußrollen bis zum Auftreten eines ischämischen Schmerzes vergeht. Dabei wird die Haut gleichzeitig blaß. Nach Aufsetzen des Patienten wird gemessen, wieviel Zeit vergeht, bis sich die Haut der herabhängenden Beine wieder rötet und das Venenrelief der Oberfläche wieder erkennbar wird.

Messung der Gehstrecke

Unter stets gleichen Bedingungen (ebene Strecke in den Praxisräumen, nachmittags zwischen 15 und 17 Uhr, mit Metronom kontrollierte Geschwindigkeit von 2 Schritten pro Sekunde) wird die Zeit (in Sekunden) bis zum Auftreten erster Beschwerden (seitengetrennt) und anschließend bis zum definitiven Gehstopp erfaßt.

Zehenstandsprobe

Nach Ruhepause stellt sich der Patient auf beide Vorderballen (Zehenstand); er darf sich dabei nicht aufstützen. Gemessen wird die Zeit (in Sekunden) bis zum Auftreten starker Schmerzen, die den weiteren Zehenstand verhindern.

Hauttemperatur (in °C)

An der Grenze zwischen mittlerem und oberem Drittel wird dorsal an der Wade die Hauttemperatur mit einem elektronischen Thermometer erfaßt.

Laborparameter

Bestimmt werden: Quickwert, Gesamtcholesterin, Gesamtglyzerin, gebundenes Glyzerin, freies Glyzerin, Neutralfett. Diese Werte wurden vor Behandlungsbeginn, am Ende der ersten Behandlungsperiode (6 Wochen) und nach Abschluß der zweiten Behandlungsperiode (12 Wochen) kontrolliert.

Ergebnisse

Lagerungsprobe nach Ratschow

Die Zeit bis zum Auftreten ischämischer Schmerzen wird unter der Rökan-Behandlung wesentlich verlängert (Abb. 1); Hautrötung (Abb. 2)

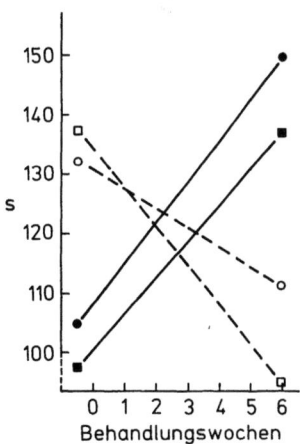

Abb. 1. Auftreten ischämischer Schmerzen bei der Lagerungsprobe nach Ratschow

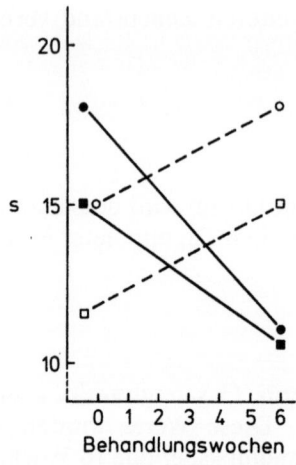

Rökan { ■—■ re. Bein −4,5 s (−31%)
{ ●—● li. Bein −7,0 s (−39%)
Placebo { □--□ re. Bein +4,5 s (+30%)
{ o--o li. Bein +3,0 s (+20%)

Abb. 2. Rötung der Haut nach Ratschow-Lagerungsprobe

und Wiederfüllung der Venen (Abb. 3) erfolgen zeitlich deutlich verkürzt. Unter Placebo-Behandlung beobachten wir umgekehrte Verhältnisse. Die Unterschiede erwiesen sich in allen Fällen als signifikant zugunsten der Rökan-Behandlung ($\alpha < 0{,}001$).

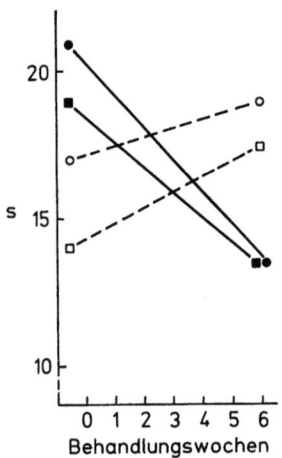

Rökan { ■—■ re. Bein −5,5 s (−29%)
{ ●—● li. Bein −7,5 s (−36%)
Placebo { □--□ re. Bein +3,5 s (+25%)
{ o--o li. Bein +2,0 s (+12%)

Abb. 3. Venenfüllung nach Ratschow-Lagerungsprobe

Messung der Gehstrecke

Das Auftreten erster Gehbeschwerden (Abb. 4) wie auch der definitive Gehstopp (Abb. 5) werden durch Behandlung mit Rökan wesentlich verzögert. Unter Placebo- tritt eine deutliche Verkürzung gegenüber den Ausgangswerten auf. Auch hier sind die Unterschiede signifikant zugunsten der Verum-Behandlung ($\alpha < 0{,}001$).

Zehenstandsprobe

Das Auftreten ischämischer Schmerzen wird durch die Behandlung mit Rökan wesentlich hinausgezögert (Abb. 6); der Unterschied erweist sich als signifikant ($\alpha < 0{,}001$).

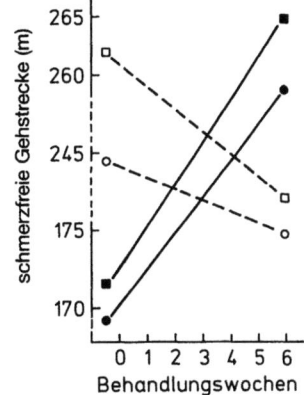

Abb. 4. Auftreten erster Gehbeschwerden

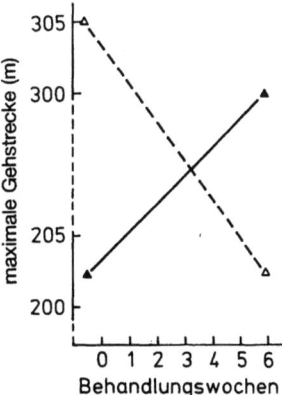

Abb. 5. Maximale Gehstrecke

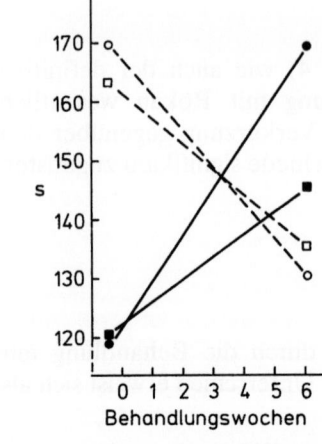

Rökan { ■—■ re. Bein +25,0 s (+21%)
{ •—• li. Bein +50,5 s (+43%)
Placebo { □--□ re. Bein −27,5 s (−17%)
{ ○--○ li. Bein −39,0 s (−23%)

Abb. 6. Zehenstandsprobe

Hauttemperatur

Die Messung der Hauttemperatur kann durch verschiedene äußere Faktoren beeinflußt werden und ist daher schwierig zu interpretieren. Am ehesten läßt sich noch der Meßpunkt „Wade dorsal" verwerten. Er wurde hier berücksichtigt und unter standardisierten Bedingungen gemessen (Abb. 7). Dabei ergaben sich auch hier signifikante Veränderungen, und zwar eine Verbesserung durch die Verum-Behandlung (α < 0,001).

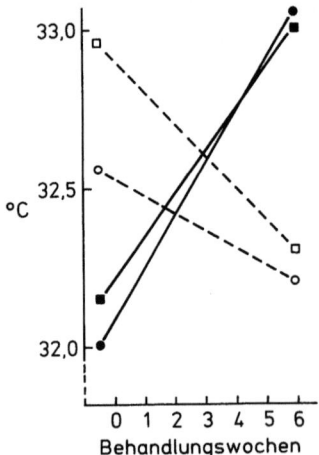

Rökan { ■—■ re. Bein +0,85°C (+40% rel.)[1]
{ •—• li. Bein +1,05°C (+53% rel.)[1]
Placebo { □--□ re. Bein −0,65°C (−22% rel.)[1]
{ ○--○ li. Bein −0,35°C (−14% rel.)[1]

Abb. 7. Hauttemperatur-Messung

Laborparameter

Wie aus Tabelle 1 hervorgeht, ergaben sich bei den Laborwerten keine signifikanten Veränderungen zwischen der Verum- und der Placebo-Behandlung. Der α-Wert von 0,05 bei freiem Glyzerin ist unter Berücksichtigung der Bonferroni-Ungleichheit als nicht signifikant zu betrachten. Der Quickwert bleibt unter beiden Medikamenten unbeeinflußt. Bei Cholesterin, Glyzerin und den Neutralfetten zeigen sich jedoch in der Verum-Gruppe sowie in der Placebo-Gruppe Veränderungen. Unter der Behandlung mit Rökan ist gegenüber den Ausgangswerten immer eine Abnahme festzustellen, unter der Placebo-Behandlung dagegen stets eine Zunahme. Dies deutet darauf hin, daß von dem Prüfpräparat auch cholesterin- und lipidsenkende Effekte zu erwarten sind.

Statistische Auswertung

Die statistische Auswertung erfolgte als Zwei-Perioden-Cross-over-Studienauswertung nach Zimmermann und Rahlfs. Da die Voraussetzung der Normalverteilung nicht für alle Beurteilungskriterien zutraf, wurde als statistisches Testverfahren nicht der t-Test für unverbundene Stichproben, sondern der verteilungsfreie U-Test von Wilcoxon, Mann und Whitney für unabhängige Stichproben gewählt (kritische U-Werte für den Zweiseitentest aus der Tabelle nach Milton). Getestet wurden Gleichheit des Überhangeffekts, des Zeiteffekts und des Behandlungseffekts. Beim Test auf Gleichheit des Überhangeffekts sowie beim Test auf Gleichheit des Zeiteffekts konnte die Nullhypothese in keinem Fall verworfen werden. Deshalb wurden Median- und Interquartilabstand für beide Versuchsperioden zu einem gemeinsamen Wert zusammengefaßt.

Drei Kranke konnten bei der Auswertung der Ergebnisse nicht berücksichtigt werden. Patient Nr. 18 hatte die ihm zugeteilte Drageemenge (Periode A) nicht eingenommen. Bei Patient Nr. 4 wurde die Prüfung während der Periode B (Placebo) aufgrund starker Gehbeschwerden und Magenschmerzen nicht zu Ende geführt. Bei Patient Nr. 7 mußte die Prüfung während der Periode A (Verum) wegen Übelkeit und Herzrasens ebenso abgebrochen werden wie bei Patient Nr. 12 während der Periode B (Placebo) wegen allgemeinen Unwohlseins, Kopfschmerzen und verstärkter Gehbeschwerden. Patient Nr. 18 wurde von vornherein in die Prüfung nicht aufgenommen, so daß sich bei dieser Studie insgesamt eine Drop-out-Rate von 10 % ergibt, die seitens der statistischen Berechnung als noch tolerierbar anzusehen ist.

Diskussion

Die Interpretation einer Vielzahl von Tests in einer Untersuchung ist problematisch. Im vorliegenden Fall sind die Tests aber als deutliche

Tabelle 1. Laborparameter unter Rökan- bzw. Placebobehandlung

Laborparameter	Medikation	n	Vor Behandlung Median	Interquartil- abstände	Nach Behandlung Median	Interquartil- abstände	Signifikanzniveau (Zweiseiten-Test) (mg %)	Abnahme Zunahme [%]
Cholesterin (mg %) (normal: 250 mg %)	Verum Placebo	26 26	263,5 259,5	238,5 –288,5 234 –284	245,5 271	224,5 –267,5 252,5 –285,5	n. s.	−18,0 +11,5	(− 6,83) (+ 4,43)
Quickwerte (%) (normal: 100)	Verum Placebo	26 26	100 100	96,5 –100 100 –100	100 100	100 –100 95 –100	n. s.	± 0 % ± 0 %	(− 0) (− 0)
Gesamtglycerin (mg %) (normal: 7,7–17,9 mg %)	Verum Placebo	14 14	12,44 11,84	9,51– 17,36 9,91– 17,07	10,87 12,59	9,91– 12,07 10,32– 19,37	n. s.	− 1,57 + 0,75	(−12,62) (+ 6,33)
Geb. Glycerin (mg %) (normal: 7,2–16,2 mg %)	Verum Placebo	14 14	11,92 11,44	8,57– 16,78 9,31– 16,51	10,14 11,97	9,31– 11,44 9,56– 17,91	n. s.	− 1,78 + 0,53	(−14,93) (+ 4,63)
Freies Glycerin (mg %) (normal: 0,5–1,7 mg %)	Verum Placebo	25 25	0,98 0,80	0,59– 1,33 0,56– 1,03	0,82 0,98	0,63– 0,99 0,73– 1,27	α < 0,05	− 0,16 + 0,18	(−16,33) (+22,50)
Neutralfett (mg %) (normal: 74–172 mg %)	Verum Placebo	25 25	128,25 124,44	100,05–200,1 94,22–177,91	107,82 133,56	92,64–189,7 106,82–176,47	n. s.	−20,43 + 9,12	(−15,93) (+ 7,33)

n. s. = nicht signifikant

Hinweise für den Medikamenteneffekt zu werten, da selbst bei Anlegen sehr strenger Maßstäbe (Bonferroni-Ungleicheit, $\alpha = 0{,}05 : 13 = 0{,}0038$) die erhaltenen Werte statistisch als signifikant zu betrachten sind. Die Signifikanzniveaus lagen beim zweiseitigen Test bei der Lagerungsprobe nach Ratschow (ischämischer Schmerz, Hautrötung, Venenfüllung), bei der Gehprobe und Zehenstandsprobe sowie bei der Hauttemperaturmessung deutlich unter dem α-Wert von $0{,}001$.

Hinsichtlich der cholesterin- und lipidsenkenden Wirkung von Rökan müssen weitere, gezielt angelegte Studien zeigen, ob sich diese Effekte auch statistisch absichern lassen. Diese Fragestellung war aber nicht primär Gegenstand der Untersuchung. Der standardisierte Ginkgo-biloba-Extrakt 761 hat bei peripheren arteriellen Durchblutungsstörungen der unteren Extremitäten gegenüber einem Placebo-Präparat eine statistisch signifikante vasoregulierende und durchblutungssteigernde Wirkung.

Literatur beim Verfasser

Gekreuzte Doppelblindstudie zu Rökan bei Arteriopathien der unteren Extremitäten

COURBIER R., JAUSSERAN J. M., REGGI M.

Zusammenfassung

In einer doppelblinden Cross-over-Studie an 40 männlichen Patienten wurde die Wirksamkeit des standardisierten Ginkgo-biloba-Extrakts 761 bei Arteriopathien der unteren Extremitäten der Stadien II und III nach Fontaine untersucht. In bezug auf die funktionellen Parameter ergab sich eine Verbesserung bei 65% der Patienten. Darüber hinaus kam es in 22% zu einer Verbesserung der trophischen Parameter. Die Zunahme der Gehstrecke war im Vergleich zu Placebo im ersten Behandlungsmonat signifikant (α = 0,001) und im zweiten Monat deutlich überlegen. Die Befunde deuten darauf hin, daß die Wirksamkeit von Rökan auch nach Absetzen der Medikation noch über längere Zeit anhält. Verträglichkeit und Compliance waren sehr gut; unerwünschte Arzneimittelwirkungen und Wechselwirkungen mit anderen Medikamenten, insbesondere Antikoagulantien, wurden nicht beobachtet.

Schlüsselwörter: Arterielle Verschlußkrankheit, Gehstrecke, Compliance, Rökan.

In ischämischen Bezirken werden spasmogene, inflammatorische Substanzen (Serotonin, Bradykinin, Histamin) freigesetzt, die zwar nicht an den atheromatös veränderten, ohnehin sklerosierten Gefäßen, wohl aber durchweg an den Ersatzkollateralen und an den Arteriolen Spasmen erzeugen.

Das Interesse an einem wirksamen „Arterienspasmolytikum" ist daher verständlich. Die Wirksamkeit eines solchen Präparats kann klinisch beurteilt werden, indem man die funktionelle Besserung bei Patienten, die unter Durchblutungsstörungen leiden, zugrunde legt. Jedoch ist es nur anhand von objektiven Prüfungen und Tests möglich, Ergebnisse zu messen und diese Wirksamkeit in Zahlen auszudrücken.

Man kann davon ausgehen, daß objektive Kriterien wie die distalen Pulse, die Ausdruck der Beweglichkeit und Geschmeidigkeit der großen Stammarterien sind, bei Atheromatose oder Thrombose kaum eine Besserung erwarten lassen. Im Bereich der Arteriolen und Kapillaren dagegen (beurteilt anhand des trophischen Zustands der Haut, der lokalen Temperatur der unteren Extremitäten und durch Kapillarmikroskopie) ist mit einer deutlichen Besserung zu rechnen. Auch die Beurteilung der Durchblutung in der tieferen Muskulatur, die durch die Funktion der Kollateralarteriolen verbesserungsfähig ist, schien uns interessant. Hierzu dient die Messung der Gehstrecke und die Bewertung der Schmerzen, die der Gehstrecke eine Grenze setzen.

Die vorliegende Studie zum Ginkgo-biloba-Extrakt 761 (Rökan) bei Arteriopathien der unteren Extremitäten wurde nach der strengsten und objektivsten Methode, nämlich der gekreuzten Doppelblindstudie, durchgeführt.

Auswahl der Patienten

Die Studie wurde an 40 männlichen Patienten einer Abteilung für Gefäßchirurgie durchgeführt. Das Alter der Patienten lag zwischen 41 und 90 Jahren; die Mehrzahl war zwischen 51 und 70 Jahren alt.

Die chirurgische Ausrichtung dieser Station bringt es mit sich, daß Patienten mit Arteriopathien nach einem chirurgischen Eingriff medikamentös weiterbehandelt werden bzw. daß Patienten, die für einen eventuellen chirurgischen Eingriff überwiesen wurden, einer internistischen Behandlung unterzogen werden.

In der Regel waren seit der Operation 1 bis 3 Jahre vergangen, bis die Patienten in die Poliklinik zurückkamen. Alle Fälle hatten eine Anamnese von 1 bis 10 Jahren, die Mehrzahl von ihnen zwischen 2 und 4 Jahren (26 von 40). Die Gefäßobliteration wurde in allen Fällen arteriographisch gesichert. Es handelte sich immer um mehr oder weniger ausgedehnte atheromatöse Läsionen. In 22 Fällen lag eine unilaterale Arteriopathie und in 18 Fällen eine bilaterale Arteriopathie der unteren Extremitäten vor. Entsprechend der Stadien-Einteilung nach Fontaine konnten 29 der Patienten dem Stadium II der Krankheit zugeordnet werden: Claudicatio intermittens ohne trophische Störungen und Ruheschmerzen. Die 11 übrigen sind dem Stadium III zuzuordnen, d. h. mit Ischämien, die auch in Ruhe in Erscheinung treten, mit nächtlichem Schmerz, häufig begleitet von mehr oder weniger ausgeprägten trophischen Störungen. Einige Patienten waren darüber hinaus belastet durch: Übergewicht (4), abnorme Magerkeit (7), Diabetes (4), Angina pectoris (3).

Methodik

Alle Patienten erhielten das Medikament ausschließlich per os. Die Verabreichung von Rökan flüssig wurde von den Patienten bereitwillig akzeptiert. Die Dosierung betrug einheitlich 160 mg, d. h. 4 ml pro 24 Stunden, aufgeteilt in zwei Einzeldosen zu je 2 ml zu den beiden Hauptmahlzeiten. Die Dosierung war in allen Fällen identisch, unabhängig davon, ob es sich bei dem verabreichten Präparat um den Wirkstoff oder um das Placebo handelte.

Jede Behandlungsphase (Wirkstoff oder Placebo) dauerte einen Monat. Jeder Patient wurde somit insgesamt über zwei Monate behandelt und beobachtet. Die Therapie wurde in allen Fällen regelmäßig eingehalten; sie wurde von keinem Patienten unterbrochen, abgelehnt oder abgesetzt. Für die Dauer der Studie wurde jede begleitende Behandlung mit vasoaktiver Zielrichtung abgesetzt, um die Ergebnisse nicht zu verfälschen. Davon ausgenommen waren Patienten, bei denen eine Langzeitbehandlung mit Antikoagulantien bestand.

Wirksamkeitskriterien

1. Klinische Untersuchungen

– Verlauf der funktionellen Symptomatik:
Schmerzen von einfachen Gehbehinderungen über Kribbelgefühl, Krämpfe usw. bis zu Claudicatio intermittens und Ruheschmerz.
– Beurteilung der lokalen Temperatur der unteren Extremitäten, Verlauf der trophischen Hautschäden:
Zustand von Haut und Nägeln: nekrotische oder ulzeröse Läsionen.
– Messung von peripheren Pulsen und oszillometrischenm Index.

2. Apparatuve Untersuchungen:

– Belastungstest auf dem Laufband zur genauen Messung der Gehstrecke.
– Kapillarmikroskopische Untersuchungen:
Die mikroskopischen Untersuchungen des Nagelbetts wurden unter Verwendung von Ultropak durchgeführt und durch photographische Aufzeichnungen dokumentiert.

Die o. g. Untersuchungen wurden zu folgenden Zeitpunkten durchgeführt:

– vor Beginn der Behandlung,
– am Ende der ersten Behandlungsperiode (30. Tag),
– am Ende der zweiten Behandlungsperiode (60. Tag).

Ergebnisse

Klinische Ergebnisse

Bei den 29 Patienten im Stadium II wurde in 20 Fällen eine funktionelle Besserung durch den Wirkstoff und in 6 Fällen durch das Placebo festgestellt; in 3 Fällen trat keine Besserung ein, die einem der beiden Präparate hätte zugeschrieben werden können.

Bei den 11 Patienten im Stadium III ergab sich in 6 Fällen eine funktionelle Besserung durch den Wirkstoff und in 3 Fällen durch das Placebo. In 2 Fällen trat keine Besserung ein, die man auf eines der beiden Präparate hätte zurückführen können.

Eine gründliche Analyse der Ergebnisse hinsichtlich Besserung der funktionellen Symptomatik durch den Wirkstoff zeigt folgendes:

- Patienten im Stadium II: bei rund 2/3 (20/29) trat eine Besserung ein;
- Patienten im Stadium III: bei mehr als der Hälfte (6/11) trat eine Besserung ein;
- Patienten, die den Wirkstoff in der 1. Behandlungsphase erhielten: 2/3 (16/24) zeigten eine Besserung;
- Patienten, die den Wirkstoff in der 2. Behandlungsphase erhielten: 2/3 (10/16) zeigten eine Besserung.

Diese funktionellen Besserungen bei 26 von 40 Patienten bestanden meist in einer deutlichen Verminderung der Gehbeschwerden, der Krämpfe, der Parästhesien und der Kribbelgefühle bei den Patienten im Stadium II sowie in einer Linderung der nächtlichen Schmerzanfälle bei Stadium III. Diese bei 26 von 40 Fällen nachgewiesene Besserung der Funktionsstörungen entspricht einem positiven Gesamtergebnis von 65%.

Neben den Funktionsstörungen wurde bei der Beurteilung die Besserung folgender Parameter berücksichtigt: Trophik, Hautfarbe, distale Pulse und Temperaturerhöhung der Extremitäten. Bei 9 Patienten (alle aus der Verumgruppe) konnten folgende Besserungen verzeichnet werden: positive Beeinflussung der Haut-Trophik (4mal), Erwärmung der Extremitäten (4mal), Rückbildung einer Muskelatrophie (1mal), Besserung einer Impotenz (1mal).

Während der Placebo-Behandlung wurden keine derartigen Veränderungen festgestellt. Daher scheint die Besserung der Mikrozirkulationsstörungen, die bei 9 Patienten während der Wirkstoffphase beobachtet wurde, auf die Wirkung von Rökan zurückzuführen sein.

Ergebnisse der apparativen Untersuchungen

Bei allen Patienten wurde die Gehstrecke gemessen:

- vor Behandlungsbeginn,

Tabelle 1. Gehstrecke unter Rökan- und Placebobehandlung

Behandlung	Gewinn, Gesamt	Gewinn/Verlust, Individuell	Signifikanz
Rökan (verabreicht in der 1. Behandlungsphase) 24 Patienten	+4269 m	+192,875 m	t = 5,625 s α = 0,001
Placebo (verabreicht in der 1. Behandlungsphase) 16 Patienten	+ 710 m	+ 44,375 m	t = 1,145 n. s.
Rökan (verabreicht in der 2. Behandlungsphase) 16 Patienten	+ 306 m	+ 19,125 m	t = 0,490 n. s.
Placebo (verabreicht in der 2. Behandlungsphase) 24 Patienten	− 298 m	− 12,42 m	t = 0,400 n. s.

– am Ende des 1. Behandlungsmonats,
– am Ende des 2. Behandlungsmonats.

Durch diese Ergebnisse wurde der therapeutische Nutzen des Wirkstoffs gegenüber Placebo bestätigt. Bei der Verabreichung beider Präparate in der ersten Behandlungsphase ergab sich hinsichtlich der Gehstrecke ein Unterschied von ca. 150 Metern (192,875 − 44,375 = 148,500) zugunsten von Rökan (dreimal stärker wirksam als Placebo). Bei Verabreichung von Rökan und Placebo in der 2. Behandlungsphase ergab sich hinsichtlich der Beeinflussung der Gehstrecke ebenfalls ein Unterschied von nahezu 30 m, wiederum zugunsten des Wirkstoffs (+ 19,125 -(-12,41) = 31,545).

Obgleich die Wirkung des Placebos in der 1. Behandlungsphase an einer leichten Besserung ersichtlich wird (Zunahme von 44,373 m), wird die Wirkungslosigkeit des Placebos in der 2. Behandlungsperiode durch eine Verringerung der Gehstrecke um 12,42 m pro Patient deutlich (Tabelle 1).

Kapillarmikroskopische Untersuchungen

Diese Untersuchungen lassen eine exakte Einteilung der Ergebnisse kaum zu. Bei der Bewertung der Ergebnisse wurden die Besserung der Kapillarmorphologie, die Parallelität ihrer (oft unterbrochenen) Achsen sowie die Kapillardichte beurteilt. Bei 10 Patienten wurden vor und nach der Behandlung kapillarmikroskopische Untersuchungen durchgeführt; in 8 Fällen liegt eine photographische Dokumentation vor. 7/10 Fölle zeigten ein positives Ergebnis, das somit für eine verbesserte Blutverteilung im Kapillarbereich am Ende der Behandlung spricht.

Korrelation der Ergebnisse

In 22 von 26 Fällen (= 84%) stimmen die funktionelle und die klinische Besserung mit der Besserung der Gehstrecke überein. In 4 von 7 Fällen (= 57%) stimmen die funktionelle und die klinische Besserung mit der Besserung der kapillarmikroskopischen Befunde überein.

Verträglichkeit

Während der Gesamtdauer der Studie war die Verträglichkeit sehr gut und das Präparat wurde immer bereitwillig akzeptiert. Diese sehr gute klinische Verträglichkeit wurde in bezug auf die Laborparameter bestätigt. Die bei allen Patienten vor und nach der Behandlung durchgeführten Untersuchungen (Blutkörperchenzählung, Blutbild, Blutzucker, Cholesterin) wurden durch die Verabreichung von Rökan oder Placebo in keiner Weise beeinflußt. Das gleiche gilt auch für die Blutgerinnungs-Tests (Prothrombinspiegel und Thrombelastogramm). Es ist außerdem zu berücksichtigen, daß ein Großteil unserer Patienten seit langem unter einer Antikoagulantien-Therapie mit Antivitamin K stand. Die Verabreichung von Rökan erforderte keine Dosisänderung der vorher verabreichten Antikoagulantien. Bei 4 diabetischen Patienten ergab sich während der Behandlungsdauer keine Störung der Blutzuckerregulation. Ein weiterer Patient, der in der Anamnese ein Ulcus duodeni mit gleichzeitiger Hiatushernie aufwies, hat nie über epigastrische Schmerzen geklagt.

Schlußfolgerungen

An 40 Patienten mit Arteriopathien der unteren Extremitäten wurde die klinische Wirksamkeit von Rökan untersucht.

Um bei der Bewertung der Ergebnisse alle subjektiven Gesichtspunkte auszuschließen, wurde diese Studie als gekreuzte Doppelblindstudie über einen Zeitraum von zwei Monaten durchgeführt. Jeder Patient erhielt entweder im 1. Monat den Wirkstoff und im 2. Monat Placebo oder umgekehrt.

Die Bewertung der Ergebnisse stützte sich im wesentlichen auf:

- die klinische Untersuchung anhand der funktionellen Symptomatik,
- die Messung der Gehstrecke unter standardisierten Bedingungen auf dem Laufband,
- die kapillarmikroskopische Untersuchung vor und nach Behandlung (10 Patienten).

Bei 26 von 40 Patienten wurden die funktionelle Symptomatik und die Ergebnisse der klinischen Untersuchungen durch Rökan gebessert. Je nach

Typ der peripheren Mangeldurchblutung trat bei 20 von 29 Patienten im Stadium II und bei 6 von 11 Patienten im Stadium III eine Besserung ein. Wurde Rökan in der 1. Behandlungsphase verabreicht, so ergab sich ungefähr der gleiche Prozentsatz an Besserungen wie bei Verabreichung in der 2. Phase (2/3 in beiden Fällen).

Die Messung der Gehstrecke, unter standardisierten Bedingungen zeigt, daß die Anzahl der gebesserten Fälle unter Verumbehandlung größer war (18 zu 14). Auffällig ist, daß bei 9 von 14 positiven Ergebnissen unter Placebo-Behandlung das Placebo in der 2. Behandlungsphase verabreicht wurde, wobei über die Hälfte dieser Patienten bereits eine deutliche Besserung durch den Wirkstoff aufwiesen. Dies berechtigt zu der Annahme, daß die Wirksamkeit des Wirkstoffs noch einige Zeit nach Ende der Behandlung anhält.

Die kapillarmikroskopischen Untersuchungen an 10 Patienten ergaben in 7 Fällen eine zuverlässige Besserung im Bereich der Mikrozirkulation. Bei den 3 Patienten, die zu Beginn der Behandlung nur minimale Schäden aufwiesen, trat keine merkliche Änderung ein.

Die vergleichende Untersuchung all dieser Ergebnisse läßt eine Übereinstimmung der Besserungen erkennen:

– zwischen dem klinischen Verlauf und der Gehstrecke bei 22 der 26 Patienten, die eine klinische Besserung aufwiesen;
– zwischen kapillarmikroskopischen Befunden und klinischem Verlauf bei 4 der 7 Patienten mit günstigem Untersuchungsergebnis.

Die klinische und biologische Verträglichkeit von Rökan war bei allen Patienten sehr gut. Hinweise auf Kontraindikationen und Wechselwirkungen mit anderen Medikamenten ergaben sich nicht. Aufgrund der o. g. Befunde gilt der therapeutische Nutzen von Rökan als gesichert, insbesondere wenn bei obliterativen Arteriopathien, deren Folgeerscheinungen oder postoperativen Zuständen eine Behandlung mit vasoaktiver Zielrichtung angestrebt wird.

Literatur beim Verfasser

Rökan bei distalen diabetischen Arteriopathien

LE DEVEHAT C., LEMOINE A., ZOUBENKO C., CIRETTE B.

Zusammenfassung

28 Patienten mit pAVK wurden vor und nach Behandlung mit Ginkgobiloba-Extrakt 761 (Rökan) untersucht. Sie bildeten bezüglich Alter, Geschlechtsverteilung, Stadium (III oder IV) und distaler Lokalisation der Erkrankung einen repräsentativen Querschnitt durch eine Population von 300 Diabetikern, die zuvor untersucht worden waren. Die Beurteilungskriterien für den Krankheitsverlauf unter Behandlung waren: Plethysmographie, segmentaler Perfusionsdruck in verschiedenen Höhen, Oszillogramm und reaktive Hyperämie. Die klinischen Ergebnisse waren besonders in Hinsicht auf die Ruheschmerzen und die trophischen Störungen gut. Die gemessenen Parameter zeigten vor allem eine Verbesserung der vaskulären Compliance (Oszillogramm) und des systolischen Knöchel-Index. Rökan wirkt im wesentlichen über eine Verbesserung der hämorheologischen Parameter sowie über eine Verminderung der peripheren Widerstände und begünstigt damit eine bessere Blutverteilung in den distalen Gefäßbezirken.

Schlüsselwörter: Diabetische Arteriopathie, Plethysmographie, Perfusionsdruck, reaktive Hyperämie, Rökan.

Präparate, die erwiesenermaßen eine Wirkung auf klinische Manifestationen der Arteriopathie besitzen, ermöglichen funktionelle und organische Therapieerfolge, die auf sehr unterschiedlichen pharmakologischen Wirkungen beruhen. Im Gegensatz zu rein klinischen Untersuchungen ermöglichen die verschiedenen vaskulären Funktionsuntersuchungen, den Wirkungsmechanismus und den Angriffspunkt eines Medikamentes bei Arteriopathien festzustellen.

Die verschiedenen Abschnitte des Gefäßsystems bzw. einzelne Komponenten der Kreislaufdynamik sind heute durch unterschiedliche apparative Untersuchungsmethoden spezifisch meßbar. Mit dieser Arbeit sollen Wirkung und genaue Indikationen des standardisierten Ginkgo-biloba-Extraktes 761 (Rökan) bei diabetischen Arteriopathien der unteren Extremitäten beurteilt werden. Das pharmakologische Wirkspektrum von Rökan ist in der Literatur dokumentiert [1,7].

Methodik

Patientengut

Die Studie wurde an 28 Personen, davon 13 insulinpflichtigen Diabetikern, durchgeführt (16 Frauen und 12 Männer, durchschnittliches Alter 63,25 Jahre). Die Patienten wurden initial stationär aufgenommen und später ambulant überwacht. Alle zeigten eine chronische Arteriopathie der unteren Extremitäten in den Stadien I – IV nach Fontaine [12]. Die Arteriopathie war im wesentlichen distal lokalisiert (23 von 28 Patienten, darunter 11 Mischformen); nur in 5 Fällen waren ausschließlich proximale Gefäßabschnitte befallen.

Nach der initialen Funktionsuntersuchung des Gefäßsystems erhielten die Patienten den standardisierten Ginkgo-biloba-Extrakt 761 (Rökan) oral über mindestens 2 Monate in einer Dosierung von 3 × 2 ml/d. Am Ende der Therapiephase wurde eine zweite klinische und apparative Kontrolluntersuchung durchgeführt.

Untersuchungsmethode

Jeder Patient wurde vor der Behandlung angiologisch untersucht. Die Beurteilung umfaßte eine genaue und ausführliche klinische Begutachtung sowie folgende Funktionsprüfungen:

- Messung der Ruhedurchblutung mittels Plethysmographie (Quecksilbermanometer);
- Messung des segmentalen Perfusionsdrucks (SP) am Oberschenkel und am Knöchel mittels Dopplersonde;
- Messung der Peakzeit im piezoelektrischen Oszillogramm (Puls-Plethysmographie);
- Prüfung der reaktiven Hyperämie mittels Manometer-Plethysmographie (Hillestad-Versuch).

Ergebnisse

Tabelle 1 faßt den Ausgangsbefund sowie den Verlauf unter der medikamentösen Behandlung mit Rökan zusammen. Nach der Behandlung wurde bei 70 % der Fälle eine Besserung der objektiven Parameter (Zyanose, trophische Störungen) gefunden. Hinsichtlich der Gehschmerzen und Parästhesien ergaben sich in 46 % positive Ergebnisse. Die Ergebnissse bezüglich der

Tabelle 1. Initialbefund und Krankheitsverlauf unter Rökan

	Fälle (n)	Deutliche Besserung	Ohne Änderung	Verschlechterung	Besserung
Schmerzen beim Gehen	15	7	8	0	46 %
Ruheschmerzen	23	16	7	0	69,5 %
Parästhesien	17	8	9	0	47 %
Zyanose bei hängender Haltung	7	5	2	0	5/7
Trophische Störungen	12	8	4	0	8/12
Periphere Pulse (Fem., Popl., Tib. post.)	26	13	12	1	50 %

Ruheschmerzen betrugen 70 % Besserungen. Der Verbesserung der peripheren Pulse bei 50 % der Patienten wurde durch die apparativen Untersuchungen vollständig bestätigt.

Messung der arteriellen Ruhedurchblutung mit Hilfe des Quecksilbermanometers

Bei den einbezogenen Patienten betrug der Mittelwert der arteriellen Durchblutung 1,45 ml/min/100 cm^3 Gewebe bei 54 Extremitäten (bei einem Patienten konnte die Kontrolluntersuchung nach der Therapiephase nicht durchgeführt werden), gegenüber einer durchschnittlichen Durchblutung unter den üblichen Untersuchungsbedingungen beim Gesunden von 1,9 ml/min/100 cm^3.

Nach 2monatiger Behandlung mit Rökan findet sich eine Erhöhung der Ruhedurchblutung von 1,45 auf 1,61 ml/min je 100 cm^3 Gewebe, was einer Zunahme um 0,16 Einheiten entspricht. Diese Steigerung mag gering erscheinen, aber das hämodynamisch-hämorheologische Ziel ist, neben der Durchblutungssteigerung in den Gefäßstämmen, vor allem die bessere Verteilung des Blutvolumens in den ischämischen Bezirken. In den distalen Bereichen muß bei nur geringer Zunahme des segmentalen arteriellen Blutflusses eine Verbesserung der Mikrozirkulation erreicht werden.

Messung des segmentalen Perfusionsdrucks (SP)

Der segmentale Perfusionsdruck (SP) läßt sich mit Hilfe einer aufblasbaren Manschette am Oberschenkel und am Knöchel messen. Eine Dopplersonde zeigt die Passage der ersten Blutwelle an, bevor sie der Finger des Untersuchers fühlen kann. Bei Normalpersonen sind die SP-Werte im

Tabelle 2. Segmentaler Perfusionsdruck in mmHg (SP)

	Oberschenkel			Knöchel		
	Vor Behandlung	Nach Behandlung	Δ	Vor Behandlung	Nach Behandlung	Δ
Mittelwert aller Patienten (28)	17,5	15,4	2,1	15,3	13,2	2,1
Mittelwert der abnormal erhöhten PPS vor jeglicher Behandlung	21,8	17,4	4,4	19,2	15,0	4,2
Oberschenkel 3 cm üb. RR a. Arm Knöchel 2 cm über RR am Arm	26 Fälle/56			24 Fälle/56		

allgemeinen etwas höher als die Drücke am Oberarm (+30 mmHg am Oberschenkel und +20 mmHg am Knöchel). Bei Patienten mit Arteriopathien der unteren Extremitäten, insbesondere bei Aorten-, Iliaca- oder Femoralisstenosen, findet man einen Abfall des SP. Dieser Druckabfall ist umso höher, je schlechter ein Kollateralennetz entwickelt und je enger die Stenose ist.

Ausgangsbefund

Bei den 28 Patienten der Studie war der mittlere SP-Wert initial erhöht. In der Hälfte der genannten Fälle sind die Werte pathologisch, sie überschreiten den maximalen Oberarmdruck um 20 oder 30 mmHg: 218 und 192 am Oberschenkel bzw. Knöchel.

Diese Werte sind in der Regel vermindert. Für die Erhöhung gibt es zwei mögliche Erklärungen:

– Erstens sind die Arterien beim Diabetiker mehr oder weniger rigide (besonders durch die Mediaverkalkung) und lassen sich durch die Manschette nur schwer komprimieren [6]. Auf diese Weise kann der gemessene Druckwert fälschlich erhöht sein.
– Zweitens besteht oberhalb einer bedeutenden Stenose eine Blutdruckerhöhung, wobei es sich hierbei um eine rein physikalische, hydrodynamische Konsequenz der Obstruktion oder um eine Reaktion des Systemkreislaufs handelt, der auf diese Weise versucht, die Sperre zu überwinden [7]. Dieser Überdruck erklärt die recht erheblichen Amplituden, die man bei der Oszillographie oberhalb einer Stenose beobachtet [5].

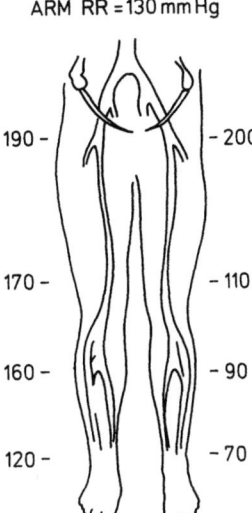

Abb. 1. Blutdruck der unteren Extremitäten bei Stenosen unterschiedlicher Lokalisation nach Strandness

In Abb. 1 sind die von Strandness [10] gefundenen Werte dargestellt. Der segmentale Perfusionsdruck am linken Oberschenkel (erkrankte Seite) liegt bei 200 mmHg, während der systolische Oberarmdruck 130 mmHg beträgt. Bei den Arteriopathien mit Befall der distalen Arteriolen (klassische Form beim Diabetiker = Arteriolopathie) spiegelt dieser Überdruck die peripheren Widerstände gegen den Blutfluß wider.

Therapieergebnisse

Unter der Behandlung mit Rökan fiel der SP bei den 28 Patienten im Durchschnitt um mehr als 20 mmHg. Wenn man die initial pathologisch erhöhten Werte zugrunde legt, ergibt sich sowohl am Oberschenkel wie auch am Knöchel ein deutlicher Abfall des Mittelwertes, nämlich 44 Einheiten am Oberschenkel und 42 Einheiten am Knöchel. Diese Abnahme ist in beiden Fällen statistisch hochsignifikant ($p < 0{,}0001$ im Student-t-Test).

Simultane Veränderung des systolischen Oberarmdrucks

Interessant war die Frage, ob die Abnahme des SP an Oberschenkel und Knöchel von einer gleichzeitigen Abnahme des systolischen Oberarmdrucks begleitet ist (Maximum des systolischen Blutdrucks). Dies ist nicht der Fall. Im Bereich der unteren Extremitäten betrug die Drucksenkung 20 bis 40 mmHg gegenüber durchschnittlich 8 mmHg, von 143 mmHg (Mittelwert der 28 Patienten) auf 135 mmHg, am Oberarm.

Messung der verschiedenen arteriellen Drücke vor und nach Behandlung mit Rökan

Systolischer Index

Der systolische Index ist das Verhältnis des SP (am Oberschenkel oder Knöchel) zum arteriellen Druck am Oberarm. Ein Index < 1 ist pathologisch [6]. In 16 von 56 Fällen war der systolische Index pathologisch erniedrigt. Es handelt sich dabei also um die übliche pathologische Veränderung, die eine schlechte Passage des Blutstroms in distale Bezirke der Extremität widerspiegelt.

Nach Behandlung war der Index:
- in 8 Fällen verbessert (in 4 Fällen normalisiert),
- in 4 Fällen unverändert und
- in 4 Fällen schlechter.

In 13 von 56 Fällen war der systolische Knöchel-Index pathologisch erhöht (≥ 1,2). Der SP am Knöchel, d. h. der Zähler des Index, war in 24 von 56 Fällen 20 mmHg über dem arteriellen Armdruck. Für diese 13 von insgesamt 56 Extremitäten betrug der Mittelwert des initialen systolischen Index 1,35; nach Behandlung ging er auf 1,12 zurück. Die Differenz von 0,23 ist hochsignifikant.

Piezoelektrische Oszillographie (Messung der Peakzeit)

Die Oszillometrie (Puls-Plethysmographie) mißt die kurzzeitigen Veränderungen der Pulswelle (Abb. 2). Diese hängt stark vom Zustand der Arterienwand und ihren mechanischen Eigenschaften ab, also von ihrer Plastizität und Elastizität. Die anhand der Kurven ermittelte Peakzeit ist ein

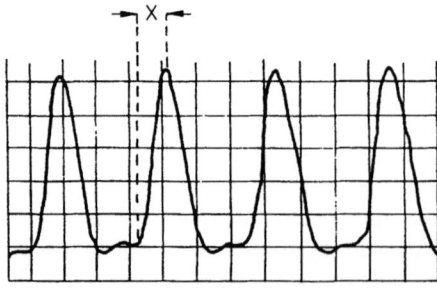

X=Peakzeit

Abb. 2. Oszillographische Kurve
X = Peakzeit

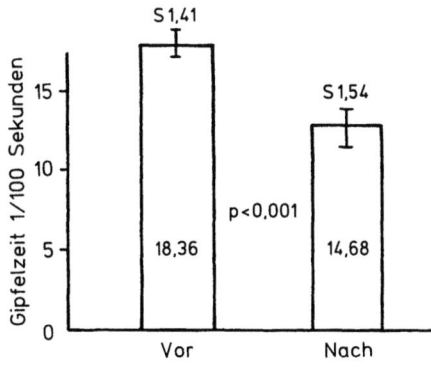

Abb. 3. Peakzeit vor und nach Behandlung mit Rökan
S = Standardabweichung

repräsentativer und vergleichbarer Parameter für den Zustand der Gefäßwand.

Bei den 56 untersuchten Extremitäten lag der Mittelwert der Peakzeit bei 18,36 Hundertstelsekunden. Nach der Behandlung mit Rökan ging die mittlere Peakzeit auf 14,68 Hundertstelsekunde zurück, was einer Abnahme um ungefähr 20 % entspricht (Abb. 3). Diese Differenz ist hochsignifikant (Student-t-Test, $p \leq 0{,}001$). Diese Ergebnisse stimmen mit dem Befund der Verbesserung der peripheren Pulse in 50 % der Fälle (Femoralis, Poplitea, Tibialis posterior) überein. Obwohl der Absolutwert dieser Besserung gering ist, ist sie doch wichtig, da sie auf eine Veränderung der Wandelastizität hinweist.

Prüfung der reaktiven Hyperämie (Hillestad-Versuch)

Die reaktive Hyperämie wird wie folgt gemessen: Die Ruhedurchblutung wird zweimal durch einen Plethysmographen mit Quecksilbermanometer bestimmt, anschließend wird eine 3minütige arterielle Sperre angelegt. Nach Entfernen der Sperre werden 6 weitere Durchblutungsmessungen zu verschiedenen Zeitpunkten durchgeführt. Von besonderem Interesse sind der first flow, d. h. der Durchblutungswert unmittelbar nach Entfernen der Sperre (10 sec), und der peak flow, d. h. der höchste der sechs Werte. Beim Gesunden fallen peak flow und first flow zusammen. Die Durchblutung ist sofort nach Entfernen der Manschette maximal. Dagegen wird bei arteriosklerotischen Veränderungen der peak flow erst bei der 2. oder 3. Messung beobachtet.

Der Flow 10 und 30 s nach Entfernen der Sperre nahm geringfügig zu und überschritt zu beiden Meßzeitpunkten nicht 3,9 ml/min/100 cm^3 Gewebe, was einer Steigerung um das 2,4fache im Vergleich zum Wert vor der Stauung entspricht. Die frühe Blutdruckamplitude war deutlich vermindert; dies ist charakteristisch für diffuse Erkrankungen der kleinkalibrigen Gefäße, wie

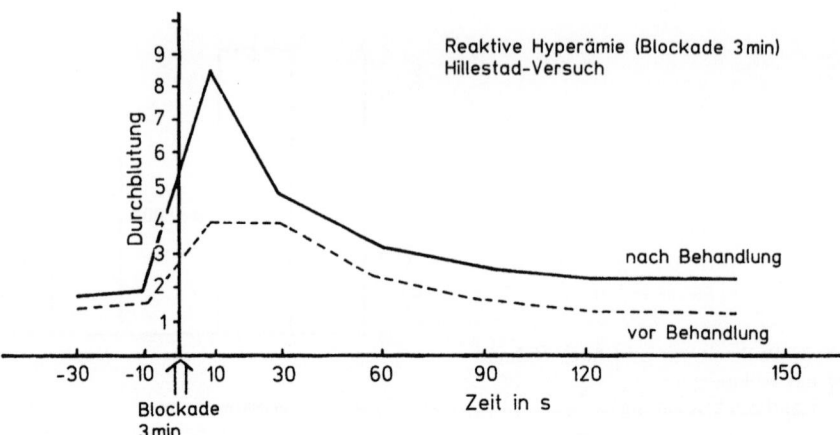

Abb. 4. Reaktive Hyperämie vor und nach der Behandlung mit Rökan (Hillestad-Versuch)

das bei diabetischen Arteriopathien der Fall ist [8]. Dieser Befund unterstreicht die insuffiziente Adaptation der peripheren Gefäße.

Die reaktive Hyperämie war nach der Behandlung mit Rökan nach 10 s deutlich gesteigert: 8,35 ml/min/100 cm^3 Gewebe, was dem 4,5-fachen des Wertes vor der Stauung entspricht. Der peak flow wurde durch die Behandlung mit Rökan um 100 % gesteigert (Abb. 4).

Auch die Messungen zu den Zeitpunkten 30, 60, 90, 120 und 180 s ergaben hochsignifikante Daten zugunsten von Rökan. Die Tatsache, daß durch die Behandlung ein um mehr als das Doppelte erhöhter maximaler Flußwert erzielt wurde (entsprechend einem Zugewinn von 100 %) beruht auf der Wirkung im Bereich der Mikrozirkulation. Die Hyperämie war am Ende der Rökan-Behandlung deutlich gesteigert. Die Kurve wies teilweise einen physiologischen Verlauf wie beim Gesunden auf.

Diskussion

Diese Studie an einer repräsentativen Patientengruppe bestätigt die Eigentümlichkeit der diabetischen Arteriopathie in bezug auf die erhöhten SP an Oberschenkel und Knöchel. Diese Druckwerte sind bei den nichtdiabetischen Arteriopathien im allgemeinen erniedrigt.

Bei den 28 Fällen mit diabetischen Arteriopathien betrug die Responderrate nach einer mindestens 2monatigen Behandlung mit dem standardisierten Ginkgo-biloba-Extrakt 761 (Rökan) 70 % (deutliche Besserung). Diese Beurteilung stützt sich auf den Verlauf der objektiven klinischen (Zyanose, trophische Störungen) und der subjektiven Symptome (z. B. Schmerzen) sowie auf die verschiedenen Parameter bei den apparativen Untersuchungen.

Die Erhöhung der arteriellen Durchblutung bei der Plethysmographie war deutlich. Für die Besserung des klinischen Befundes müssen darüberhinaus aber noch andere Mechanismen verantwortlich sein.

Die Messung der Perfusionsdrücke führte zu interessanten Ergebnissen. Ein Medikament kann prinzipiell über folgende beiden Mechanismen den Perfusionsdruck in einem Gefäßsegment erhöhen:

– durch einen systemischen hypertensiven Effekt;
– durch lokale Verminderung der peripheren Widerstände in diesem Segment aufgrund hämodynamisch-hämorheologischer Effekte, d. h. der Perfusionsdruck in einem Gefäßsegment der Extremität wird erhöht ohne Abnahme des Oberarmdrucks.

Die Daten der reaktiven Hyperämie unter Rökan sprechen für diese hämodynamisch-hämorheologischen Effekte. Die initial pathologisch erhöhten segmentalen Perfusionsdrücke wurden normalisiert, ohne daß gleichzeitig der arterielle Druck abfiel. Druck = Widerstand x Stromstärke oder ($P = R \times Q$). Eine Drucksenkung ohne Veränderung des Blutflusses (oder sogar leichten Anstieg) deutet auf eine Abnahme des peripheren Gefäßwiderstands. Diese Ergebnisse sind ganz besonders ermutigend, weil therapeutisch relevant die bessere Verteilung des zirkulierenden Blutvolumens in den am stärksten ischämischen Arealen ist. Eine bessere Versorgung der distalen Bezirke wird somit durch eine veränderte Verteilung des Blutstroms erreicht.

Die Untersuchung der piezoelektrischen Oszillogramme bringt weitere Informationen. Die Abnahme der Peakzeit (-20 %) zeugt von einer Zunahme der Wandelastizität und von einer verbesserten Reagibilität auf vasomotorische Impulse. Die bemerkenswerten Ergebnisse bei der reaktiven Hyperämie verdeutlichen die Wiedererlangung der vasomotorischen Reflexe und weisen auf den peripheren und mikrozirkulatorischen Angriffspunkt von Rökan hin. Die diabetische Arteriopathie spielt sich ganz spezifisch in diesen Gefäßbezirken ab. Bei erheblichen Stenosen in den großen Arterien (bei Diabetikern selten, nur in 5 von 28 Fällen fanden sich rein proximale Läsionen) kann sich eine Erhöhung der funktionellen Kapazität nur durch eine Wirkung im Bereich des arteriellen Kollateralennetzes erklären.

Zusammenfassend läßt sich feststellen, daß der standardisierte Ginkgobiloba-Extrakt 761 (Rökan) über eine Verbesserung der arteriellen Compliance wirkt, die anhand der Abnahme der Peakzeit zuverlässig nachgewiesen wurde. Diese Wirksamkeit im Bereich der Gefäßwand wird durch die Veränderungen von Knöchelpuls und Knöchelindex bekräftigt. Die Senkung der peripheren Widerstände und die erhebliche Steigerung des peak flow in Gefäßsegmenten gestörter Mikrozirkulation bei der reaktiven Hyperämie bestätigen den hämodynamisch-hämorheologischen Wirkmechanismus von Rökan.

Literatur

1. Bastide, G., Monsarrat, M. (1978) Artérites des membres inférieurs. Intérêt du traitment médical après intervention chirugicale. Analyse factorielle. Gaz. Méd. France, 37: 4523-26
2. Boissier, P. (1980) Etude clinique du Tanakan dans les artériopathies des membres inférieurs. La Vie médicale, 6: 513-515
3. Cirette, B. (1978) Diabète sucré et artériopathie chronique des membres inférieurs. Etude de 300 cas. Thèse. Université de Paris VI
4. Courbier, R, Jausseran, J.-M., Reggi, M. (1977) Etude à double insu croisée du Tanakan dans les artériopathies des membres inférieurs. Med. Méd., 126: 61-64
5. Kappert, A. Atlas d'angiologie, Paris, p. 30
6. Le Devehat, C., Lemoine, A., Nowak, J.-P. Exploration fonctionnelle vasculaire et diabète, Paris, p. 14
7. Natali, J., Cristol, R. (1976) Expérimentation clinique d'un extrait de Ginkgo biloba dans les insuffisances artérielles périphériques. La Vie médicale, 1
8. Reggi, M. et al. (1976) Epreuves fonctionnelles vasculaires et diabète. Réunion de chirurgie vasculaire. Hôp. Saint-Joseph, Marseille, pp. 229-231
9. Schmidt, C., Mur, J.-M., Schmitt, J., Royer, R.-J. (1976) Corrélations cliniques, anatomiques et fonctionnelles dans les artériopathies des membres inférieurs. Réunion de chirurgie vasculaire. Hôp. Saint-Joseph, Marseille, pp. 182-183
10. Strandness, D.-E., Summer, D.-S. (1975) Ultrasonic techniques in angiology, Bern, Fig. 42
11. Zoubenko, C. (1978) Etude de la microcirculation: applications clinique et thérapeutique. Thèse - Université de Clermont-Ferrand I
12. Symposium international II hémodynamique des membres (1980) Toulouse

Bizentrische Vergleichsstudie zwischen Rökan und Buflomedil bei der peripheren arteriellen Verschlußkrankheit im Stadium II b nach Fontaine

BERNDT E. D., KRAMAR M.

Zusammenfassung

Im Rahmen einer bizentrischen Vergleichsstudie wurde die Wirksamkeit von Buflomedil und Ginkgo-biloba-Extrakt 761 (Rökan) bei der Behandlung der arteriellen Verschlußkrankheit im Stadium IIb nach Fontaine überprüft. 36 Patienten mit hochgradigem Verschluß oder Stenose einer Arteria femoralis superficialis und gut reproduzierbarer Symptomatik wurden im Anschluß an ein dreiwöchiges Wash-out-Intervall randomisiert zwei Behandlungsgruppen zugeteilt, von denen die eine 24 Wochen lang täglich mit 160 mg Rökan und die andere täglich mit 600 mg Buflomedil behandelt wurde. Die laufbandergometrisch gemessene schmerzfreie Gehstrecke verlängerte sich unter Therapie in beiden Behandlungsgruppen signifikant, und zwar unter Rökan-Therapie von 96,3 m auf 260,4 m und unter Buflomedil-Behandlung von 97,4 m auf 157,8 m. Auch der Unterschied zwischen beiden Behandlungsgruppen nach Abschluß der Behandlung war signifikant. Ferner konnte unter Rökan-Therapie eine signifikante Verringerung der Schmerzintensität und ein Anstieg der peripheren Knöcheldrücke festgestellt werden.

Schlüsselwörter: Arterielle Verschlußkrankheit, Gehstrecke, Rökan, Buflomedil.

Wenngleich nicht ganz unumstritten, so hat die Behandlung der Claudicatio intermittens mit sogenannten vasoaktiven Substanzen doch große Verbreitung erlangt. Nicht nur bei solchen Patienten, bei denen die Durchführung eines aktiven Gehtrainings als Therapie der Wahl nicht möglich ist, sondern auch als ergänzende Maßnahme erscheint der Einsatz dieser Substanzen sinnvoll. Um den Stellenwert einer derartigen Behandlung beurteilen zu können, führten wir in unseren Praxen eine Therapiestudie durch.

Aus ethischen Gründen schied unserer Meinung nach ein Placebovergleich als Langzeitversuch aus, zumal wir im Rahmen unseres Versuches ganz auf ein physikalisches Training verzichteten, um bei allen Patienten möglichst gleiche Voraussetzungen zu schaffen. Im Rahmen dieser bizentrischen Untersuchung wurden darum zwei aktive Medikamente miteinander verglichen: Buflomedil und der standardisierte Ginkgo-biloba-Extrakt 761 (Rökan).

Methodik

Alle Patienten wurden zunächst eingehend, auch hinsichtlich der Einschluß-kriterien, untersucht. Allen wurde die gleiche Aufklärung hinsichtlich des Krankheitsgeschehens und der Risikofaktoren zuteil.

Anschließend wurden die Patienten 3 Wochen lang mit einem Placebo behandelt, und diejenigen, deren Gehstrecke sich unter dieser Placebogabe bereits um mehr als 30 % des Ausgangswertes verlängerte, wurden nicht in die Studie aufgenommen. Dies diente zum einen dazu, Restwirkungen einer eventuell nicht bekannten Vormedikation zu eliminieren, zum anderen sollte damit ein übermäßiger Placeboeffekt erfaßt werden.

Die anderen Patienten wurden nach nochmaliger Überprüfung der Ein- und Ausschlußkriterien randomisiert den Behandlungsgruppen zugeteilt, von denen die eine mit täglich 160 mg Ginkgo-biloba-Extrakt 761 und die andere mit täglich 600 mg Buflomedil behandelt wurde. Nach 6, 12 und 24 Behandlungswochen erfolgten Kontrolluntersuchungen.

Einschluß- und Ausschlußkriterien

Die Untersuchung erfolgte ambulant an Patienten beiderlei Geschlechts mit arterieller Verschlußkrankheit der unteren Extremität, spezifiziert durch:

– eine hochgradige Stenose oder einen Verschluß der Arteria femoralis superficialis eines Beines, andere zusätzliche Stenosen oder Verschlüsse waren kein Ausschlußkriterium, wenn die Symptomatik der Femoralisstenose im Vordergrund stand;
– Claudicatio-Schmerzen, reproduzierbar nach Belastung der Unterschenkelmuskulatur;
– eine schmerzfreie Gehstrecke von weniger als 200 m, wobei die Messung auf dem Laufbandergometer mit 3 km/h bei 10 % Steigung erfolgte.

Nicht in die Studie aufgenommen wurden:

– Patienten mit konkurrierender Zusatzmedikation;
– Patienten mit Begleiterkrankungen wie z. B. Störungen der venösen Hämodynamik, frischem Herzinfarkt, dekompensierter Herzinsuffizienz, labilem Diabetes mellitus, schwerer Leber- und Niereninsuffizienz;
– Patienten mit Begleiterkrankungen, die einen limitierenden Faktor auf die Gehleistung darstellen können.

Prüfpräparate

Rökan enthält einen hochgereinigten standardisierten Extrakt aus getrockneten Blättern von Ginkgo biloba. Wichtige Wirkstoffe sind Ginkgoflavon-

glykoside und ginkgospezifische Terpene. Für Rökan sind in der Literatur hämodynamische, metabolische und rheologische Wirkungen belegt [1, 2, 3].
Für Buflomedil sind ebenfalls gut dokumentierte hämodynamische und hämorheologische Angriffspunkte bekannt.

Gemessene Parameter

Zielkriterium der Untersuchung war die Verlängerung der schmerzfreien bzw. maximalen Gehstrecke der Patienten.
 Zu allen Untersuchungszeitpunkten erfolgten angiologische und leistungsphysiologische Untersuchungen. Diese umfaßten im einzelnen:

- Beurteilung der trophischen Situation der erkrankten Extremität;
- Pulsstatus;
- Ultraschall-Doppler-Untersuchung (Knöcheldruckmessung vor und nach Belastung);
- objektive Prüfung der schmerzfreien und maximalen Gehstrecke unter standardisierten Bedingungen (Laufband, 10 % Steigung, 3 km/h, gleiche Raumtemperatur, gleiche Tageszeit).

Patienten, die weiter als 500 m gehen konnten, gingen mit 500 m in die Berechnung ein.
 Ferner wurden die Patienten aufgefordert, die beim Gehtest aufgetretenen Schmerzempfindungen anhand einer analogen Skala, die von „keine Schmerzen" bis „unerträgliche Schmerzen" reichte, zu quantifizieren.
 Um kardiale Erkrankungen als limitierenden Faktor auszuschließen, wurde vor Aufnahme in die Studie ein Belastungs-EKG abgeleitet.
 Vor Behandlungsbeginn und am Ende der Studie wurden folgende Laborparameter bestimmt: Hämatokrit, Hämoglobin, Plasmathrombinzeit (PTT), BSG, Gesamtcholesterin, Triglyceride, HDL, GOT, GPT, Kreatinin, Urinzucker und Calciumserumspiegel.

Ergebnisse

38 Patienten erfüllten auch am Ende der placebokontrollierten Vorphase noch die Einschlußkriterien. Da in jeder Behandlungsgruppe ein Patient wegen akuter Verschlußsymptomatik einer rekanalisierenden Therapie zugeführt werden mußte, konnten 36 Fälle ausgewertet werden.
 Das durchschnittliche Alter dieser 36 Patienten (28 Männer, 8 Frauen) betrug 60,6 Jahre (SD ± 9,52 Jahre, Streuung 27 bis 72 Jahre). Von diesen Patienten waren nach Randomisierungsplan 17 Patienten der Rökan-Behandlungsgruppe und 19 Patienten der Buflomedil-Behandlungsgruppe

zugeteilt worden. Die unterschiedliche Gruppengröße resultierte aus dem Ausscheiden von Patienten während der Vorphase der Studie.

Zwischen den beiden Behandlungsgruppen bestand zu Beginn der Studie Strukturgleichheit, insbesondere, was die Ausprägung der Krankheitssymptomatik betrifft. Auch im Vergleich zwischen beiden Behandlungszentren unterschieden sich die Patientenkollektive nicht strukturell.

Statistik

Bei allen Kriterien wurden Vergleiche innerhalb der Gruppen und Zwischengruppenvergleiche durchgeführt. Die Innerhalbgruppenvergleiche wurden mittels t-Test für verbundene Stichproben auf statistische Signifikanz überprüft, die Zwischengruppenvergleiche mittels t-Test für unverbundene Stichproben. Zuvor wurde die Homogenität der Varianzen mittels F-Test überprüft.

Schmerzfreie und maximale Gehstrecke

Abb. 1 und 2 geben den Verlauf der mittleren schmerzfreien bzw. maximalen Gehstrecke wieder.

Die Innerhalbgruppenvergleiche zeigen, daß die Verlängerung sowohl der schmerzfreien als auch der maximalen Gehstrecke in beiden Behandlungsgruppen statistisch signifikant ist (für alle Vergleiche $p < 0{,}005$). Bei gleicher Ausgangssituation ergibt auch ein Vergleich zwischen beiden Kollektiven am Ende der Studie für die schmerzfreie Gehstrecke statistische Signifikanz ($p < 0{,}05$) zugunsten der mit Rökan behandelten Gruppe.

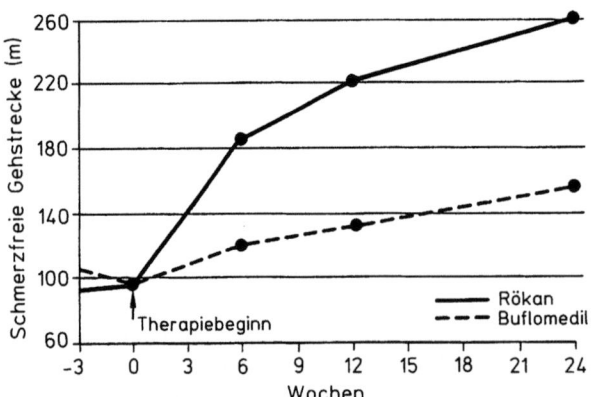

Abb. 1. Verlängerung der schmerzfreien Gehstrecke im Verlauf der 24 Wochen dauernden Therapie mit Rökan bzw. Buflomedil. Die Messung erfolgte auf dem Laufbandergometer bei 3 km/h und 10 % Steigung

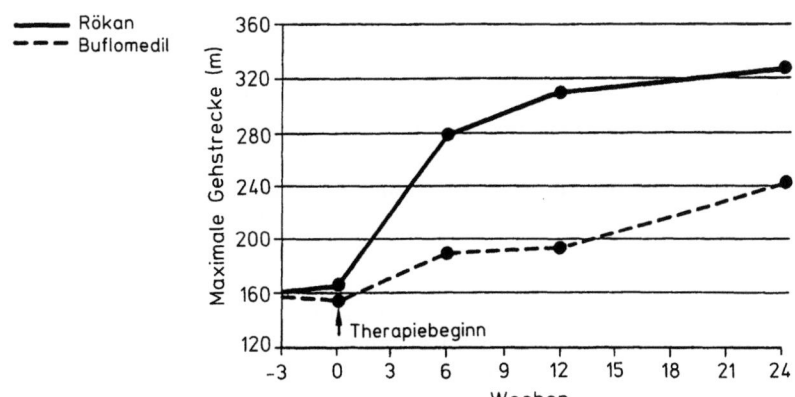

Abb. 2. Verlängerung der maximal möglichen Gehstrecke der Patienten im Verlauf der 24 Wochen dauernden Therapie. Die Messung erfolgte auf dem Laufbandergometer bei 3 km/h und 10 % Steigung

Subjektive Schmerzempfindung

Die vom Patienten in einer analogen Skala eingetragenen Werte konnten durch Ausmessen des Abstandes von der Markierung für „unerträgliche Schmerzen" quantitativ erfaßt werden. Abb. 3 gibt die Mittelwerte der subjektiven Schmerzempfindungen zu den einzelnen Kontrolluntersuchungen wieder. Sowohl die Abnahme der Schmerzintensität unter EGb 761-Behandlung als auch der Unterschied zwischen beiden Behandlungsgruppen waren statistisch signifikant ($p < 0{,}0001$ bzw. $p < 0{,}01$).

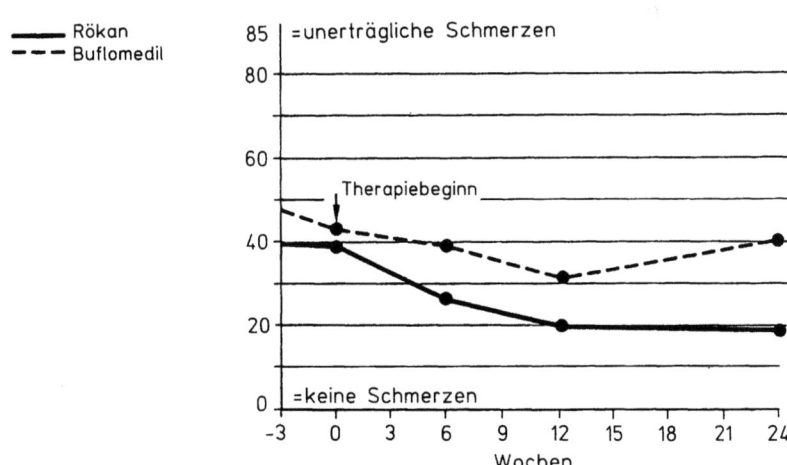

Abb. 3. Subjektive Schmerzempfindung bei den laufbandergometrischen Untersuchungen. Die Patienten quantifizieren ihre Empfindung durch Eintrag in eine 85 mm lange Analogskala, an deren einem Ende eine Markierung für „unerträgliche Schmerzen" und an deren anderem Ende eine Markierung für „keine Schmerzen" vorgegeben war

Knöcheldrücke

Die Messung der Knöcheldrücke mit Hilfe der Doppler-Sonde erfolgte jeweils in Ruhe und unmittelbar nach Belastung der Wadenmuskulatur durch Zehenstandsübungen. Tabellen 1 und 2 zeigen die Knöcheldrücke der beiden Behandlungsgruppen jeweils vor und nach Belastung. In beiden Behandlungsgruppen ergab sich ein leichter Anstieg der Drücke sowohl in Ruhe als auch nach Belastung im Verlauf der 24wöchigen Therapie. Dieser Anstieg der peripheren Knöcheldrücke war unter Behandlung mit Ginkgo-biloba-Extrakt 761 etwa doppelt so groß wie unter Behandlung mit Buflomedil. Wegen der beträchtlichen interindividuellen Schwankungen sind diese Ergebnisse allerdings nicht statistisch abgesichert. Der beim liegenden Patienten am Arm gemessene systolische Blutdruck blieb in beiden Gruppen unverändert.

Laborparameter

Bei den Laborparametern ergaben sich keine klinisch relevanten Veränderungen. Lediglich die Hämatokritwerte stiegen in beiden Behandlungsgruppen von 46 % auf 49 % an. Dieser Anstieg war in beiden Behandlungsgruppen statistisch signifikant.

Tabelle 1. Knöcheldrücke (Mittelwerte) in Ruhe (mmHg)

	Behandlungsdauer (Wo)				
	−3	0	6	12	24
Rökan	80,6	84,7	91,8	95,3	102,5
Buflomedil	77,6	80,3	82,1	87,4	83,7

Tabelle 2. Knöcheldrücke (Mittelwerte) nach Belastung der Wadenmuskulatur durch Zehenstandsübung (mmHg)

	Behandlungsdauer (Wo)				
	−3	0	6	12	24
Rökan	72,1	65,0	81,2	83,8	90,6
Buflomedil	67,9	64,7	72,6	77,2	77,5

Diskussion

In Übereinstimmung mit anderen klinischen Arbeiten [4, 5, 6] konnte gezeigt werden, daß im Verlauf einer halbjährigen Therapie mit Rökan eine beträchtliche Verlängerung der schmerzfreien und maximalen Gehstrecke erreicht werden kann. Die laufbandergometrischen Untersuchungen erfordern eine sehr viel höhere Ganggeschwindigkeit, als sie der AVK-Patient bei seinen täglichen Verrichtungen benötigt. Aus diesem Grund ergeben sich im täglichen Leben der Patienten sehr viel größere schmerzfreie Gehstrecken als auf dem Laufbandergometer. Auch der Zugewinn an „Gehvermögen" für den Patienten ist natürlich größer als die im Rahmen dieser Studie auf dem Laufband ermittelte Verbesserung. Für den unter Claudicatio intermittens leidenden Patienten stellt eine Verdoppelung bis Verdreifachung seiner schmerzfreien Gehstrecke eine wesentliche Erleichterung dar.

Unterstützt wird dieser Effekt dadurch, daß die Patienten der Rökan-Gruppe auch eine Verminderung der Schmerzintensität angaben. Dieses ist insofern verwunderlich, da das Abbruchkriterium für den Laufbandtest stets die unerträglichen Schmerzen waren. Offensichtlich scheinen über die bloße Schmerzsymptomatik hinaus aber auch andere Ermüdungsphänomene den Claudicatio-Patienten zum Anhalten zu zwingen.

Schon früher [7] war über einen Anstieg der peripheren Knöcheldrücke nach Behandlung mit Ginkgo-biloba-Extrakt 761 berichtet worden. Auch in dieser Untersuchung ließ sich bei den mit Rökan behandelten Patienten ein Anstieg des Knöcheldrucks sowohl in Ruhe als auch nach Belastung durch Zehenstandsübungen zeigen. Erwartungsgemäß war diese Verbesserung aber nicht groß genug, um das Ergebnis auch statistisch zu untermauern. Ein Anstieg der Knöcheldrücke nach Belastung der Wadenmuskulatur durch Zehenstandsübungen von 65 auf 90 mmHg im Verlauf der 6monatigen Therapie mit Rökan scheint aber durchaus erwähnenswert.

Es stellt sich natürlich die Frage, ob diese Ergebnisse ausschließlich aufgrund der Medikation erzielt werden konnten. Die besondere Motivation von Patienten, die an einer klinischen Prüfung teilnehmen, wird sicherlich einen ebenso großen verfälschenden Effekt haben wie die Tatsache, daß die „Trainingssituation" der Patienten nicht genau zu erfassen war.

Alle diese Effekte betrafen allerdings beide Behandlungsgruppen und können somit nicht für den Gruppenunterschied verantwortlich sein.

Bei dieser Langzeitstudie wurden alle Laborwerte und solche Symptome, die auf unerwünschte Wirkungen deuten könnten, erfaßt. Mit Ausnahme eines leichten Anstieges der Hämatokritwerte in beiden Behandlungsgruppen waren keine relevanten Veränderungen zu finden. Unerwünsche Nebenwirkungen wurden nicht berichtet.

Schlußfolgerung

Die Ergebnisse dieser Untersuchung, insbesondere die Vergleiche zwischen den Behandlungsgruppen, rechtfertigen den Einsatz von Ginkgo-biloba-Extrakt 761 bei der Behandlung der arteriellen Verschlußkrankheit. Nicht nur bei Patienten, die anderen therapeutischen Angriffspunkten, wie z. B. physikalischem Training, nicht zugänglich sind, sondern gerade auch als Ergänzung zu Trainingsmaßnahmen scheint die Anwendung sinnvoll. Von besonderer Bedeutung ist die sehr gute Verträglichkeit von Rökan.

Literatur

1. Borzeix M. G. et al. (1980) Recherches sur l'action antiagrégante de l'extrait de Ginkgo biloba. Activité au niveau des artères et des veines de la pie-mère chez le lapin. Sem. Hôp. Paris 56: 393–398
2. Lauliac M., Bernasconi P. (1976) Etude clinique du tanakan dans les troubles vasculaires périphériques. Lille méd. 21: 620–622
3. Tea S. et al. (1979) Effets cliniques hémodynamiques et métaboliques de l'extrait de Ginkgo biloba en pathologie vasculaire cérébrale. Gaz. méd. Fr. 86: 4149–4152
4. Ambrosi C., Bourde C. (1975) Nouveauté thérapeutique médicale dans les artériopathies des membres inférieurs : tanakan. Gaz. méd. Fr. 82: 628–633
5. Natali J., Cristol R. (1976) Expérimentation clinique d'un extrait de Ginkgo biloba dans les insuffisances artérielles périphériques. Vie méd. 17: 1023
6. Bauer U. (1984) 6monatige randomisierte Doppelblind-Studie zur Wirkung von Extraktum Ginkgo biloba im Vergleich zu Placebo bei Patienten mit peripheren chronisch arteriellen Verschlußkrankheiten. Arzneimittel-Forsch. 34: 716–720
7. Bauer U. (1986) Langzeitbehandlung der peripheren arteriellen Verschlußkrankheit mit Ginkgo-biloba-Extrakt ; eine 3-Jahres-Untersuchung. Vasa (Suppl.) 15, 26

Therapie der PAVK mit Rökan (EGb 761) oder Pentoxifyllin. Vergleichsstudie zur Beurteilung von Wirksamkeit und Verträglichkeit

Böhmer D., Kalinski S., Szögy A.

Zusammenfassung

In einer randomisierten Doppelblindstudie wurde die Wirksamkeit und Verträglichkeit des standardisierten Ginkgo-biloba-Extrakts 761 (Rökan) im Vergleich zu Pentoxifyllin bei der Behandlung von 27 Patienten mit peripherer arterieller Verschlußkrankheit (PAVK) der unteren Extremitäten im Stadium II b nach Fontaine geprüft. Die Behandlung erfolgte 24 Wochen lang täglich entweder mit 160 mg Ginkgo-biloba-Extrakt 761 oder mit 1 200 mg Pentoxifyllin. Zielkriterium war die auf dem Laufbandergometer bestimmte schmerzfreie Gehstrecke. Diese verbesserte sich unter Rökan- und unter Pentoxifyllintherapie signifikant. Eine signifikante Zunahme ließ sich ebenfalls bei der maximalen Gehstrecke beobachten. Die dabei auftretenden Schmerzen wurden im Laufe der Behandlung erträglicher. Auffällig waren in diesem Zusammenhang die unter andauernder Therapie absinkenden Serum-Laktat-Spiegel.

Schlüsselwörter: Arterielle Verschlußkrankheit, Gehstrecke, Rökan, Pentoxifyllin, Serumlaktat.

Einleitung

Der Einsatz vasoaktiver Substanzen zur Behandlung der arteriellen Verschlußkrankheit (AVK) im Stadium II b nach Fontaine (Claudicatio intermittens) ist weit verbreitet. Im allgemeinen erfordert die PAVK eine langfristige Therapie, so daß besonders nebenwirkungsarme Präparate angewandt werden sollten. Da der Einsatz vasoaktiver Substanzen allerdings weiterhin umstritten ist, sollte der Stellenwert einer derartigen Therapie anhand einer Untersuchung zur Beurteilung von Wirksamkeit und Verträglichkeit von Ginkgo-biloba-Extrakt 761 im Vergleich zu Pentoxifyllin überprüft werden.

Um für die tägliche Praxis relevante Aussagen zu erhalten, wurden nur ambulante Patienten aufgenommen, die unter Betreuung ihres Hausarztes standen.

Patientengut und Methodik

Patienten im Alter von 40 – 70 Jahren mit peripherer arterieller Verschlußkrankheit wurden von niedergelassenen Ärzten untersucht und – wenn sie für die Studie in Frage kamen – an das Sportmedizinische Institut in Frankfurt/Main überwiesen. Dort erfolgten leistungsphysiologische und hämodynamische Untersuchungen. Waren die Einschlußkriterien erfüllt (hochgradige Stenose oder Verschluß der A. femoralis superficialis eines Beines mit regelmäßig nach Belastung der Unterschenkelmuskulatur einseitig auftretenden Claudicatio-Schmerzen sowie auf dem Laufbandergometer gemessener schmerzfreier Gehstrecke zwischen 50 und 200 m), wurde der Patient zunächst drei Wochen lang mit Placebo behandelt. Probanden, bei denen sich die Gehstrecke unter dieser Placebogabe um mehr als 30% des Ausgangswerts verbessert hatte, wurden von der Studie ausgeschlossen. Die aufgenommenen Patienten erhielten entsprechend dem Randomisierungsplan 24 Wochen lang täglich entweder 160 mg Rökan oder 1200 mg Pentoxifyllin in doppelblinder Versuchsanordnung.

Der Ginkgo-biloba-Extrakt 761 (Rökan), ein standardisierter hochspezifischer Extrakt aus den getrockneten Blättern des Ginkgo-biloba-Baumes, enthält u.a. Terpene, Flavonglycoside und andere spezifische Wirkstoffe. Für Rökan wird eine Wirkung auf Hämodynamik, Rheologie und zellulären Energiestoffwechsel [4, 7, 9, 13] beschrieben. So wird die Aggregation der Erythrozyten und Thrombozyten verringert, der Sauerstoff-Uptake und die Glucose-Utilisation gefördert. Freie Sauerstoffradikale werden durch Rökan abgefangen [10].

Pentoxifyllin hat einen positiven Einfluß auf pathologisch veränderte hämodynamische und rheologische Parameter, speziell wurde eine Wirkung auf die Filtrierbarkeit der Erythrozyten beschrieben [3, 12].

Neben der Voruntersuchung (- 3 Wochen) fanden Kontrolluntersuchungen bei der endgültigen Aufnahme in die Studie (0 Wochen) sowie 6, 12 und 24 Wochen nach Therapiebeginn statt. Dabei wurden jeweils beurteilt :

Leistungsphysiologie: Die schmerzfreie und die maximale Gehstrecke wurden unter standardisierten Bedingungen (5% Steigung, Geschwindigkeit : 3 km/h) auf dem Laufbandergometer gemessen; der Test war auf 800 m begrenzt.

Hämodynamik: Neben der Erstellung eines Pulsstatus wurden Doppler-Ultraschall-Untersuchungen durchgeführt und die Knöcheldrücke in Ruhe und unmittelbar nach Belastung (Zehenstandsübungen) gemessen. Außerdem wurde der systolische Index (Arm-Knöchel-Quotient) berechnet.

Laktat-Spiegel: Der Serum-Laktat-Spiegel (mmol/l) wurde unter Belastung auf dem Laufbandergometer gemessen.

Schmerzprotokoll: Die beim Laufen auftretenden Schmerzen wurden vom Patienten selbst beurteilt und durch eine Markierung auf einer visuellen, 85 mm langen vertikalen Skala (keine Schmerzen = 0 mm, unerträgliche Schmerzen = 85 mm) festgehalten.

Bei der Voruntersuchung und nach 24wöchiger Behandlung wurden folgende Laborparameter bestimmt: Cholesterin, Triglyceride, HDL, GOT, GPT, Kreatinin, Urinzucker, Magnesium und Calcium im Serum.

Ergebnisse

Patientengut

Von 36 untersuchten Patienten erfüllten 27 (24 Männer, 3 Frauen) die Einschlußkriterien. 14 wurden mit Rökan, 13 mit Pentoxifyllin behandelt. Das Durchschnittsalter des Gesamtkollektivs lag bei 60,3 Jahren (± 7,3 Jahre; Streuung: 44–72 Jahre). Die beiden Kollektive waren hinsichtlich Alter, Größe und Gewicht der Patienten sowie der jeweils vorhandenen Risikofaktoren vergleichbar (Tabelle 1 und 2). Bei der letzten Kontrolluntersuchung (24 Wochen) konnten Daten nur bei 26 Probanden erhoben werden, da einer der Patienten aufgrund einer akuten Verschlechterung der Symptomatik einer invasiven Therapie zugeführt werden mußte.

Schmerzfreie und maximale Gehstrecke

Die schmerzfreie Gehstrecke verlängerte sich bei den mit Rökan behandelten Patienten von durchschnittlich 94,6 m bei Therapiebeginn (0 Wochen) auf 327,5 m bei Therapieende (24 Wochen; $p < 0,01$). In der Pentoxifyllin-Gruppe stieg sie im gleichen Zeitraum von durchschnittlich 80,1 m auf 325,6 m ($p < 0,05$) (Abb. 1).

Die maximale Gehstrecke verlängerte sich unter Einnahme von Rökan von durchschnittlich 203,3 m auf 436,5 m ($p < 0,01$). In der Pentoxifyllin-

Tabelle 1. Patientengut (Mittelwerte und Standardabweichungen)

	Gesamtkollektiv $n = 27$ m.: 24; w.: 3	Rökan $n = 14$ m.: 12; w.: 2	Pentoxifyllin $n = 13$ m.: 12; w.: 1
Alter (Jahre)	60,3 (± 7,3)	59,6 (± 8,1)	61,0 (± 6,5)
Gewicht (kg)	75,4 (± 11,8)	75,1 (± 13,3)	75,8 (± 10,6)
Größe (cm)	169,5 (± 6,5)	169,5 (± 6,8)	169,5 (± 4,2)

Tabelle 2. Risikofaktoren

		Rökan $n = 14$	Pentoxifyllin $n = 13$
Nikotin	nein	7	6
	ja	7	7
Alkohol	nein	5	1
	ja	9	12
Übergewicht	nein	10	7
	mäßig	1	3
	stark	3	3
Hypertonie (>180/110 mmHg)	nein	9	9
	ja	5	4
Hyperlipidämie	nein	6	8
	ja	8	5
Diabetes	nein	13	10
	ja	1	3
Östrogentherapie	26 Patienten nahmen keine Östrogene ein; bei einem fehlte die Angabe		

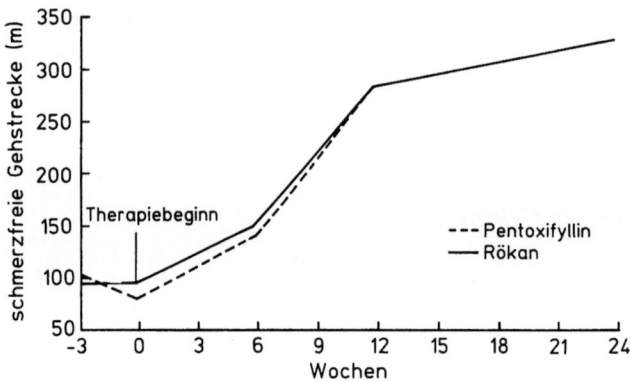

Abb. 1. Änderung der durchschnittlichen schmerzfreien Gehstrecke unter 24wöchiger Therapie mit Rökan oder Pentoxifyllin. Für Patienten, die mehr als 800 m weit laufen konnten, ging der Wert von 800 m in die Berechnung ein

Gruppe konnte ein Anstieg von durchschnittlich 189,5 m auf 472,3 m beobachtet werden ($p < 0,01$) (Abb. 2). Ein statistisch signifikanter Unterschied zwischen den beiden Behandlungsgruppen war nicht nachweisbar.

Hämodynamik

Unter beiden Behandlungen stieg der Knöcheldruck bei gleichbleibendem systemischem Blutdruck gering an. Dies führte zu einer leichten Erhöhung

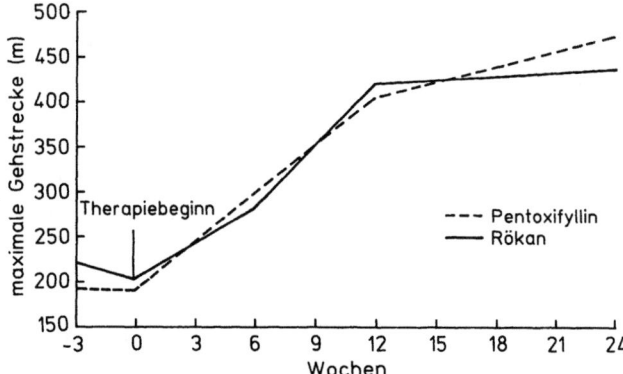

Abb. 2. Verbesserung der durchschnittlichen maximalen Gehstrecke unter 24wöchiger Behandlung mit Rökan oder Pentoxifyllin. Der größte Wert, der in die Mittelwertbestimmung eingehen konnte, betrug auch hier 800m

des systolischen Index, dem Quotienten aus Knöcheldruck nach Belastung (Zehenstände) und am Arm gemessenem systolischem Blutdruck. Der systolische Index war in beiden Behandlungsgruppen zu jedem Untersuchungszeitpunkt < 1,0 (Mittelwerte).

Laktat

Bei den mit Rökan behandelten Patienten konnte mit Fortdauer der Therapie ein leichtes Absinken des unter Belastung auf dem Laufbandergometer gemessenen Serumlaktatspiegels beobachtet werden: Bei der Pentoxifyllin-Gruppe war dieser Abfall etwas geringer ausgeprägt (Abb. 3).

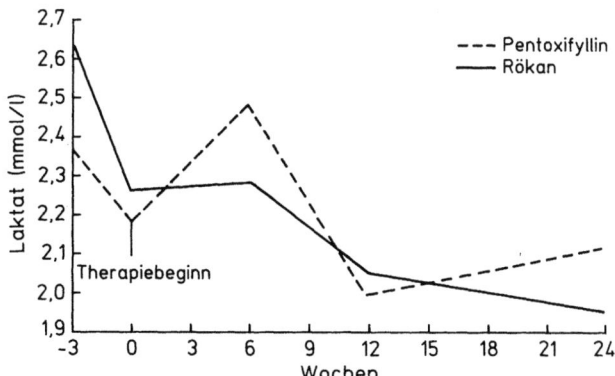

Abb. 3. Änderung des Serum-Laktat-Spiegels (mmol/l) unter Rökan- oder Pentoxifyllin-Therapie. Die Bestimmung der Laktatwerte erfolgte während der Belastung des Patienten auf dem Laufbandergometer

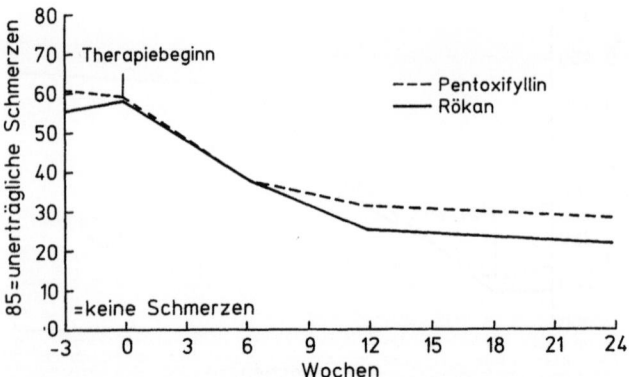

Abb. 4. Bewertung der beim Laufen auftretenden Schmerzen im Verlauf der Rökan- oder Pentoxifyllin-Therapie. Die Daten wurden aus einer 85 mm langen vertikalen Skala gewonnen, in der die Patienten selbst die Intensität der Schmerzen beurteilen konnten

Schmerzskala

Die Auswertung der auf der Schmerzskala vorgenommenen Markierungen zeigte, daß die beim Laufen auftretenden Schmerzen mit Fortdauer der Behandlung als erträglicher beurteilt wurden (Abb. 4).

Diese Verbesserung war für beide Patientenkollektive signifikant (p < 0,001). Unter Rökan-Therapie nahmen die Abstände zwischen der Angabe „keine Schmerzen" und der Markierung des Patienten von durchschnittlich 57,8 mm (0 Wochen) auf 21,5 mm (24 Wochen) ab. In der Pentoxifyllin-Gruppe verringerten sich die Abstände von 59,1 mm auf 28,2 mm. Zwischen den beiden Patientenkollektiven bestand kein statistisch signifikanter Unterschied.

Verträglichkeit

Eine klinisch relevante Änderung von Pulsstatus, am Arm gemessenem Blutdruck sowie Herzfrequenz war bei keinem der Kollektive zu beobachten. Auch bei den Laborwerten ließ sich keine Beeinflussung durch eine der beiden Therapieformen erkennen. Unerwünschte Arzneimittelwirkungen traten nicht auf.

Statistik

Für die statistische Auswertung wurde als Innerhalb-Gruppenvergleich der t-Test für verbundene Stichproben und als Zwischen-Gruppenvergleich der t-Test für unverbundene Stichproben angewandt. Die Homogenität der Streuungen wurde mit dem F-Test überprüft.

Diskussion

Patienten mit peripherer arterieller Verschlußkrankheit im Stadium II b nach Fontaine sind im täglichen Leben vor allem dadurch beeinträchtigt, daß sie nach kurzer Gehstrecke durch die typischen Claudicatio-Schmerzen zum Anhalten gezwungen werden. Ziel einer Behandlung muß es deshalb auch sein, die schmerzfreie Gehstrecke zu verlängern.

Die vorliegenden Daten zeigen, daß dieses Therapieziel sowohl durch Behandlung mit dem standardisierten Ginkgo-biloba-Extrakt 761 als auch durch Behandlung mit Pentoxifyllin erreicht wurde. Bei beiden Patientenkollektiven war nach 24wöchiger Therapie die schmerzfreie Gehstrecke auf mindestens das Dreieinhalbfache, die maximale Gehstrecke auf mindestens das Doppelte des Ausgangswertes angestiegen. Diese auf dem Laufbandergometer gemachten Beobachtungen stimmen jedoch mit den alltäglichen Erfahrungen des AVK-Patienten nicht überein. Denn auf dem Laufband wird ein Schritt-Tempo vorgegeben, das erheblich höher ist als das vom Patienten im täglichen Leben selbst gewählte. Dies bedeutet, daß die im täglichen Leben zurückgelegten schmerzfreien Gehstrecken im allgemeinen wesentlich länger sind als die auf dem Laufband gemessenen. Der unter Alltagsbedingungen erzielbare Zugewinn an freier Gehstrecke hat darum durchaus auch klinische Relevanz.

Placebo-kontrollierte Untersuchungen haben gezeigt, daß die Verbesserungen der Gehleistung nicht allein als Auswirkung eines schon bei den regelmäßigen Nachuntersuchungen bestätigten Trainingseffekts erklärt werden können [1, 11]. Auch durch ein gezieltes Gefäßtraining als alleinige Therapie kann die Gehstrecke nicht in dem Maß gesteigert werden, wie es durch eine Behandlung mit Rökan oder Pentoxifyllin möglich war [5, 6, 8].

Die Gehleistung verbesserte sich vor allem in den ersten zwölf Behandlungswochen, ein Ergebnis, das den Beobachtungen anderer Autoren entspricht [1]. Zu berücksichtigen ist dabei, daß die nach 24 Wochen geplanten Kontrolluntersuchungen gehäuft in die Herbst- und Wintermonate fielen. In der kalten Jahreszeit muß bei AVK-Patienten ohnehin mit einer Verschlechterung der Symptomatik gerechnet werden. Damit läßt sich der geringere Anstieg der Gehleistung in den zweiten zwölf Behandlungswochen teilweise erklären. Ferner wirken sich die Verbesserung der Gehtechnik oder eine psychogen bedingte Anhebung der Schmerzschwelle vorwiegend in den ersten Behandlungswochen aus.

Im Gegensatz zu den leistungsphysiologischen Parametern läßt sich die therapeutische Wirksamkeit von Rökan oder Pentoxifyllin bei den Kontrollen der hämodynamischen Parameter kaum erkennen. So kann beim systolischen Index lediglich eine Tendenz zu höheren Werten beobachtet werden. Andererseits wurde in einer Langzeituntersuchung mit Rökan bei Claudicatio-intermittens-Patienten gezeigt, daß sich die zunächst hochpathologischen Knöcheldrucke nach drei Behandlungsjahren nahezu normalisierten. Dabei waren die Werte – wie auch in der vorliegenden Untersuchung – innerhalb des ersten Behandlungshalbjahres nur gering angestiegen [2].

Die während der Belastung auf dem Laufband gemessenen Serumlaktatspiegel sanken sowohl unter Rökan- als auch unter Pentoxifyllin-Therapie. Dies spricht für eine Verbesserung des Sauerstoffangebots in dem betroffenen Stromgebiet und/oder für eine verbesserte Sauerstoffutilisation. Betrachtet man die Laktazidose als Ursache der Claudicatio-Schmerzen, dann passen diese Ergebnisse recht gut zusammen. Denn die auf dem Laufband auftretenden Schmerzen wurden von den Patienten unter fortdauernder Behandlung als immer geringer beurteilt. Dies ist um so auffälliger, da eigentlich zu erwarten war, daß die Schmerzen als Abbruchkriterium der Gehstreckenbestimmung jedesmal als unerträglich eingestuft würden.

Die Ergebnisse dieser Untersuchung haben insofern besondere Bedeutung für die medizinische Basisversorgung, als sie an Patienten ermittelt wurden, die unter hausärztlicher Betreuung standen. Die AVK macht als chronisches Geschehen oft eine langfristige Therapie notwendig. An ein Pharmakon müssen daher besondere Anforderungen bezüglich der Verträglichkeit gestellt werden. Für Rökan, das sich bei dieser Untersuchung als ebenso wirksam erwiesen hat wie Pentoxifyllin, sind keine schwerwiegenden Nebenwirkungen bekannt. Bei ambulanten AVK-Patienten sollte daher eine langfristige medikamentöse Therapie mit Rökan in Betracht gezogen werden.

Literatur

1. Bauer U. (1984) 6monatige randomisierte Doppelblindstudie zur Wirkung von Extraktum Ginkgo biloba im Vergleich zu Placebo bei Patienten mit peripheren chronisch arteriellen Verschlußkrankheiten. Arzneim.-Forsch./Drug Res. 34: 716
2. Bauer U. (1986) Langzeitbehandlung der peripheren arteriellen Verschlußkrankheit mit Ginkgo-biloba-Extrakt (GBE) ; eine 3-Jahres-Untersuchung. Vasa (Suppl. 15), 26
3. Baumann J. C. (1975) Klinisch-experimentelle Untersuchungen mit Pentoxifyllin an durchblutungsgestörten und gesunden Extremitäten. Med. Welt 26: 2103
4. Borzeix M. G., Labos M., Hartl C. (1980) Recherches sur l'action antiagrégante de l'extrait de Ginkgo biloba. Activité au niveau des artères et des veines de la pie-mère chez le lapin. Sem. Hôp. Paris 56: 393
5. Buchwalsky R., Blümchen G., Harnasch P., Barmeyer J, Hoffmann G. (1972) Körperliches Training und periphere arterielle Verschlußkrankheit. Allgemeinmedizin 48: 647
6. Buchwalsky R., Schnellbacher K., Roskamm H., Barmeyer J. (1974) Langzeittrainingseffekt bei chronischer Ischämie. Med. Welt 25: 83
7. Ernst E., Matrai A. (1986) Hämorheologische In-vitro-Effekte von Ginkgo biloba. Herz/Kreisl. 18: 358
8. Krause D. (1982) Physikalische Therapie bei der Claudicatio intermittens. Orthop. Prax. 9: 696
9. Lauliac M., Bernasconi P. (1976) Etude clinique du tanakan dans les troubles vasculaires périphériques. Lille Méd. 21: 620

10. Pincemail J., Deby C. (1986) Propriétés antiradicalaires de l'extrait de Ginkgo biloba. Presse Méd. 15: 1475
11. Porter J. M., Cutler B. S., Lee B. Y., Reich T., Reichle F. A., Scogin J. T., Strandness D. E. (1982) Pentoxifylline efficacy in the treatment of intermittent claudication : multicenter controlled double-blind trial with objective assessment of chronic occlusive arterial disease patients. Am. Heart J. 104: 66
12. Schneider R., Kiesewetter H. (1982) Parenterale Pentoxifyllin-Applikation bei ischämischem Insult. Dtsch. Med. Wschr. 44: 1674
13. Tea, S., Celsis, P., Clanet, M., Marc-Vergnes, J.-P. (1979) Effets cliniques, hémodynamiques et métaboliques de l'extrait de Ginkgo biloba en pathologie vasculaire cérébrale. Gaz. Méd. France 86: 4149

Rökan-Behandlung der arteriellen Verschlußkrankheit im Fontaine-Stadium IV bei Diabetikern mit feuchter Gangrän

BAITSCH G.

Zusammenfassung

In einer offenen randomisierten Studie wurden 20 hospitalisierte Patienten mit Diabetes mellitus und inoperabler obliterierender Arteriopathie mindestens 3 Wochen entweder mit Ginkgo-biloba-Extrakt intravenös oder mit Dextran 40 intravenös bzw. intraarteriell behandelt. Beide Gruppen erhielten eine ergänzende antibiotische Therapie (Minocyclinhydrochlorid). Nach dieser Behandlungsphase wurde die Ginkgo-Gruppe oral mit Rökan weiterbehandelt, während die Patienten der Dextran-Gruppe eine alternative Medikation erhielten. Die Schwere des Gefäßschadens war in beiden Gruppen vergleichbar. Beurteilungskriterien für den Therapieerfolg waren: primäre Heilungsrate von trophischen Störungen, Notwendigkeit einer Amputation, Analgetikaverbrauch. Die Patienten im inoperablen Stadium IV nach Fontaine reagierten besser auf die Ginko-bilopa-Behandlung als auf die Standard-Therapie. Die Ergebnisse weisen darauf hin, daß der Extrakt eine gute Alternative zur herkömmlichen Medikation für diese Patienten darstellt. Die örtliche und allgemeine Verträglichkeit war gut.

Schlüsselwörter: Arterielle Verschlußkrankheit, Diabetes, Mikrozirkulation, Ginkgobiloba-Extrakt, Rökan

Die feuchte Gangrän ist eine häufige, multifaktoriell bedingte Komplikation des Diabetes mellitus. Das Risiko für dieses Ereignis ist bei Diabetikern 50mal höher als in der Normalpopulation [4]. Annähernd jeder 10. Diabetespatient ist betroffen. Die Entwicklung einer Gangrän hängt wesentlich von der Krankheitsdauer und der Einstellung des Blutzuckers ab [5, 7, 10].

Pathologisch und anatomisch unterscheidet sich die obliterierende Arteriopathie bei Diabetikern nicht von derjenigen der Normalpopulation. Allerdings tritt sie häufiger und früher auf. Bei einer gleichzeitig bestehenden diabetischen Neuropathie ist das subjektive Schmerzempfinden reduziert [5, 10, 17]. Die Prävalenz für eine arterielle Verschlußkrankheit ist bei Diabetes für beide Geschlechter gleich [4, 10–12].

Darüber hinaus ist eine Mediasklerose vom Typ Mönkeberg bei Diabetikern ein häufiger Befund [8, 11, 12, 16, 18]. Dabei handelt es sich um eine zirkuläre Sklerose der Media unabhängig von eventuell vorliegenden Intimaveränderungen. Daneben finden sich bei 50% der Diabetiker Symptome einer obliterierenden Arteriopathie der unteren Extremitäten [11, 12, 16, 18]. Pathologische Veränderungen der Mikrozirkulation sind für Diabetiker charakteristisch und korrelieren mit der Krankheitsdauer und der Einstellung der Blutzuckerwerte [4, 7, 12].

Trophische Störungen der Epidermis sind ein Hinweis auf eine bestehende periphere Mikroangiopathie. Auch in dieser Hinsicht ist das Risiko bei Diabetes erhöht, vor allem da Mikrotraumen wegen der begleitenden Neuropathie weniger Beachtung finden. Werden diese Epidermisläsionen nicht behandelt, können ernste Komplikationen, ja sogar der Verlust der Extremität, die Folge sein.

Bei Beeinträchtigung der vegetativen sympathischen Nerven ist die Schweißsekretion deutlich reduziert. Dies führt zu trockener, brüchiger Haut, was wiederum das Entstehen von Infektionen begünstigt. Weiterhin bewirkt eine Sympathikusblockade ein Wärmegefühl, obwohl der Blutfluß reduziert ist. Ein palpierbarer Puls zusammen mit einer Nekrose der Akren spricht für eine Neuropathie bei gleichzeitig gestörter Mikrozirkulation.

Besteht im Stadium IV nach Fontaine keine chirurgische Eingriffsmöglichkeit mehr (Lumenerweiterung, Gefäßrekonstruktion), so bietet sich als logisches Konzept vor einer Amputation eine adäquate Pharmakotherapie, konsequente lokale Wundtoilette und strenge Bettruhe an. Ziel der Behandlung beim Diabetes ist die Aufrechterhaltung der Mikrozirkulation und des Blutflusses in den gefährdeten Geweben. Die Verbesserung der Mikrozirkulation und der Fließeigenschaften des Blutes mit niedermolekularem Dextran ist international akzeptiert.

In dieser Studie sollte die Wirksamkeit von Ginkgo-biloba-Extrakt bei trophischen Störungen infolge obliterierender Arteriopathie im Stadium IV mit derjenigen von Dextran 40 verglichen werden.

Methodik

Studiendesign

Bei der Studie handelte es sich um eine offene randomisierte Studie von Ginkgo-biloba-Extrakt versus Dextran 40 im Parallelgruppenvergleich.

Patientenauswahl

20 Patienten beiderlei Geschlechts mit länger bestehendem, gut eingestelltem Diabetes und feuchter Gangrän (Fontaine IV) infolge obliterierender Arteriopathie der unteren Extremitäten wurden randomisiert einer der beiden Behandlungsgruppen zugeteilt. Patienten mit schweren Störungen im

ableitenden Venensystem oder zusätzlicher vasoaktiver Begleitmedikation wurden ausgeschlossen. Alle Möglichkeiten einer chirurgischen Verbesserung des arteriellen Gefäßbettes waren bei den aufgenommenen Patienten ausgeschöpft. Weitere Ausschlußkriterien waren schwere Nieren- und Leberinsuffizienz sowie mangelhafte Compliance.

Dextrangruppe

10 Patienten: 5 Männer im Alter von 54 – 70 Jahren (Mittelwert 62 ± 7,1) und 5 Frauen (35–76 Jahre, Mittelwert 63,2 ± 16,4).

Der Gefäßstatus dieser Patienten ergab eine schwere Stenose oder Obliteration in folgenden Arterien:

Arteria	Patienten (n)
– iliaca, femoralis und tibialis	1
– femoralis	1
– femoralis und tibialis	5
– tibiales (beide)	1

Eine diabetische Mikroangiopathie lag bei 2 Patienten vor.

Ginkgo-biloba-Gruppe

10 Patienten: 7 Männer (48 – 70 Jahre, Mittelwert 60,1 ± 7,7), 3 Frauen (52 – 75 Jahren, Mittelwert ± 12,1).

Der Gefäßstatus in der Ginkgo-biloba-Gruppe ergab eine schwere Stenose oder Obliteration in folgenden Arterien:

Arteria	Patienten (n)
– iliaca, femoralis und tibialis	2
– iliaca und femoralis	2
– iliaca und tibialis	2
– tibiales (beide)	2

Eine diabetische Mikroangiopathie lag bei 2 Patienten vor.

Vor Aufnahme in die Studie wurden die Patienten über deren wesentliche Inhalte informiert und das Einverständnis der Patienten eingeholt.

Prüfpräparate

Ginkgo-biloba-Extrakt wurde intravenös und oral verabreicht. Die positiven Effekte von Rökan bei obliterierender Arteriopathie sind in der Literatur umfangreich dokumentiert [1–3, 6,9,13–15].

Dextran 40 ist ein Glucopolysaccarid mit einem mittleren Molekulargewicht von 40.000. Niedermolekulares Dextran hemmt die Erythrocyten- und Thrombocyten-Aggregation und wird als Standardtherapie bei Störungen der Mikrozirkulation allgemein akzeptiert.

Therapieplan

Dextran 40

50 mg/d in physiologischer Kochsalzlösung wurden für 3 Wochen 6mal pro Woche i. v. oder i. a. verabreicht. Anschließend wurde ambulant mit oralen Antidiabetika oder Insulin weiterbehandelt. Die meisten Patienten nahmen Diuretika oder Digitalis wegen bestehender Herzinsuffizienz. Vasoaktive Medikamente oder Thrombocyten-Aggregationshemmer waren untersagt.

Ginkgo biloba

200 mg/d Ginkgo-biloba-Extrakt in 500 ml physiologischer Kochsalzlösung wurden 6 mal pro Woche i. v. und zusätzlich 80 mg/d (2 × 40 mg/d Rökan) jeden Abend oral über 3 Wochen verabreicht. Anschließend wurde mit 3 mal 40 mg/d Rökan während 3 Monaten ambulant weiterbehandelt. Zusätzliche vasoaktive Medikamente waren nicht erlaubt.

Beide Gruppen erhielten darüber hinaus Minocyclinhydrochlorid intravenös verabreicht.

In Anbetracht des Schweregrades der Krankheit war eine vorangehende Wash-out-Phase aus ethischen Gründen nicht vertretbar.

Beurteilungsparameter

Vor der Therapie wurde bei jedem Patienten eine Angiographie durchgeführt. Anhand der folgenden Kriterien wurde das Krankheitsstadium vor und im Verlauf der Studie definiert: klinischer Trophik-Status, Doppler-Blutdruckmessung, Venenverschlußplethysmographie (Beurteilung des Ödems vor, 2 mal in der 1. Woche und anschließend einmal wöchentlich bis zum Studienende), Ratschow-Test.

Weiterhin wurden erfaßt: Analgetikaverbrauch der Patienten, Laborparameter für Leber, Niere und Diabetes, Trophik anhand photographischer Dokumentation.

Begleitmedikation

Erlaubt waren erforderliche Begleitmedikationen in Zusammenhang mit Herzinsuffizienz und Diabetes mellitus. Andere Medikationen waren mit der

Studie vereinbar, soweit sie seit mehr als 3 Monaten eingenommen wurden und die Dosierung während der Studie nicht variiert wurde. Vasoaktive Medikamente mit verwandtem Wirkspektrum waren nicht zugelassen.

Die Ergebnisse wurden in bezug auf (a) die klinische Diagnose und Komplikationen bzw. Amputationen, (b) die photographische Dokumentation der trophischen Störungen und (c) die subjektive Schmerzsymptomatik analysiert.

Zeitlicher Ablauf

Der Therapieerfolg wurde am Ende der stationären Behandlung (nach 3-8 Wochen) beurteilt. Für einige Patienten aus beiden Gruppen liegen Langzeitergebnisse (3–12 Monate) vor.

Ergebnisse

In beiden Behandlungsgruppen kam es zu je einem Todesfall. In der Ginkgo-biloba-Gruppe starb ein Patient an Ileus mit konsekutiver Peritonitis, in der Dextrangruppe an den Folgen einer Oberschenkelamputation. Die Gesamtergebnisse zusammen mit den Langzeitergebnissen, soweit vorhanden, sind in Tabelle 1 dargestellt.

Am Ende der stationären Behandlung war die Heilungstendenz in der Ginkgo-biloba-Gruppe bei 7 von 8 Patienten sehr gut gegenüber 4 von 9 in der Dextrangruppe.

6 Patienten der Dextran- und 8 der Ginkgo-Gruppe wurden während 12 Monaten ambulant weiterbehandelt. 2 Patienten in jeder Gruppe wurden geheilt, 4 weitere Patienten der Ginkgo-Gruppe zeigten gute Heilungstendenz. Der Zustand eines Patienten mit anfänglich guter Heilungstendenz verschlechterte sich, so daß eine Oberschenkelamputation durchgeführt werden mußte.

In der Dextrangruppe zeigten 3 Patienten mit anfänglich guter Heilungstendenz in der anschließenden Langzeittherapie keine weitere Verbesserung. Ein Patient, bei dem während der ersten Hospitalisationsphase eine Unterschenkelamputation durchgeführt werden mußte, zeigte bei der Langzeittherapie eine gute Stabilisierung. Die photographische Dokumentation der Trophik objektiviert diese Ergebnisse.

Wie aufgrund des Schweregrades der Erkrankung zu erwarten war, wurden die anderen Beurteilungsparameter, Doppler-Blutdruckmessung, Unterschenkelumfang und -volumen sowie Ratschow-Test nicht modifiziert.

Zwischen den beiden Behandlungsgruppen wurden hinsichtlich des Analgetikaverbrauchs keine Unterschiede festgestellt, obwohl die Initialbe-

Rökan-Behandlung der arteriellen Verschlußkrankheit

Tabelle 1. Gesamtergebnis bei Therapie mit Ginkgo-biloba-Extrakt und Dextran 40 nach 3 und 12 Monaten (*sehr gut* vollständige Heilung, *gut* deutliche Heilungstendenz, *mäßig* leichte Narbenbildung ohne definitive Heilung, *unbefriedigend* Anzeichen von Narbenbildung, *0* Nonresponder, keine Heilungstendenz oder Progredienz)

Pat.-Nr.	Dextran 40 (+ Minocyclin)				EGB (+ Minocyclin)			
	Am Ende der stationären Behandlung (3–8 Wo. Behandlung)		Nach 3–12 Monaten Therapie		Am Ende der stationären Behandlung (3–8 Wochen Behandlung)		Nach 3–12 Monaten Therapie	
	Heilungstendenz	Chirurgie oder Komplikationen	Heilungstendenz	Chirurgie oder Komplikationen	Heilungstendenz	Chirurgie oder Komplikationen	Heilungstendenz	Chirurgie oder Komplikationen
1	Gut		Heilung		Gut	Extremitäten-Amputation	Heilung	
2	Gut		Heilung (6 Monate)		Gut	Extremitäten-Amputation	Heilung	
3	Sehr gut	Ruheschmerz unverändert	Aus den Augen verloren	Herzinfarkt (verstorben)	Gut		Gut	Extremitätenamputation Kernbildung zufriedenstellend
4	0	Oberschenkelamputation (verstorben)			Sehr gut		Sehr gut	
5	Mäßig		Mäßige Verschlechterung		Gut		Unbefriedigend	Oberschenkelamputation (6 Monate)
6	Mäßig		Mäßig (unverändert)		Gut	Ileus mit Peritonitis (verstorben)		
7	Unbefriedigend nach Kernbildung	Verbrennung (Oberschenkelamputation)	Unbefriedigend (Heilungstendenz)		Mäßig	Extremitätenamputation mit verzögerter Heilung	Mäßig (unverändert)	
8	Gut	Akutes Nierenversagen	Aus den Augen verloren		Gut		Gut (unverändert)	
9	Unbefriedigend nach Kernbildung	Lähmung des Femoralnervs	Aus den Augen verloren		Gut		Gut (unverändert)	Heilung nach Sympathektomie
10	0	Unterschenkelamputation	Sehr gut		Sehr gut		Aus den Augen verloren	

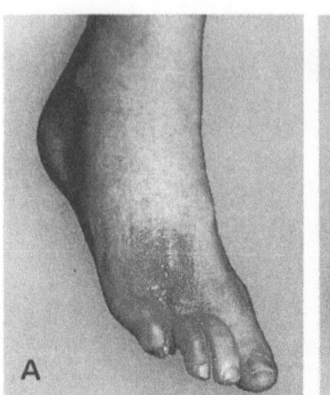 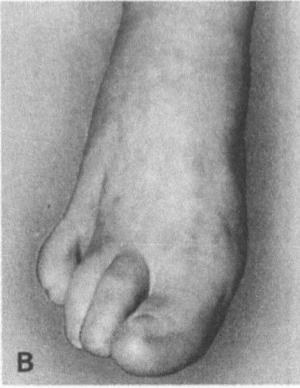

Abb. 1a, b. Patientin: weiblich, 52 Jahre, diabetische Mikroangiopathie. **a** Aufnahmebefund: Osteomyelitis 4. Zehe rechts, massive Schwellung, unerträgliche Schmerzen. **b** Kontrolle: Nach 15 Wochen komplikationslose Verhältnisse. Verlauf: Unter oraler Rökan-Gabe über 1 Jahr seitens der Durchblutung keine weiteren Komplikationen, trotz mehrfacher stationärer Aufenthalte wegen entgleisten Diabetes mellitus

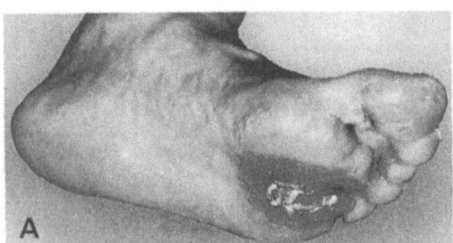 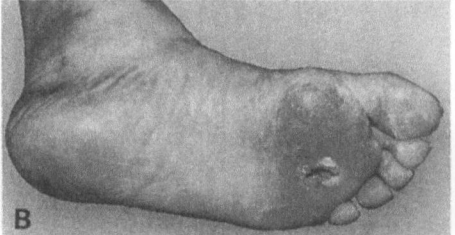

Abb. 2a, b. Patient: Männlich, 48 Jahre, Mikro- und Makroangiopathie. **a** Aufnahmebefund: Völliger Verschluß der Unterschenkelarterien. Tiefes Mal perforant des linken Fußes. **b** Rökan und Minocyclin-Therapie: Unter Therapie rasche Verkleinerung des Ulcus (Foto: Zustand nach 2½ Wochen), das bei Entlassung praktisch abgeheilt ist.
Kontrolle: Keine neuen Komplikationen.
Verlauf: Durchblutungsstatus weiterhin ohne klinischen Befund

funde in der Ginkgo-biloba-Gruppe zu Beginn der Studie schwerer waren (6 Patienten mit unerträglichen Schmerzen in der Ginkgo-Gruppe gegenüber einem in der Dextrangruppe).

Die Verträglichkeit von Ginkgo-biloba-Extrakt war sehr gut; es gab keine Hinweise auf lokale oder systemische Nebenwirkungen. In der Dextrangruppe gab es einen Fall von akutem Nierenversagen, wahrscheinlich in Zusammenhang mit der Dextrantherapie.

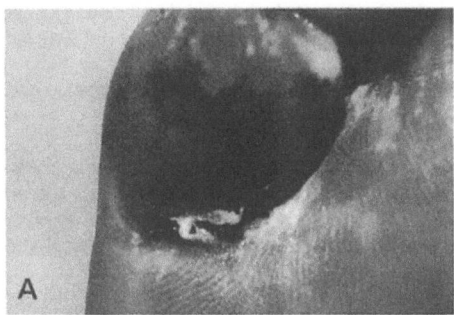 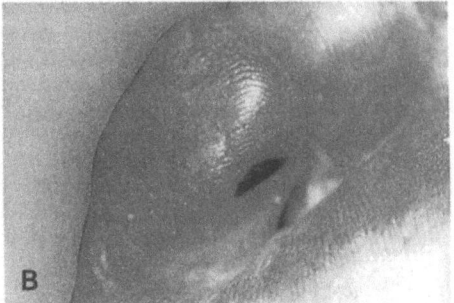

Abb. 3a, b. Patient: Männlich, 64 Jahre, schwerster Diabetes mellitus seit Jahrzehnten, schwere Mikroangiopathie, Sensibilitätsstörungen. **a** Aufnahmebefund: Rechtes Bein: feuchte, oberflächliche Gangrän der kleinen Zehe, rechts. **b** Rökan und Minocyclin-Therapie: Die feuchte Gangrän der kleinen Zehe rechts nach 4 Wochen Rökan und Minocyclin-Therapie

Diskussion

In der vorliegenden Studie an Diabetikern mit obliterierender Arteriopathie im Stadium IV war die Behandlung mit dem standardisierten Ginkgo-biloba-Extrakt 761 gegenüber Dextran 40 in bezug auf folgende Parameter überlegen: Heilungstendenz trophischer Störungen, primäre Amputation.

Auch in der Langzeittherapie scheint Ginkgo-biloba zu besseren Therapieergebnissen zu führen (6 von 8 Patienten), obwohl die Interpretation der Daten wegen des geringen Stichprobenumfangs und der unterschiedlichen Therapiedauer schwierig ist. Darüber hinaus ist die Compliance bei ambulanten Patienten niedriger (siehe Patient Nr. 7 der Dextrangruppe: Oberschenkelamputation nach heißem Bad). In dem Fall, in dem eine Amputation bei einem Patienten der Ginkgo-Gruppe erforderlich war, wurde eine sehr zufriedenstellende Wundheilung beobachtet. Die Verträglichkeit war sehr gut.

Die Therapie mit Ginkgo-biloba-Extrakt erwies sich als effektive und gut verträgliche Alternative zur Standardtherapie bei Diabetikern mit nicht chirurgisch therapierbarer obliterierender Arteriopathie IV.

Literatur

1. Ambrosi, C., Bourde. (1975) Nouveauté thérapeutique médicale dans les artériopathies des membres inférieurs: Tanakan. Gaz. Méd. 82: 628–633
2. Bastide, G., Montsarrat, M. (1978) Artérite des membres inférieurs. Intérêt du traitement médical aprés intervention chirurgicale. Analyse factorielle. Gaz. Méd. 85: 4523–4526

3. Bauer, U. (1984) 6 month double blind randomised clinical trial of ginkgo biloba extract versus placebo in two parallel groups in patients suffering from peripherial arterial insufficiency. Arzneim.-Forsch./Drug Res. 34 (I): 6, 716–720
4. Bell, E. T. (1957) Arteriosclerotic gangrene of the lower extremities in diabetic and non-diabetic persons. Am. J. Clin. Path. 28: 27–36
5. Bollinger, A. (1979) Funktionelle Angiologie. Thieme Verlag, Stuttgart.
6. Courbier, R., Jausseran, J. M., Reggi, M. (1977) Etude à double insu croisée du tanakan dans les artériopathies des membres inférieurs. Méd. Méd. 61: 126
7. Deckert, T., Poulsen, J. E., Larsen. M. (1978) Prognosis of diabetics with diabetes onset before the age of thirty-one. Survival causes of death and complications. Diabetologia 14: 363–70
8. Ferrier, T. M. (1967)
Comparative study of arterial diseases in the amputated lower limbs from diabetics and non-diabetics (with special reference to feet arteries). Med. J. Aust.: 5–11
9. Frileux, C., Copé, R. (1975) L'extrait concentré de Ginkgo biloba dans les troubles vasculaires périphériques. Cahiers d'Artériologie de Royat 3: 117–122
10. Hild, R. (1977) Diabetische Angiopathien. In: Alexander, K. et al. (Eds.). Witzstrock Verlag, Baden-Baden, Brüssel, Köln, New York: 150
11. Janka, H. U., Standl, E., Oberparleiter F. et al. (1979) Zur Epidemiologie der arteriellen Verschlußkrankheit bei Diabetikern. Med. Klin. 74: 272–278
12. Janka, H. U., Standl, E., Mehnert, H. (1980) Peripheral vascular disease in diabetes mellitus and its relation to cardiovascular risk factors: Screening with the doppler ultrasonic technique. Diabetes Care 3: 207–213
13. Le Devehat, C., Lemoine, A., Zoubenko, B., Cirette, B. (1980) Etude du Tanakan dans les artériopathies diabétiques distales. Mis. J. Cardiol. IX: 9
14. Natali, J., Cristol, R. (1976) Expérimentation clinique d'un extrait de Ginkgo biloba dans les insuffisances artérielles périphériques. Vie Méd. 17: 1023
15. Salz, H. (1980) Zur Wirksamkeit eines Ginkgo-biloba-Präparates bei arteriellen Durchblutungsstörungen der unteren Extremitäten. Therap. Gegenwart 119: 1345–1356
16. Schoop, W. (1981) Praktische Diabetologie. In: Robbers, H. et al. Verlag E. Banaschewski, München-Gräfelfing: 241
17. Schoop, W., Gerhard, H.-J., Roth, U. (1967) Häufigkeit klinisch nachweisbarer Lumeneinengungen großer Arterien bei Diabetikern. Med. Klin. 62: 825
18. Standl, E. (1983) Der diabetische Fuß. Med. Klin. Prax. 78: 35–41

II Vaskuläre und primär degenerative Demenzen

Einfluß von Rökan auf neurophysiologische und psychometrische Meßergebnisse bei Patienten mit hirnorganischem Psychosyndrom. Eine Doppelblindstudie gegen Placebo

HOFFERBERTH B.

Zusammenfassung

Typische Symptome des hirnorganischen Psychosyndroms (HOPS) wie Schwindel, Merkfähigkeits-, Konzentrations- und Orientierungsstörungen sind heute im Rahmen von Therapiestudien zum einen Teil quantitativ meßbar, zum anderen Teil subjektiv beobachtbar. In dieser placebokontrollierten Doppelblindstudie mit Ginkgo-biloba-Extrakt EGb 761 (Rökan) an 36 Patienten mit den klassischen Zeichen des HOPS wurde versucht, sich durch Messung des quantifizierten EEG und der sakkadischen Augenbewegungen sowie mittels psychometrischer Tests (Wiener Determinationsgerät, Zahlenverbindungstests) ein objektives Bild vom Einfluß einer solchen Pharmakotherapie zu verschaffen. Rökan wurde nach einer zweiwöchigen Wash-out-Periode über einen Zeitraum von acht Wochen 3mal täglich 40 mg (= 120 mg Tagesdosis) gegeben; das Kontrollkollektiv wurde mit einem äußerlich identischen Placebo behandelt. Die oben zitierten Prüfungen wurden vor und jeweils nach vier und acht Wochen Behandlung durchgeführt, die quantitative Auswertung des EEG fand nur vor und am Ende der Behandlung statt. Aufgenommen wurden ausschließlich Patienten, die bei mindestens zwei dieser vier Prüfungskriterien pathologische Untersuchungsergebnisse aufwiesen. Kranke mit nicht erlaubter Zusatzmedikation, mit akuten Herz-Kreislaufstörungen und Erkrankungen des Verdauungs- und Stoffwechselsystems wurden in dieser Studie nicht berücksichtigt. Bereits nach vierwöchiger Therapie, aber auch nach acht Wochen, ließen sich sowohl im Sakkaden-Test als auch bei den psychometrischen Untersuchungen hochsignifikante Unterschiede gegenüber der Placebo-Behandlung beobachten.

Die Sakkaden-Dauer vermindert sich, die Latenz nimmt ab. Parallel dazu und ebenfalls statistisch signifikant unterschiedlich stieg die Zahl der richtigen Antworten am Wiener Determinationsgerät und im Zahlenverbindungstest. Für den Theta-Anteil des Theta-Alpha-Quotienten fand sich eine eindeutige Abnahme. Von Placebo wurden all diese Parameter kaum beeinflußt. Nebenwirkungen waren in beiden Gruppen geringfügig, so daß die Therapie bei allen Patienten problemlos zu Ende geführt werden konnte. Diese randomisiert-doppelblind durchgeführte Studie belegt also eine hochsignifikante Überlegenheit von Rökan, einem hochgereinigten standardisierten Extrakt aus getrockneten Ginkgo-Blättern, gegenüber Placebo und bestätigt bisher positive Erfahrungen auf diesem Indikationsgebiet.

Schlüsselwörter: Hirnorganisches Psychosyndrom, Schwindel, Konzentrationsstörung, EEG, Sakkaden-Test, Wiener Determinationsgerät, Zahlenverbindungstest, Rökan.

Einleitung

Nahezu 15 % aller tödlich verlaufenden Erkrankungen in der Bundesrepublik resultieren aus vaskulären und metabolischen Hirnleistungsstörungen. Nach den kardiovaskulären Erkrankungen und den Malignomen stehen die zerebrovaskulären Erkrankungen an dritter Stelle der Todesursachenstatistik. Hinzu kommt eine große Zahl chronischer, nicht tödlich verlaufender Erkrankungen, die heute oft unter der allgemeinen Definition „Hirnorganisches Psychosyndrom (HOPS)" zusammengefaßt werden. Die Bedeutung dieses Begriffs hat sich in fast 60 Jahren seit der ersten Prägung durch Bleuler [14] fortwährend gewandelt. Seit der ursprünglichen Anwendung bei amnestischen Störungen durch chronischen Alkoholabusus wurde die Definition rasch auf die Beschreibung vielfältiger organisch-psychischer Störungen ausgeweitet.

Im klinischen Alltag werden unterschiedliche Begriffe für das HOPS oft synonym gebraucht, z. B. „zerebrale Gefäßsklerose", „zerebrovaskuläre Insuffizienz" oder „Zerebralsklerose". In den letzten Jahren raten verschiedene Autoren [15] vom Gebrauch dieser Begriffe ab. Mit den Bezeichnungen „Demenz vom Alzheimer Typ (DAT)" und „Multiinfarkt-Demenz (MID)" [8] versucht man der semantischen Problematik und den Phänomenen der Hirnleistungsinsuffizienz gerecht zu werden.

Die typischen Symptome, mit denen ein mutmaßlich dementieller Patient einen Arzt aufsucht, sind in der Regel Schwindel, Kopfschmerz, Merkfähigkeits-, Konzentrations- und Orientierungsstörungen, die zum Teil subjektiv beobachtbar, zum Teil quantitativ meßbar sind. Als empfindliche Meßgrößen lassen sich zur Beurteilung intellektueller und affektiver Störungen – auch im Rahmen von kontrollierten Doppelblind-Therapiestudien – sogenannte psychometrische Tests und auch EEG-Messungen einsetzen. In der vorliegenden Studie sollte in diesem Sinne die Wirksamkeit des Ginkgo-biloba-Extraktes EGb 761 (Rökan) beim hirnorganischen Psychosyndrom erforscht werden. Hierbei wurde versucht, in parallelen Untersuchungen sowohl Leistungen der Patienten – z. B. Konzentration – zu messen als auch von der Willkür nur bedingt abhängige Parameter, wie sakkadische Augenbewegungen und quantifiziertes EEG, zu erfassen. Beides sollte ein objektives Bild über die Auswirkungen einer solchen Pharmakotherapie aufzeigen.

Bei Rökan handelt es sich um einen in einem vielstufigen Verfahren hergestellten hochgereinigten standardisierten Extrakt aus getrockneten

Blättern von Ginkgo biloba L. in handelsüblicher fester oraler Form. Wichtige Inhaltsstoffe sind u. a. Ginkgo-Flavonglykoside und ginkgospezifische Terpenoide (Ginkgolide und Bilobalid). In früheren Studien konnten hämodynamische, rheologische und metabolische Wirkungen dieses Extraktes belegt werden. Im Tierversuch vermag die Prüfsubstanz eine durch künstliche Thrombosierung der Arteriolen und Venolen der Pia mater induzierte Thrombozytenaggregation zu hemmen [2]. Ferner ließ sich ein regulierender Einfluß auf den zentralen Venentonus bei Wechsel der Körperlage [16] nebst einem tonisierenden Effekt auf isolierte Wandspiralen der Vena cava belegen. Neurologische und metabolische Störungen des Gehirns nach Triethylzinn-Vergiftung konnten durch Rökan positiv beeinflußt werden [3]. Klinische Studien am Menschen – unter anderem mit radiozirkulatorischen und encephalographischen Messungen durchgeführt – bewiesen wiederholt einen statistisch signifikanten Anstieg der regionalen und globalen Hirndurchblutung und einen gesteigerten Glukose- und Sauerstoffverbrauch [1, 9, 11, 21].

Methodik und Patientengut

In die Studie aufgenommen wurden hospitalisierte Patienten mit hirnorganischem Psychosyndrom. Als Beurteilungskriterien zur Aufnahme und Verlaufskontrolle dienten neben der allgemeinen Anamnese, dem klinischen Befund und der Haschinsky-Ischämie-Skala die folgenden neurophysiologischen und psychometrischen Untersuchungen : Elektroencephalogramm, Sakkaden-Test, Wiener Determinationsgerät und Zahlenverbindungstest.

EEG

Das EEG wurde zweikanälig (Cz gegen 01 und Cz gegen 02) jeweils für 5 x 3 Min. registriert. Nach Analog-Digital-Wandlung wurde mit Hilfe eines auf der Fast-Fourrier-Analyse basierenden Computer-Programms eine Frequenzanalyse durchgeführt. Ein Theta-Anteil von mehr als 70 % im Theta-Alpha-Bereich galt als pathologisch.

Sakkaden-Test

Die sakkadischen Augenbewegungen wurden mit Hilfe eines computergesteuerten Eichkreuzes, das mit Leuchtdioden bestückt war, ausgelöst. Es wurden jeweils fünf Blicksprünge 20 nach rechts, 20 nach links vom mittleren Fixationspunkt abgeleitet und gemittelt. Die Augenbewegungen wurden mit Hilfe der Elektrookulographie als Veränderung des corneo-retinalen Potentials über die Zeit registriert. Nach Analog-Digital-Wandlung des abgeleiteten Signals erfolgte die Analyse mit Hilfe eines eigenen Computer-Programms [12]. Als pathologisch eingestuft wurden eine Sakkaden-Latenz von mehr als 250 ms, eine maximale Sakkadengeschwindigkeit von weniger als 250°/s und eine Sakkaden-Dauer von mehr als 150 ms [13].

Wiener Determinationsgerät

Beim Wiener Determinationsgerät handelt es sich um einen klassischen Reaktionstest. Der Patient muß unter neun verschiedenen zufällig angebotenen Reizen (verschiedene Farben, je ein hoher oder ein tiefer Ton) den jeweils richtigen durch entsprechende Reaktionen (manuell und per Fußpedal) als erkannt anzeigen. Es wurde in drei Geschwindigkeitsstufen geprüft (10, 12 und 15). Gemessen wurde die Anzahl der richtigen, der verzögerten und der falschen Reaktionen. Bei jeder einzelnen Messung wurden 180 Reaktionen erfaßt. Weniger als 160 (Stufe 10), 168 (Stufe 12) bzw. 175 (Stufe 15) richtige Reaktionen wurden als pathologisches Ergebnis gewertet [13].

Zahlenverbindungstest

Beim Zahlenverbindungstest wird dem Patienten ein mit den Zahlen von 1 – 30 in unregelmäßiger Reihenfolge bedrucktes DIN A4- Blatt vorgelegt. Die Aufgabe besteht darin, in möglichst kurzer Zeit die Zahlen in der richtigen Reihenfolge von 1 – 30 mit einem Bleistift zu verbinden. Als pathologisch wurde gewertet, wenn ein Patient mehr als 28 Sekunden für die richtige Verbindung der Zahlen benötigte [13].

Patientenkollektiv

In die Studie aufgenommen wurden insgesamt 36 Patienten (13 Frauen und 23 Männer). Die Diagnose „hirnorganisches Psychosyndrom" wurde primär aufgrund der klinischen Symptome gestellt. Weiteres Einschlußkriterium war das Vorliegen von pathologischen Ergebnissen bei mindestens zwei der vier genannten Zusatzuntersuchungen. In der Verum-Gruppe wurden 7 Frauen und 11 Männer mit einem Durchschnittsalter von 63,3 (53 – 69) Jahren behandelt. In die Placebo-Gruppe wurden 6 Frauen und 12 Männer mit einem Durchschnittsalter von 63,1 (56 – 68) Jahren aufgenommen. Von der Studie ausgeschlossen waren Patienten mit nicht erlaubter Zusatzmedikation, wie vasoaktiven Medikamenten, ZNS-Stimulantien, Tranquilizer, Antihistaminika, Calcium-Antagonisten, Thrombozytenaggregationshemmern und Antikoagulantien sowie Personen mit akuten Herzerkrankungen, nicht einstellbarer Hypertonie, Hypotonie (< 120 mmHg systolisch), nicht einstellbarem Diabetes, schweren Leber- und Nierenstörungen sowie Erkrankungen des Verdauungssystems. Alle Patienten wurden vor Aufnahme in die Studie entsprechend der Deklaration von Helsinki informiert.

Studiendesign

Nach einer zweiwöchigen placebotherapierten Wash-out-Phase erhielt die Verum-Gruppe (Gruppe I) 3 x täglich 40 mg Rökan, die Placebo-Gruppe (Gruppe II) 3 x täglich Placebo über einen Zeitraum von 8 Wochen. Die gesamte Studie erfolgte doppelblind und randomisiert in Blöcken zu je 6 Patienten. Erfüllte ein Patient alle Einschlußkriterien, so wurde er vor und nach der zweiwöchigen Wash-out-Phase, dann nach vier und acht Wochen am Wiener Determinationsgerät untersucht und der Zahlenverbindungstest sowie der Sakkadentest durchgeführt. Lediglich das quantitative EEG wurde nur zum Zeitpunkt -2 und zum Zeitpunkt 8 Wochen abgeleitet. Zusätzlich erfolgte nach 4 und nach 8 Wochen Therapie eine Einschätzung des Behandlungserfolgs. Die statistische Auswertung erfolgte für die objektiven Parameter mittels t- und Wilcoxon-Test für unabhängige bzw. verbundene Stichproben, für subjektive Einschätzungen mit dem χ^2-Verfahren.

Ergebnisse

Alle Ergebnisse der in die Studie aufgenommenen 36 Patienten über 8 Wochen Behandlung konnten ausgewertet werden. Verum- und Placebo-Kollektiv waren bezüglich Durchschnittsalter, Geschlechtsverteilung und Haschinsky-Score vergleichbar.

Innerhalb der zweiwöchigen placebotherapierten Wash-out-Phase blieben die Werte für apparative und psychometrische Tests im Mittel unverändert. Bereits nach vier Wochen Behandlung mit Rökan ergaben sich hochsignifikante Unterschiede gegenüber der Kontrollgruppe. Die zu Beginn der Wash-out-Phase gemessenen und bei Abschluß der Studie wiederholten quantitativen EEG-Auswertungen belegen ein signifikantes Absinken des Theta-Wellenanteils allein in der EGb-Gruppe (Abb. 1).

Beim Sakkaden-Test verminderte sich die Dauer der schnellen Augenbewegungen unter Rökan von 162 auf 117 ms ($p < 0,0001$), während im Placebo-Kollektiv nur ein nicht signifikanter Rückgang von 161 auf 159 ms beobachtet werden konnte (Abb. 2). Die Sakkaden-Latenz verringerte sich gleichermaßen nur in der Verum-Gruppe von 249 auf 196 ms bei stationären Mittelwerten der Kontrolle (Abb. 3).

Parallel dazu stieg auch die Anzahl der richtigen Reaktionen am Wiener

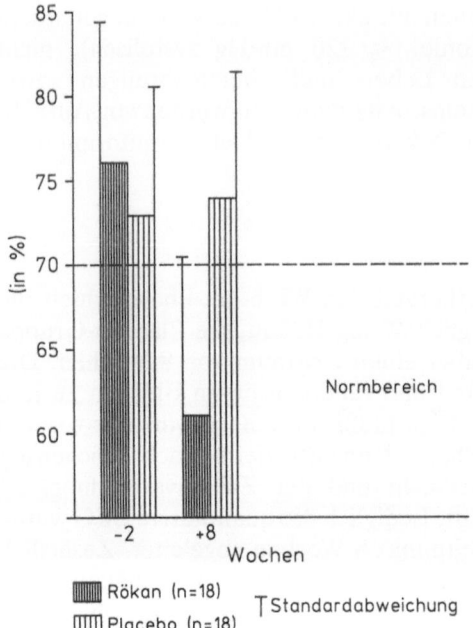

Abb. 1. Ergebnisse der quantitativen EEG-Auswertung. Mittelwert des Thetawellenanteils im quantifizierten EEG nach -2 bis 8 Wochen (in %). $p < 0{,}0001$ (Vergl. Rökan / Placebo nach 8 Wochen)

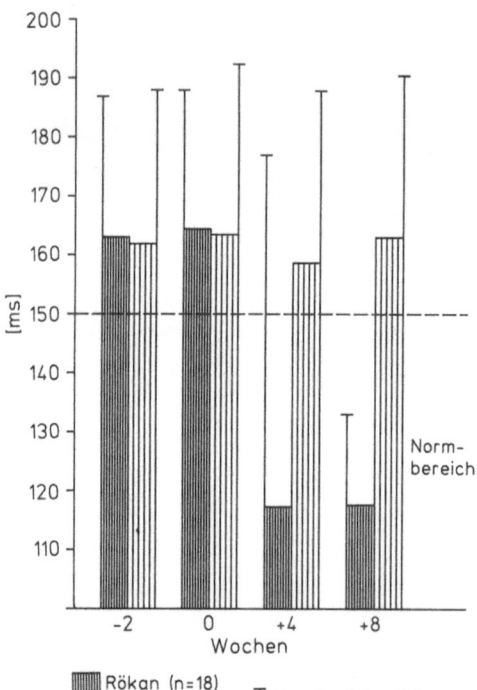

Abb. 2. Ergebnisse des Sakkaden-Tests. Dauer der Sakkaden. $p < 0{,}0001$ (Vergl. Rökan / Placebo nach 8 Wochen)

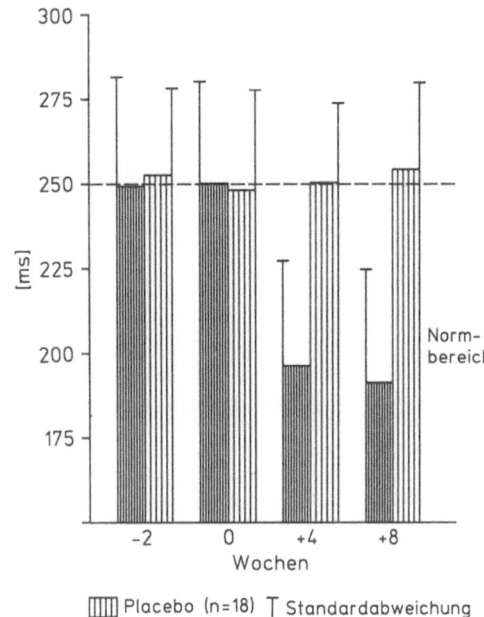

Abb. 3. Ergebnisse des Sakkaden-Tests. Latenz der Sakkaden. $p < 0{,}0001$ (Vergl. Rökan / Placebo nach 8 Wochen)

Determinationsgerät unter der Therapie mit Rökan in allen drei Stufen bereits nach vier Wochen hochsignifikant an und überschritt die Normbereichsgrenzen. Geringfügige Steigerungen nach acht Therapiewochen lassen sich noch in den schnellen Geschwindigkeitsstufen beobachten (Abb. 4). Der Zeitbedarf beim Zahlenverbindungstest verringerte sich gleichermaßen dramatisch von ca. 40 auf 27 s, während in der Placebo-Gruppe nur eine leichte Tendenz zu kürzeren Zeiten in der 4-Wochen-Untersuchung beobachtet werden konnte (Abb. 5).

Die Befragung der Patienten nach ihrem subjektiven Befinden und das Urteil des Arztes nach vier Wochen Therapie erbrachten eine deutlich positive Einstellung im Verum-Kollektiv (Tabelle 1). An Nebenwirkungen wurde in der Rökan-Gruppe zweimal über Übelkeit und einmal über leichte Knöchelödeme geklagt. Hierbei war außer einem zeitlichen kein weiterer Zusammenhang feststellbar. Gleiches gilt auch für je einen Fall von deutlichem Blutdruckanstieg in der Kontrollgruppe. Alle unerwünschten Wirkungen haben aber in keinem Fall zu einem Therapieabbruch geführt.

Diskussion

Die vorliegende, randomisiert und doppelblind an 36 Patienten durchgeführte Studie zeigte eine über alle untersuchten Parameter hochsignifikante

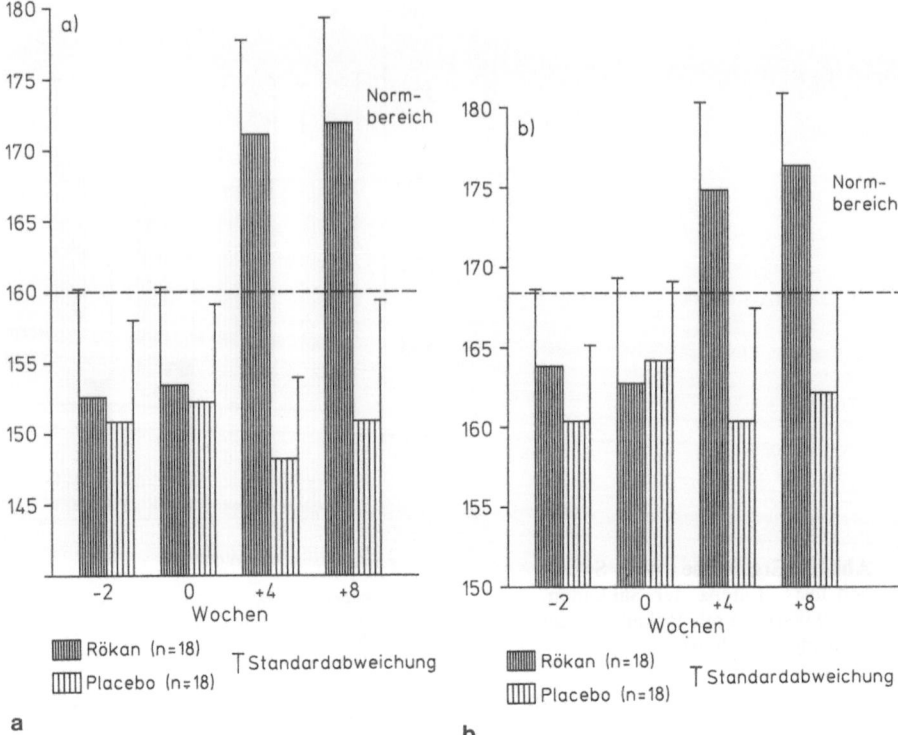
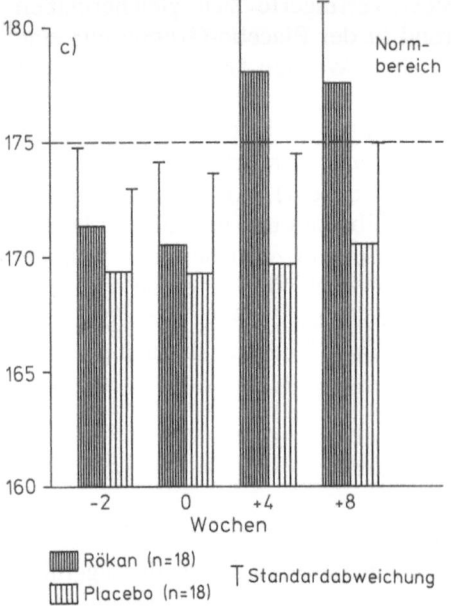

Abb. 4a–c. Ergebnisse am Wiener Determinationsgerät. **a)** Teststufe 10, **b)** Teststufe 12, **c)** Teststufe 15. Jeweils durchschnittliche Anzahl richtiger Reaktionen (RR) bei maximal 180 Reizangeboten. p jeweils < 0,0001 (Vergl. Rökan / Placebo nach 8 Wochen)

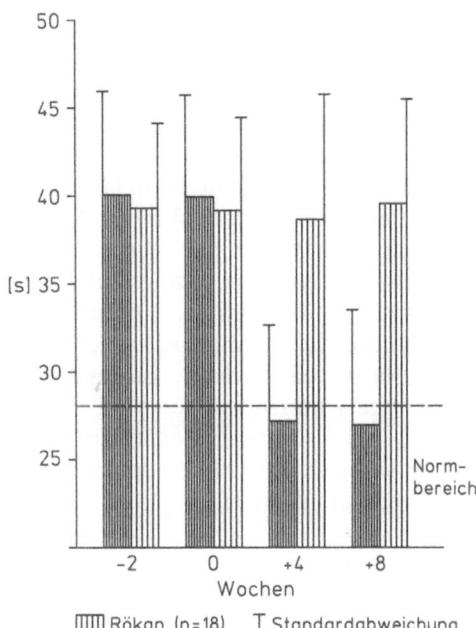

Abb. 5. Ergebnisse des Zahlenverbindungstests. Durchschnittlicher Zeitbedarf. p < 0,0001 (Vergl. Rökan / Placebo nach 8 Wochen)

Tabelle 1. Subjektive Beurteilung des Therapieerfolges durch die Patienten und den Untersucher (Angabe der Häufigkeiten)

	Rökan		Placebo	
	4 Wochen	8 Wochen	4 Wochen	8 Wochen
Patientenurteil				
Verschlechtert	⁒	⁒	3	2
Unverändert	2	3	8	14
Leicht gebessert	9	6	7	2
Deutlich gebessert	7	9	⁒	⁒
Arzturteil				
Verschlechtert	⁒	⁒	5	2
Unverändert	4	4	10	14
Leicht gebessert	12	8	3	2
Deutlich gebessert	2	6	⁒	⁒

Überlegenheit des Ginkgo-biloba-Extraktes EGb 761 gegenüber Placebo. Beeindruckend hierbei ist die Kongruenz der erzielten Meßergebnisse bei den elektrophysiologischen und den Reaktions- und Konzentrationstests. Ausschließlich im Ginkgo-Kollektiv zeigen sich Erfolge, während die Placebo-Meßwerte nur geringfügig und statistisch nicht signifikant um die

Ausgangswerte schwanken. Die vorliegende Arbeit bestätigt bereits früher erzielte Ergebnisse anderer klinischer Studien [4, 6, 10]. Dieli et al. [6] zeigten z. B. anhand psychometrischer Verfahren eine eindeutige Überlegenheit des Ginkgo-Extraktes gegenüber Placebo. Claussen und Kirtane [4] benutzten die Cranio-Corpo-Graphie zur Beurteilung von Lateralschwankungsbreiten bei Patienten mit Hirnstammtaumeligkeit und stellten gleichermaßen eine signifikante Wirksamkeit von Rökan fest.

Nach dem Beweis der Wirksamkeit stellt sich gerade beim hirnorganischen Psychosyndrom zwangsläufig die Frage nach der Wirkungsweise des untersuchten Präparates. Offensichtlich spielen hierbei viele Faktoren zusammen, die sowohl rheologischer, hämodynamischer als auch metabolischer Natur sein können. Zu letzterem Aspekt gibt es aus jüngster Zeit eindeutige Untersuchungen [7, 19, 21].

Neben der günstigen Beeinflussung des Sauerstoff- und Glukose-Metabolismus ließ sich auch ein eindeutig positiver Effekt auf den Neuromediator-Stoffwechsel nachweisen [18, 20]. Die beobachteten pharmakologischen Wirkungen des Ginkgo-biloba-Extraktes 761 lassen sich teilweise in Einklang bringen mit den Radikalfängereigenschaften [5, 17] gewisser Inhaltsstoffe von Ginkgo biloba. Diese haben membranstabilisierende Effekte. Für all diese Fragen bleiben Zusammenhänge zum Wirkmechanismus noch in Einzelheiten zu klären. Doch muß heute, mit Bezug auf unsere Ergebnisse, Rökan als Therapiemöglichkeit beim leichten und mittelschweren hirnorganischen Psychosyndrom angesehen werden.

Literatur

1. Boismare, F. (1976) L'Ouest Méd. 29: 747
2. Borzeix, M., Labos, M., Hartl, C. (1980) Sem. Hôpit. Paris 56: 393
3. Borzeix, M. (1985) In : Effects of GBE on cerebral impairment. A. Agnoli, J. Rapin (Eds.), Jon Libbey, London, pp. 51–56
4. Claussen, C., Kirtane, M. In : Presbyvertigo, Presbyataxie, Presbytinnitus. C. F. Claussen (Ed.), Springer-Verlag, Berlin-Heidelberg, pp. 103–115
5. Deby, C., Pincemail, J. (1986) Presse Méd. 15: 1468
6. Dieli, G., La Mantia,V., Saetta, M., Costanzo, E. (1981) Il Lavoro Neuropsychiat. 68: 3
7. Etienne, A., Hequet, F., Clostre, F. (1986) Presse Méd. 15: 1506
8. Fischer, B., Ungerer, D. (1982) In : Dritte Klausenbacher Gesprächsrunde, B. Fischer, S. Lehrl (Eds.) Pharmazeutische Verlagsgesellschaft München, pp. 12–13
9. Galley, P., Safi, N. (1977) Bordeaux Méd. 10: 171
10. Geßner, B.,Voelp, A., Klasser, M. (1985) Arzneim.-Forsch./Drug Res. 35: 1459
11. Heiss, W. D., Zeiler, K. (1978) Pharmakotherapie 1: 137
12. Hofferberth, B., Schröder,W. (1979) Ein Programmsystem zur automatischen Auswertung und Befundung von Elektronystagmogrammen. Medical Informatic Berlin 79, Springer Verlag, Berlin-Heidelberg, pp. 359–365
13. Hofferberth, B. (1987) Acta psychiatr. scand. (Suppl.) 332: 105
14. Kinzel, W. (1984) In : Fünfte Klausenbacher Gesprächsrunde, B. Fischer, S. Lehrl (Hrsg.). Gunter Narr Verlag, Tübingen, pp. 59–69

15. Lechner, H., Ladurner, G., Ott, E. (1984) Klinik, Diagnostik und Therapie zerebraler Abbauprozesse. perimed Fachbuch-Verlag, Erlangen
16. Marcy, R. (1980) Expertise pharmacologique – tanakan injectable, résumé tanakan, Caen, France
17. Pincemail, J., Deby, C. (1986) Presse Méd. 15: 1475
18. Racagni, G., Brunello, N., Paoletti, R. (1986) Presse Méd. 15: 1488
19. Rapin, J., Le Poncin Lafitte, M. (1986) Presse Méd. 15: 1494
20. Taylor, J. (1986) Presse Méd. 15: 1491
21. Tea, S., Celsis, P., Clanet, M., Marc-Vergnes, J. (1979) Gaz. Méd. France 86: 4149

Einfluß von Rökan auf die geistige Leistungsfähigkeit. Placebokontrollierte Doppelblindstudie unter computerisierten Meßbedingungen bei Patienten mit zerebraler Insuffizienz

Gräbel E.

Zusammenfassung

In einer doppelblinden, randomisierten, placebokontrollierten Studie über 24 Wochen wurde die Wirkung von Ginkgo-biloba-Extrakt EGb 761 (Rökan) auf Grundgrößen der geistigen Leistungsfähigkeit bei 72 ambulanten Patienten mit zerebraler Insuffizienz in drei Prüfzentren untersucht. Prüfparameter waren die psychometrische, computerisierte Erfassung von Kurzspeicherkapazität und Grundlerngeschwindigkeit.

Die Besserung der Kurzspeicherkapazität nach sechs Wochen und der Lerngeschwindigkeit nach 24 Wochen war in der Verumgruppe statistisch signifikant, nicht dagegen in der Placebogruppe (Längsschnittanalyse). Die Differenz der Verum- zur Placebogruppe (Querschnittanalyse) erreichte in der 24. Woche statistische Signifikanz. Unter der Behandlung mit Ginkgo-biloba-Extrakt EGb 761 (Rökan) bessern sich demnach die Grundfunktionen der mentalmnestischen Leistungsfähigkeit.

Schlüsselwörter: Zerebrale Insuffizienz, Ginkgo-biloba-Extrakt EGb 761, Rökan, Kurzspeicherkapazität, Lerngeschwindigkeit.

Auch bei der Verwendung von nootropen Substanzen stellt sich das Problem der Objektivierung therapeutischer Effekte. Neben der grundlegenden Beschreibung von Wirkmechanismen durch physiologische und biochemische Methoden nimmt die Beurteilung beobachtbarer Phänomene des zentralen Nervensystems durch den Arzt einen breiten Raum ein (Stichwort Fremdbeurteilungsskala).

Zur Auswahl des Verfahrens

Vorteile von Leistungstests

Zur Objektivierung des Zustands bei organischen Psychosen haben sich auch psycho(patho)metrische Leistungstests bewährt [20]. Die Verwendung derartiger Verfahren bietet zwei prinzipielle Vorteile: Erstens ist der subjektive Einfluß eines Beurteilers auf das Ergebnis weitgehend ausgeschaltet. Zweitens können in Leistungstests kleinere Veränderungen registriert werden als beim Beobachtungsvorgang, der zumeist größere Abstufungen aufweist als die Meßskala des Tests.

In dieser Untersuchung wurden deshalb ausschließlich Leistungsverfahren zur Therapiekontrolle angewandt. Dabei kamen zwei neuartige Entwicklungen zum Einsatz. Erstens wurden keine der vielen speziellen mental-mnestischen Fähigkeiten (z. B. räumliches Vorstellungsvermögen, etc.) erfaßt, sondern der Versuch unternommen, allgemeine, fundamentale Größen zu messen, die das aktuelle, geistige Leistungsniveau kennzeichnen. Nach einem informationspsychologischen Modell [7] zählen hierzu neben der Geschwindigkeit, mit der im ZNS Information bewußt verarbeitet werden kann (die Informationsverarbeitungsgeschwindigkeit), die Zeitspanne, in der Information im Bewußtsein unmittelbar verfügbar ist, die Zeit also, in der ein Bewußtseinsinhalt entweder gelernt werden muß oder wieder vergessen wird (die sog. Gegenwartsdauer).

Das Produkt aus diesen beiden Grundgrößen bildet die Kurzspeicherkapazität, die als Maß für die aktuelle allgemeine geistige Leistungsfähigkeit gelten kann [14]. Außerdem wurde die Gedächtnisleistung (Merkfähigkeit, die über die Gegenwartsdauer hinausgeht) in Form der Grundlerngeschwindigkeit gemessen. Aus der Intelligenzforschung ist bekannt, daß solche Grundgrößen die Ausprägung der speziellen mental-mnestischen Fähigkeiten wesentlich determinieren [6].

Methoden

Psychometrische Leistungsverfahren

Der zweite neuartige Ansatzpunkt liegt in der Art der Messung. Um die Standardisierung zu optimieren und eine hohe Objektivität des Meßvorgangs zu gewährleisten, wurden die beiden Zielvariablen (Kurzspeicherkapazität und Lerngeschwindigkeit) im leicht durchzuführenden Dialog des Patienten mit dem Kleincomputer (Bedienung ausschließlich über eine Taste) auf Rationalskalenniveau gemessen [13].

Außerdem lassen sich Hirnleistungsstörungen durch die verwendeten Testverfahren objektivieren. Wird der IQ-Wert des MWT-B (Mehrfachwahl-Wortschatz-Intelligenztest) [12] als Maß für das prämorbide Niveau der allgemeinen geistigen Leistungsfähigkeit mit dem IQ-Wert der Kurzspeicherkapazität als Maß für das aktuelle Niveau der allgemeinen geistigen Leistungsfähigkeit verglichen, läßt sich aus einem IQ-Wert der Kurzspeicherkapazität, der unterhalb des MWT-IQ liegt, auf einen Abfall der allgemeinen geistigen Leistungsfähigkeit und damit auf eine Hirnleistungsstörung schließen [3]. Dieser Ansatz ermöglicht die Bestätigung der Verdachtsdiagnose „zerebrale Insuffizienz" auf psychometrische Weise, da das Nachlassen mental-mnestischer Fähigkeiten einen wesentlichen Aspekt der Phänomenologie der klinisch manifesten Zerebralinsuffizienz darstellt. Deshalb wurde als zusätzliches Einschlußkriterium gefordert: Der IQ-Wert der Kurzspeicherkapazität ist geringer als der MWT-IQ.

Beschreibung der Patienten

In die Untersuchung wurden 72 Patienten (37 Frauen und 35 Männer) im Alter von unter 80 Jahren (Altersmittelwert 63,8 Jahre, Standardabweichung ± 8,4 Jahre) aufgenommen. Die Diagnose „zerebrale Insuffizienz" wurde aufgrund anamnestischer Daten (Hinweis auf einen stenosierenden Gefäßprozeß im kraniellen Bereich, z. B. TIA oder früherer Infarkt) unter Berücksichtigung internistischer Risikofaktoren (z. B. arterielle Hypertonie) gestellt. Im Zweifelsfall wurde der Befund mittels Doppler-Sonographie verifiziert. Außerdem mußte das psychometrische Einschlußkriterium „IQ-Wert der Kurzspeicherkapazität ist geringer als MWT-IQ" erfüllt sein.

Um in die Studie aufgenommen zu werden, mußten die Patienten in der Lage sein, das Schriftbild auf dem Monitor des Kleincomputers zu erkennen (orientierende Visusprüfung). In einem Screeningtest wurde das verbale Intelligenzniveau bestimmt (MWT-B), da ein Mindestmaß an verbalen Fähigkeiten notwendig ist (MWT-IQ größer als 80) [19], um die Zielvariablen mittels Computer messen zu können.

Patienten mit neurologischen oder psychiatrischen Erkrankungen anderer Genese wurden grundsätzlich ausgeschlossen. Außerdem durfte kein frischer Herzinfarkt bzw. keine schwere Herzrhythmusstörung, keine schwere Leberinsuffizienz, keine schwere Niereninsuffizienz sowie keine Schwangerschaft vorliegen. Folgende Zusatzmedikamente waren während der Behandlungsdauer nicht erlaubt: Vasoaktive Substanzen und solche, die den Zellstoffwechsel beeinflussen; Thrombozytenaggregationshemmer; Antikoagulanzien, Kalziumantagonisten; Nitrate (außer Langzeitbehandlung); Antihistaminika; Tranquilizer und andere Psychopharmaka (gelegentliche Einnahme erlaubt, jedoch nicht unmittelbar vor der Untersuchung) sowie Stimulanzien für das zentrale Nervensystem.

Vor Aufnahme wurden die Patienten mündlich und schriftlich entsprechend der Deklaration von Helsinki aufgeklärt.

Studiendesign und Untersuchungsablauf

Die Untersuchung wurde als placebokontrollierte, randomisierte Doppelblindstudie konzipiert. Bei Patienten, die hinsichtlich zerebraler Insuffizienz vorbehandelt waren, wurde die Medikation zu Beginn einer vorgeschalteten vierwöchigen Auswaschphase abgesetzt.

Die 72 Patienten, die die genannten Einschlußkriterien erfüllten, verteilten sich auf drei Prüfzentren (30, 25 und 17 Patienten in allgemeinärztlichen Praxen). Die randomisierte Zuordnung auf beide Behandlungsgruppen (Verum oder Placebo) wurde mittels eines Zufallsgenerators durchgeführt.

Die Verumgruppe (36 Patienten) erhielt eine Tagesdosis von 160 mg Ginkgo-biloba-Extrakt 761 (standardisiert auf 24% Ginkgo-Flavonglykoside und 6% Terpenlactone: Ginkgolide, Bilobalid). Die Patienten erhielten zweimal täglich 80 mg in oraler, fester Form. Die Placebogruppe (ebenfalls 36 Patienten) erhielt ein äußerlich identisches Präparat ohne Wirkstoff.

Die Behandlungsdauer betrug in beiden Gruppen 24 Wochen. Zu den Kontrollzeitpunkten nach 6, 12 und 24 Behandlungswochen wurde neben der Messung der Zielvariablen nach Begleiterscheinungen gefragt sowie die Compliance durch Befragung kontrolliert. Der Therapiecode wurde erst entschlüsselt, nachdem alle Patienten die Behandlungsphase durchlaufen hatten.

Statistische Auswertung

Die statistische Beurteilung erfolgt mit nichtparametrischen Verfahren. Für die Längsschnittanalyse wird der Wilcoxon-Test für Paardifferenzen (zweiseitig) verwendet; für die Querschnittanalyse der U-Test von Wilcoxon, Mann und Whitney (zweiseitig) [16]. Ergebnisse sollen dann als statistisch signifikant eingestuft werden, wenn die Irrtumswahrscheinlichkeit α kleiner oder gleich 5% (zweiseitig) ist.

Ergebnisse

Vergleichbarkeit der Patientengruppen

Von den 72 aufgenommenen Patienten gingen 53 in die Auswertung ein. In der Verumgruppe waren insgesamt 7, in der Placebogruppe 12 Dropouts zu verzeichnen. Pro Gruppe schieden 2 Patienten auf eigenen Wunsch wegen Besserung aus. Andere Gründe, die nicht mit den Medikationen im Zusammenhang standen, führten bei 5 Verum- und 7 Placebopatienten zum Abbruch der Teilnahme. Bei 3 Patienten wurde die Placebobehandlung wegen Verschlechterung der Symptomatik eingestellt.

Beide Therapiegruppen stimmten bezüglich Altersverteilung (Verumgruppe: $\bar{x} = 65{,}4$ (s = 7,3) / Placebogruppe: 64,7 (9,0) und Geschlechtsverteilung überein (Verumgruppe: 14 Frauen; 15 Männer / Placebo-Gruppe: 12;

12). Wichtige Risikofaktoren der Arteriosklerose – arterielle Hypertonie und Zigarettenrauchen – kamen in beiden Gruppen annähernd gleich häufig vor (etwa 40% Hypertoniker und 80% Raucher).

Besserung der Hirnleistungsparameter

Vor Beginn der Therapie lag der Durchschnittswert für die Zielvariable Kurzspeicherkapazität in beiden Therapiegruppen 6,5 bzw. 6,2 IQ-Punkte unter dem Durchschnittswert der „Normalbevölkerung" (IQ von 100). Für die Ausgangswerte der Lerngeschwindigkeit wurden Durchschnittswerte gemessen, die dem mittleren Wert der „Normalbevölkerung" (memory quotient MQ = 100) nahekamen, wobei der Gruppenunterschied (4,6 MQ-Punkte) statistisch nicht signifikant war.

Der Vergleich zwischen dem Wert am Ende der Therapiephase (nach 24 Wochen) und dem Ausgangswert ergab für die Placebogruppe keine relevante Veränderung für beide Zielvariablen. Dagegen zeigte sich in der Verumgruppe im Längsschnitt für beide Variablen ein statistisch signifikanter Unterschied, der für die Kurzspeicherkapazität ab der ersten Kontrolluntersuchung (6. Therapiewoche) festzustellen war – für die Lerngeschwindigkeit jedoch erst nach 24 Wochen (Tabellen 1 und 2).

Werden die Ergebnisse im Querschnitt analysiert, erreicht der Unterschied zwischen Verum- und Placebogruppe für die Werte der Kurzspeicherkapazität am Ende der Untersuchungsphase statistische Signifikanz.

Unerwünschte Ereignisse wurden in der Verumgruppe in 4 Fällen registriert (Haarausfall, Völlegefühl, Übelkeit mit Magenschmerzen bzw. Kopfrötung). In der Placebogruppe klagten insgesamt 6 Patienten über Übelkeit mit Erbrechen, Nervosität, Erschöpfungszustand, Kopfsausen mit

Tabelle 1. IQ-Werte der Kurzspeicherkapazität

Patientengruppe		Beginn	Kontrolluntersuchung nach		
			6 Wochen	12 Wochen	24 Wochen
Rökan (n = 29)	$\bar{x}$	93,5	100,1	101,9	107,5
	s	17,2	17,2	18,1	17,5
	mc	0	0	2	1
	Längsschnitt	s. (0,012) ↑	s. (0,005) ↑	s. (<0,0001) ↑	
Placebo (n = 24)	$\bar{x}$	93,8	93,4	96,3	95,8
	s	15,7	14,1	16,1	16,2
	mc	0	0	2	0
	Längsschnitt	n.s. ↑	n.s. ↑	n.s. ↑	
Querschnitt		n. s.	n. s.	n. s.	s. (0,018)

$\bar{x}$ = arithmetisches Mittel; s = Standardabweichung; mc = Anzahl fehlender Werte; n. s. = nicht signifikant; s. (...) = signifikant (alpha)

Tabelle 2. MQ-Werte der Lerngeschwindigkeit

Patientengruppe		Beginn	Kontrolluntersuchung nach		
			6 Wochen	12 Wochen	24 Wochen
Rökan (n = 29)	x̄	101,2	103,4	105,5	110,8
	s	18,6	16,1	16,3	14,2
	mc	1	1	3	2
	Längsschnitt	⌊n.s.	↑...n.s.	↑...s. (0,0001)	↑
Placebo (n = 24)	x̄	105.8	105,6	111,3	106,4
	s	15,4	17,6	17,0	16,6
	mc	4	4	6	4
	Längsschnitt	⌊n.s.	↑...n.s.	↑...n.s.	↑
Querschnitt		n. s.	n. s.	n. s.	n. s.

Abkürzungen vgl. Fußnote Tabelle 1

Schwindel, Brechreiz oder Hitzewallungen. In keinem Fall veranlaßte die Ausprägung der Beschwerden den behandelnden Arzt dazu, die Behandlung abzubrechen.

Die Ergebnisse führten zur Annahme der Untersuchungshypothese, die besagt: Bei Patienten mit zerebraler Insuffizienz bessert sich die mentalmnestische Leistungsfähigkeit unter der Behandlung mit Ginkgo-biloba-Extrakt im Gegensatz zur Placebobehandlung (Abb. 1 und 2).

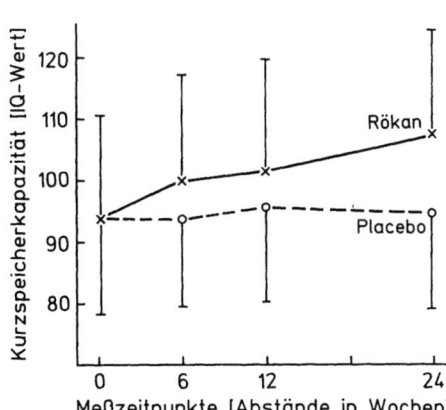

Abb. 1. Verlauf der Kurzspeicherkapazität während der Behandlung

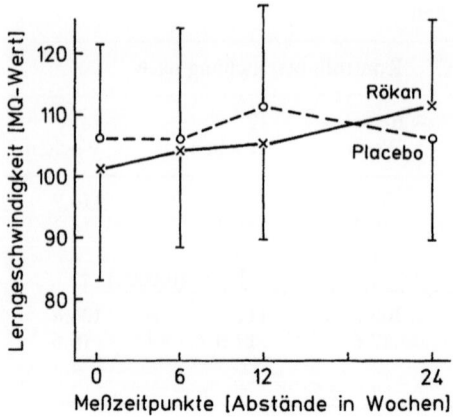

Abb. 2. Verlauf der Lerngeschwindigkeit während der Behandlung

Diskussion

Hohe Objektivität

Um eine hohe Objektivität zu erreichen, wurden die Messungen mittels Computer durchgeführt. Zumindest bei Patienten mit leichten Graden von Hirnleistungsstörungen zeigten sich keine gravierenden Probleme beim Dialog zwischen Patient und Kleincomputer. Wenn dieser Fall dennoch eintreten sollte, ließe sich die Kurzspeicherkapazität auch „manuell" in einem einfachen Verfahren abnehmen [14].

Die Zuverlässigkeit der Messung informationspsychologischer Grundgrößen und damit ihre Eignung zur Verlaufskontrolle wird von Ergebnissen gestützt, die einen vernachlässigbar geringen Lerneffekt bei Meßwiederholung aufzeigen [14].

Sieht man sich die Durchschnittswerte für die Placebogruppe an, sind außer Zufallsschwankungen keine tendenziellen Veränderungen der Zielvariablen feststellbar.

Validität der Prüfparameter

Daß insbesondere die Kurzspeicherkapazität ein valides Maß zur Verifikation von Hirnleistungsstörungen ist, und daß sie damit zur Kontrolle des Therapieverlaufs bei „Nootropika"-Behandlung geeignet ist, ergibt sich aus verschiedenen Untersuchungen [1, 4], die unter anderem einen Zusammenhang zwischen der Kurzspeicherkapazität und speziellen mental-mnestischen Fähigkeiten aufzeigen. Die kurze Durchführungszeit gestaltet die Messung auch für Patienten mit Hirnleistungsstörungen in Verbindung mit reduzierter Durchhaltefähigkeit nicht belastend.

Der doppelblind durchgeführte Kontrollgruppenvergleich – als wichtigste Methode zum Nachweis der Wirksamkeit eines Pharmakons bezeichnet [15] – läßt für die mit Ginkgo-biloba-Extrakt therapierte Patientengruppe im Vergleich zur Placebogruppe einen signifikanten Anstieg der Kurzspeicherkapazität ab der sechsten Therapiewoche erkennen. Der Effekt auf die Lerngeschwindigkeit ist geringer ausgeprägt (signifikanter Unterschied vorher/nachher erst nach 24 Wochen). Dies deckt sich mit Befunden, die feststellten, daß die Lerngeschwindigkeit weniger zur interindividuellen Differenzierung beiträgt als die Kurzspeicherkapazität [14].

Die relativ hohe Zahl von Dropouts (26%) hat die Zusammensetzung der Stichprobe bezüglich der erfaßten Merkmale (Alter, Geschlecht, etc.) nicht wesentlich verändert. Die Frage nach dem Einfluß der Dropouts auf das Untersuchungsergebnis läßt sich zwar nicht definitiv beantworten, die Tatsache, daß bei drei Placebopatienten wegen Verschlechterung der Symptomatik die Behandlung abgebrochen werden mußte, während dies in der Verumgruppe bei keinem Patienten der Fall war, läßt vermuten, daß das Dropout-Phänomen den Unterschied zwischen den Behandlungsgruppen wohl eher verringert als vergrößert hat.

Neben physiologischen und biochemischen Befunden, die Hinweise auf die mögliche Eignung von Ginkgo-biloba-Extrakt zur Therapie von Hirnleistungsstörungen geben [2, 10, 11], ließ sich in verschiedenen Studien eine Besserung des klinischen Beschwerdebilds verifizieren [5, 8, 18]. Außerdem konnte die Wirksamkeit mit „herkömmlichen" psychometrischen Tests nachgewiesen werden [9, 10, 18]. Auch die zusammenfassende Bewertung der Placebokontrollierten Studien zu Ginkgo-biloba-Extrakt EGb 761 von Weiß und Kallischnigg [17] belegt die therapeutische Wirksamkeit bei Hirnleistungsstörungen. Der hier festgestellte signifikante Effekt auf Basisgrößen der Hirnfunktion (insbesondere auf die „Kapazität der bewußten Informationsverarbeitung") ergänzt somit das Bild von der Wirkung von Rökan.

Literatur

1. Bartels, H. (1986) Nachweis der Wirksamkeit von Vincamin bei zerebraler Insuffizienz. Med. Welt 37: 729–734
2. Bazan, N. G., Panetta, T., Marcheselli, V. L., Spinnewyn, B. (1988) A platelet-activating factor antagonist inhibits the cerebral blood flow and neurochemical changes caused by cerebral injury-reperfusion. In: Braquet, P. (Hrsg.): Ginkgolides – chemistry, biology, pharmacology and clinical perspectives. J. R. Prous Science Publishers, Barcelona, pp. 681–685
3. Blaha, L., Böther, K., Burkhard, G., Cameron, S., Dickreiter, B., Fischer, B., Gräßel, E., Kapoula, O., Lehrl, S., Woelk, H. (1991) Demenzmessung in der ärztlichen Praxis. Extracta Psychiatrica 5, n° 5:5-31
4. Böhlau, V., Pelka, R. B., Schildwächter, G. (1984) Zur Therapie seelisch-geistiger und körperlicher Leistungsstörungen bei vorgealterten Patienten. Ergebnisse einer Dop-

pelblinduntersuchung mit Vincamin. In: Böhlau, V. (Hrsg.): Altern: körperliches und geistiges Training-Medizinische Therapie. Schattauer, Stuttgart, pp. 65–86
5. Eckmann, F., Schlag, H. (1982) Fortschr. Med. 100: 1474–1478
6. Eysenck, H. J. (1986) The theory of intelligence and the psychophysiology of cognition. In: Sternberg, R. J. (Hrsg.): Advances in the study of human intelligence. Erlbaum, Hillsdale N. J., pp. 1–34
7. Frank, H. (1960) Über grundlegende Sätze der Informationspsychologie. grkg/Humankybernetik 1: 25–32
8. Halama, P., Bartsch, G., Meng, G. (1988) Hirnleistungsstörungen vaskulärer Genese. Randomisierte Doppelblindstudie zur Wirksamkeit von Ginkgo-biloba-Extrakt. Fortschr. Med. 106: 408–412
9. Hofferberth, B. (1989) Einfluß von Ginkgo-biloba-Extrakt auf neurophysiologische und psychometrische Meßergebnisse bei Patienten mit hirnorganischem Psychosyndrom. Eine Doppelblindstudie gegen Placebo. Arzneimittel-Forsch./Drug Res. 39: 918–922
10. Hofferberth, B. (1991) Simultanerfassung elektrophysiologischer, psychometrischer und rheologischer Parameter bei Patienten mit hirnorganischem Psychosyndrom und erhöhtem Gefäßrisiko – eine placebo-kontrollierte Doppelblindstudie mit Ginkgo-biloba-Extrakt EGb 761. In: Stodtmeister, R., Pillunat, L. E. (Hrsg.): Mikrozirkulation in Gehirn und Sinnesorganen. Enke, Stuttgart, pp. 64–74
11. Költringer, P., Eber, O., Lind, P., Langsteger, W., Wakonig, P., Klima, G., Rothlauer, W. (1989) Mikrozirkulation und Viskoelastizität des Vollblutes unter Ginkgo-biloba-Extrakt. Eine placebokontrollierte, randomisierte Doppelblind-Studie. Perfusion I: 28–30
12. Lehrl, S. (1989) Mehrfachwahl-Wortschatz-Intelligenztest, MWT-B, 2. arb. Aufl. Perimed, Erlangen
13. Lehrl, S., Fischer, B. (1984) Computertestung informationspsychologischer Grundgrößen bei zerebraler Insuffizienz in 66 ärztlichen Praxen. In: Böhlau, V. (Hrsg.): Altern, körperliches und geistiges Training – medizinische Therapie. Schattauer, Stuttgart, pp. 97–116
14. Lehrl, S., Fischer, B. (1988) The basis parameters of human information processing: their role in the determination of intelligence. Person. individ. Diff. 9: 883–896
15. Möller, H.-J., Benkert, O. (1980) Methoden und Probleme der Beurteilung der Effektivität psychopharmakologischer und psychologischer Therapieverfahren. In: Biefang, S. (Hrsg.): Evaluationsforschung in der Psychiatrie. Enke, Stuttgart, pp. 54–128
16. Sachs, L. (1984) Angewandte Statistik. Springer, Berlin, Heidelberg, New York, Tokyo
17. Weiß, H., Kallischnigg, G. (1991) Ginkgo-biloba-Extrakt (EGb 761). Meta-Analyse von Studien zum Nachweis der therapeutischen Wirksamkeit bei Hirnleistungsstörungen bzw. peripherer arterieller Verschlußkrankheit. Münch. med. Wschr. 133: 138–142
18. Weitbrecht, W.-U., Jansen, W. (1986) Primär degenerative Demenz: Therapie mit Ginkgo-biloba-Extrakt. Placebo-kontrollierte Doppelblind- und Vergleichsstudie. Fortschr. Med. 104: 199–202
19. Zerssen, D. von (1975) Allgemeiner Teil zu den klinischen Selbstbeurteilungsskalen aus dem Münchner Psychiatrischen Informations-System (Psychis München). Beltz, Weinheim
20. Zerssen, D. von (1980) Psychopathometrische Verfahren und ihre Anwendung in der Psychiatrie. In: Peters, U. H. (Hrsg.): Die Psychologie des 20. Jahrhunderts. Bd. 10: Ergebnisse für die Medizin (2), Psychiatrie. Kindler, Zürich, pp. 149–169

Untersuchung der Langzeitwirkung von Rökan auf die Vigilanz und mentale Leistungsfähigkeit mittels quantifiziertem Pharmako-EEG und psychometrischen Messungen

Geßner B., Voelp A., Klasser M.

Zusammenfassung

Das Ziel der vorliegenden Untersuchung war es, die Wirkung von Ginkgobiloba-Extrakt 761 (Rökan) auf das ZNS abzuschätzen, um so seine Anwendungsmöglichkeiten als Therapeutikum bei Patienten mit zerebraler Insuffizienz beurteilen zu können. Zur Untersuchung der vigilanzfördernden Wirkung eines Medikamentes ist das quantitative Pharmako-EEG die Methode der Wahl. Ihm sind zur Absicherung der Befunde auf der Ebene des Verhaltens und Erlebens psychometrische Verfahren zur Seite zu stellen. An der Doppelblind-Untersuchung nahmen 60 freiwillige, ihrem Alter entsprechend in ihrer Vigilanz beeinträchtigte Probanden beider Geschlechter zwischen 57 und 77 Jahren teil. Sie wurden zufällig einer der drei Untersuchungsgruppen zugewiesen: jeweils 20 Probanden erhielten 3mal täglich 40 mg Rökan bzw. 5 mg Nicergolin bzw. ein Placebo gleichen Aussehens. Die Probanden wurden vor Medikationsbeginn sowie 4, 8 und 12 Wochen danach einer umfangreichen Untersuchungsreihe unterzogen. Die Subklassifikation der Stichproben ergab, daß die Vigilanz der Probanden mit ungünstiger Ausgangslage durch Rökan-Langzeitbehandlung deutlich verbessert werden konnte. Auf der Verhaltensebene verbesserten sich die Reaktionszeiten der Rökan-Gruppe gegenüber den Referenzsubstanzen. Die Ergebnisse zeigen, daß durch eine Langzeitbehandlung mit Rökan bei älteren Personen mit Beeinträchtigung der geistigen Leistungsfähigkeit und Vigilanz positive Ergebnisse zu erzielen sind, die sich auch auf der Verhaltensebene widerspiegeln, während bei gesunden Personen mit guter Ausgangslage kaum Verbesserungen erreicht werden.

Schlüsselwörter: Vigilanz, mentale Leistungsfähigkeit, Pharmako-EEG.

Einführung

Das EEG erlangte in den letzten Jahren eine immer größere Bedeutung bei der Messung von Hirnleistungsschwankungen. Die metabolischen Veränderungen im Bereich des ZNS manifestieren sich unmittelbar in Änderungen des EEG, die wiederum direkt mit Verhaltensänderungen korrelieren.

Aufgrund der Sensibilität, mit der auch feinste Veränderungen der Hirnaktivität registriert werden, kann das computeranalysierte EEG im Gegensatz zur visuellen Analyse als verläßliches Instrument zur Bewertung der Wirkung eines Präparates auf das ZNS betrachtet werden.

Durch Analyse des Leistungsspektrums der EEG-Kurven können Vigilanzänderungen durch charakteristische Verschiebungen der verschiedenen Frequenzen aufgezeigt werden, deren Addition der gemessenen Gesamtaktivität entspricht. Mit diesem Verfahren können auf das ZNS wirkende Substanzen klassifiziert werden [10].

Klinische Studien deuten auf eine reduzierte Adaptation der Vigilanz-Regulation bei älteren Menschen. Transversale und longitudinale Studien ergeben gewöhnlich eine altersabhängige verminderte Alpha-Aktivität des EEG und einen gleichzeitigen Rückgang der dominanten Frequenz [16].

Die nootrop wirksamen Substanzen steigern die Alpha-Komponente der EEG-Kurven (oder verhindern zumindest ihre Abnahme), erhöhen die Aktivität im Bereich der Beta-Wellen und der dominanten Frequenzen; andererseits können sie die Inzidenz für Theta-Wellen verringern. Diese Veränderungen werden gewöhnlich als deutliche Zeichen einer Vigilanzverbesserung interpretiert und damit einer besseren Organisation adaptiver Verhaltensweisen.

Im allgemeinen kann durch nootrope Substanzen auch das subjektive Befinden des Patienten beeinflußt werden. Daher müssen zusätzliche Tests und psychometrische Bewertungen durchgeführt werden, um Aufschluß über Verhalten und Persönlichkeit zu gewinnen.

Für den standardisierten Ginkgo biloba-Extrakt 761 wurden in der Literatur verschiedene rheologische, metabolische und hämodynamische Effekte beschrieben [9, 18–21]. Diese positiven Wirkungen wurden in klinischen Doppelblindstudien bestätigt [1, 2, 4–8, 12, 13, 15, 17, 22].

Diese Doppelblindstudie über Rökan gegen Nicergolin und Placebo beruht auf der Quantifizierung der registrierten EEG-Veränderungen als sensitive Methode zur Beurteilung von Pharmaka in bezug auf neuro- und psychotrope Effekte; Ziel war die Beurteilung der zentralen Wirkung von EGb 761 auf die Vigilanz. Die Wirkung auf Verhalten und Persönlichkeit wurde anhand von psychometrischen Tests beurteilt. Die quantitative Auswertung des EEGs ermöglicht außerdem Aussagen über die zerebrale Bioverfügbarkeit einer Substanz [14].

Nach einer klinischen Voruntersuchung wurden 60 Patienten beider Geschlechter für die dreimonatige Therapiestudie ausgewählt. Das Alter lag zwischen 57 und 77 Jahren (Durchschnittsalter 65,5 Jahre). Die Patienten wurden gleichmäßig in drei Gruppen randomisiert: Rökan, Nicergolin und Placebo (3 Gruppen mit je 20 Patienten).

Präparate

Es wurden drei Präparate verglichen: Ginkgo-biloba-Extrakt 761 (Rökan) in einer Dosierung von 3 x 40 mg/d; Nicergolin in der üblichen Dosierung von 3 x 5 mg/d. Die beiden Placebos (für Rökan und NCG) waren hinsichtlich Aussehen, Farbe und Geschmack von den beiden Vergleichspräparaten nicht verschieden.

Studiendesign

Die Dauer dieser Doppelblindstudie mit drei unabhängigen Medikationen betrug nach einer 2wöchigen Wash-out-Phase 12 Wochen; alle Psychostimulantien wurden während der Studie abgesetzt. Bei jeder Untersuchung wurde die Compliance überprüft. Vor den Messungen wurden die Patienten mit den Tests vertraut gemacht, um Lerneffekte während des eigentlichen Tests zu vermeiden.

Nach der 2wöchigen Wash-out-Phase wurden die Ausgangswerte bestimmt (U1) und danach drei weitere Untersuchungen in 4wöchigem Abstand durchgeführt (U2, U3, U4). Nach jedem Test wurde in einer detaillierten und teilweise strukturierten Befragung das subjektive Befinden beurteilt. Nach der letzten Untersuchung wurde allen Probanden mitgeteilt, welches Medikament sie erhalten hatten. In jeder Gruppe mußte je ein Patient zwischen U1 und U2 aus medizinischen, studienunabhängigen Gründen ausgeschlossen werden.

Meßverfahren

Physiologische Messungen

Während der Untersuchungen U1–U4 wurde das Pharmako-EEG über vier Kanäle an den Punkten O1–C1, C1–F1, O2–C2 und C2–F2 an beiden Hemisphären gemäß dem internationalen System 10/20 registriert. Die Patienten saßen hierzu entspannt in einem bequemen Sessel mit geschlossenen Augen in einem elektrisch isolierten Raum. Der Untersucher beobachtete mittels Videokamera das Verhalten des Patienten und notierte alle Bewegungen, so daß Artefakte erkannt werden konnten.

Die an den Elektroden gemessenen Potentiale wurden verstärkt, gefiltert ($T=0,1$; $f(-3\ db) = 30$ Hz) und on-line durch den Computer digitalisiert (Digital Equipment PDP 11/60). Jede Messung umfaßte ein 5minütiges Ruhe-EEG (R-EEG) sowie ein gleich langes Vigilanz-EEG (V-EEG). Um während der Aufzeichnung des V-EEG eine gleichmäßige Vigilanz zu gewährleisten, mußten die Probanden durch Knopfdruck zwei Töne von 500 und 1000 Hz unterscheiden. Während der Aufzeichnung des Ruhe-EEG wurde dagegen einem Nachlassen der Vigilanz nicht entgegengewirkt.

Aus den EEG-Signalen wurden anschließend die Leistungsdichtefunktionen (Leistungsspektrum) für je 4-Sekundenintervalle mit einer Frequenzauflösung von 0,25 Hz berechnet. Das gesamte Spektrum von 30 Hz wurde in 6 Frequenzbereiche unterteilt: 1,5–3,5 Hz im Bereich Delta; 3,6–7,5 Hz im Bereich Theta; 7,6–10 Hz im Bereich Alpha-1; 10,1–13,5 Hz im Bereich Alpha-2; 13,6–20 Hz im Bereich Beta-1 und 20,1–30 Hz im Bereich Beta-2. Außer den relativen und absoluten Intensitäten für die 6 Bereiche errechneten wir die Gesamtintensität des Spektrums und zusätzlich die dominante Frequenz als Ort der maximalen Energiedichte. Blutdruck und Puls der Probanden wurden im Sitzen gemessen.

Psychologische und psycho-physiologische Tests

Einfache Reaktionszeit: Messung der Zeit zwischen Präsentation eines Lichtsignals und Knopfdruck (21 mal hintereinander).

Multiple Reaktionszeit: Bei diesem Test müssen die Probanden auf eine Reihe von aufeinanderfolgenden und zufällig aufleuchtenden farbigen Lichtsignalen reagieren, in dem sie auf den Knopf der entsprechenden Farbe drücken. Als Leistungsparameter ist die mittlere Zeit zwischen Aufleuchten der Lampe und Drücken des farblich zugehörigen Knopfes. Hierbei adaptiert sich die Reizdauer an der Leistung der Probanden.

Flimmerverschmelzungsfrequenz: automatische Messung mit steigenden und fallenden Frequenzen. Der Proband drückt bei Erfüllung des Testkriteriums (bei steigender Frequenz die Wahrnehmung eines kontinuierlichen Lichtes, bei fallender Frequenz die Wahrnehmung von Flackern) einen Knopf. Jeder Test besteht aus 4 steigenden und 4 fallenden Sequenzen.

Pursuit-tracking Test: Beurteilung des Konzentrationsvermögens und der Motorik. Ein rechteckiges Feld definierter Lichtintensität bewegt sich horizontal über den Bildschirm. Ein zweites Feld identischer Größe kann vom Probanden über einen Joystick dirigiert werden. Beide Felder müssen zur Deckung gebracht werden. Die Geschwindigkeit der Bewegung des Felds variiert in Abhängigkeit von der Leistung des Probanden (mittleres Intervall zwischen Stimulus und Tracker). Die Testdauer beträgt 5 Minuten, gemessen wird die mittlere Geschwindigkeit des präsentierten Feldes.

Pauli-Test: Innerhalb von drei Minuten sollen möglichst viele richtige Lösungen für eine Reihe einfacher Rechenaufgaben gefunden werden (Addition zweier einfacher Zahlen). Die Leistung wird anhand der Zahl der richtigen Antworten gemessen.

d2-Test: Aufgabe des Probanden ist es, aus einer Reihe von Mustern diejenigen auszuwählen, die einem gegebenen Selektionskriterium entsprechen; innerhalb einer bestimmten Zeit sollen möglichst viele gefunden werden. Die Leistung kann quantitativ (Zahl der Antworten) und qualitativ (Zahl der richtigen Antworten) gemessen werden.

Partiell strukturierte Befragung

Neben den physiologischen und psychologischen Tests erfolgte für jeden Probanden bei den Untersuchungen eine partiell strukturierte Befragung (U1 bis U4). Damit sollten Faktoren, die mit dem Allgemeinbefinden des untersuchten Probanden interferieren konnten, vor allem aus der privaten und familiären Sphäre, erfaßt werden. Veränderungen des Gesundheitszustandes wurden unabhängig von den Ursachen ebenfalls festgehalten. Während der letzten Befragung (zum Zeitpunkt U4) wurde ein besonderes Augenmerk auf die abschließende subjektive Bewertung des Präparates durch Untersucher und Patient gerichtet.

Bewertung der Befunde

Die EEG-Befunde wurden direkt in den Computer eingegeben und unmittelbar in Leistungsspektren konvertiert, für jeden Kanal und jede Ableitung jeweils getrennt, um für jede Behandlungsgruppe einen Durchschnittswert zu ermitteln. Die Ergebnisse der psychometrischen Tests wurden ebenfalls in Durchschnittswerten ausgedrückt.

Die EEG-Ableitungen der okzipitalen Region sind für die Bewertung der Vigilanz besonders aufschlußreich, da das Niveau der kortikalen Ermüdung hier sehr leicht durch den jeweiligen Alpha-Anteil nachgewiesen werden kann. Die Ergebnisse der EEG-Untersuchung werden daher mittels Beispielen aus den Ableitungen O2-C2 dargestellt (rechte zentro-okzipitale Ableitung). Die dabei registrierten Werte sind charakteristisch für die anderen Ableitungen, deren gesonderte Darstellung daher nicht erfolgte.

Die Gruppen und Zeitwerte wurden auf statistsch signifikante Unterschiede mittels multivariabler Meßwiederholungs-Varianzanalyse mit T-Tests überprüft.

Aufgrund der Befunde wurden die Probanden anhand verschiedener, pharmakodynamisch relevanter Kriterien in Untergruppen aufgeteilt, wobei die Analyse der Ergebnisse für jede Untergruppe separat durchgeführt wurde.

Ergebnisse

Strukturgleichheit der Patientenkollektive

Die 3 Gruppen waren hinsichtlich Alter (Durchschnittsalter 65,5, Altersbereich 57 – 77 Jahre), Geschlecht, sozialem Umfeld, Bildung und Grad der zerebralen Leistungsminderung vergleichbar. In jeder Gruppe schied ein Patient aus, so daß die Endbewertung anhand von 57 Patienten erfolgte.

Gesamtergebnisse

Im Vergleich von Vigilanz- und Ruhe-EEG kommt im Rahmen der Untersuchungsfragestellung dem Vigilanz-EEG die größere Bedeutung zu, da eine zentrale Aktivität immer mit Modifikationen der Vigilanz verbunden ist.

Relative Frequenz

Die wichtigsten Ergebnisse aus dem Vigilanz-EEG im Bereich der Ableitungen O^2-C^2 sind in Tabelle 1 dargestellt. Die Befunde aus dem Ruhe-EEG sind nahezu vergleichbar, so daß eine separate Präsentation nicht erfolgt.

Die bei den Untersuchungen vor Studienbeginn (U1) und nach Abschluß (U4) ermittelten Durchschnittswerte zeigen keine klare Tendenz. Insgesamt sind keine systematischen Veränderungen in eine spezifische Richtung festzustellen. Die Gruppen-Mittelwerte wurden varianzanalysiert.

Durch Differenzbildung zur Ausgangslage (U1) wurden die Unterschiede zwischen den drei Behandlungsgruppen im Verlauf der Studie deutlicher abgegrenzt. In Abb. 1 sind die Veränderungen des Vigilanz-EEGs im Bereich Alpha-1 dargestellt. Nur in der Rökan-Gruppe war ein deutlicher Anstieg bis U3 festzustellen (7,3% gegenüber den Ausgangswerten).

Dominante Frequenz und Leistungsspektrum

Im Verlauf der Studie ist ein leichter Rückgang der dominanten Frequenzen in den beiden Verumgruppen festzustellen, während sie in der Placebogruppe leicht stiegen. Diese Veränderungen waren gerinfügig (max. 0,4 Hz) und innerhalb des normalen Verteilungsbereichs. Die Absolutwerte der Leistungsspektren zeigten keine deutlichen Unterschiede zwischen den Gruppen. Ihre Intensitätsverschiebungen entsprachen weitgehend den in Tabelle 1 bereits wiedergegebenen relativen Anteilen, so daß auf eine separate Darstellung verzichtet wurde.

Untergruppen

Die drei Behandlungsgruppen wurden zusätzlich nach spezifischen Kriterien in Untergruppen geteilt. Eine statistische Analyse wurde wegen des geringen Stichprobenumfangs in den einzelnen Untergruppen nicht durchgeführt. Alle nachfolgend dargestellten Analysen betreffen die Meßwerte aus den Ableitungen O2–C2 im Ruhe-EEG.

Tabelle 1. Arithmetisches Mittel (m) und Standardabweichung (s) der relativen Frequenzproportionen (%) für die Ableitungen O2–C2 im Vigilanz-EEG der verschiedenen Behandlungsgruppen

	Gruppe					
	Placebo		Rökan		Nicergolin	
	m	s	m	s	m	s
Delta						
U1	0,50	0,68	1,10	2,55	0,50	0,71
U2	0,33	0,25	0,37	0,19	0,38	0,32
U3	0,37	0,20	0,36	0,20	0,37	0,19
U4	0,40	0,25	0,45	0,29	0,38	0,27
Theta						
U1	7,67	6,44	6,99	4,71	7,30	3,65
U2	6,28	3,72	6,08	2,93	7,49	4,03
U3	5,64	3,19	5,91	3,32	7,46	4,11
U4	5,53	3,63	6,50	3,87	7,12	3,76
Alpha-1						
U1	30,27	18,64	23,01	14,40	30,63	20,91
U2	29,97	18,64	25,74	15,59	30,63	20,40
U3	29,38	16,87	30,32	16,34	31,76	19,13
U4	32,10	20,72	27,34	18,04	32,11	19,26
Alpha-2						
U1	35,56	16,96	37,96	17,53	30,13	15,58
U2	37,13	17,10	37,80	17,34	27,78	14,95
U3	35,21	16,00	34,06	14,46	27,13	13,90
U4	36,31	19,03	37,82	17,21	27,85	14,28
Beta-1						
U1	16,73	8,26	18,33	9,47	20,80	8,64
U2	15,96	8,26	19,94	10,15	23,19	9,29
U3	17,48	9,17	18,58	7,94	22,86	9,49
U4	15,54	9,13	18,37	9,50	22,35	9,11
Beta-2						
U1	9,27	7,42	12,63	9,81	10,64	6,19
U2	10,34	11,16	10,07	6,00	10,54	5,69
U3	11,92	12,09	10,77	6,36	10,43	6,26
U4	10,13	12,55	9,54	5,69	10,19	5,70

Bei den Patienten mit den initial höchsten Theta/Alpha-Quotienten (mehr als eine Standardabweichung über dem Mittelwert; Placebo n = 8, Nicergolin n = 9, EGb n = 6) wurden in der Placebo- und Nicergolingruppe keine wesentlichen Veränderungen des Ruhe-EEG festgestellt. In der Rökan-Gruppe nahm dagegen der Theta/Alpha-Quotient deutlich ab, und zwar von 0,42 bei U1 auf 0,27 bei U2, und stabilisierte sich auf diesem Niveau, was einer deutlichen Vigilanzsteigerung entspricht (Abb. 2)

Darüber hinaus wurden Untergruppen in bezug auf die dominante Frequenz gebildet, wobei 30% der Probanden in allen Behandlungsgruppen

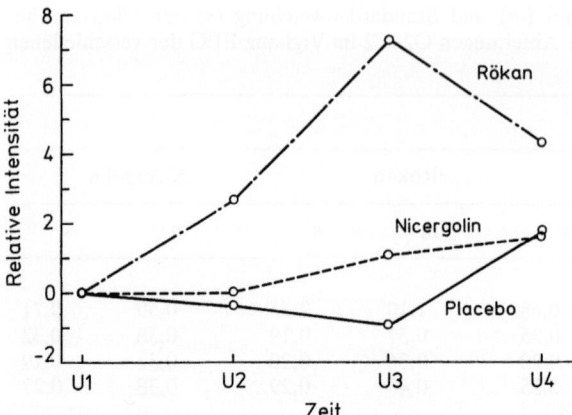

Abb. 1. Veränderung der relativen alpha-1-Anteile im Leistungsspektrum zu verschiedenen Untersuchungszeitpunkten in der Placebogruppe (————), Rökan-Gruppe (–.–.–.–) und Nicergolingruppe (...........) zu den Untersuchungszeitpunkten U2, U3 und U4 gegenüber dem Ausgangswert U1. Vigilanz-EEG, Ableitungen O2–C2: alpha-1; Placebo – Rökan – Nicergolin

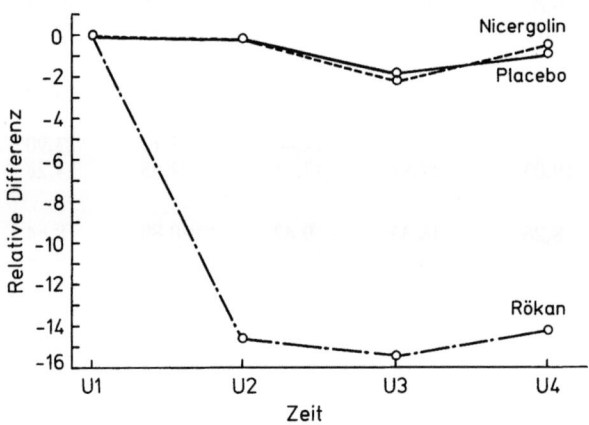

Abb. 2. Veränderung des theta/alpha-Quotienten im Ruhe-EEG bei Patienten mit hohen Ausgangswerten in der Placebogruppe (————), Rökan-Gruppe (–.–.–.–) und Nicergolingruppe (...........) zu den Untersuchungszeitpunkten U2, U3 und U4 gegenüber dem Ausgangswert U1. Ruhe-EEG, Ableitungen O2–C2: theta/alpha-Quotient. Untergruppen mit hohen Ausgangswerten

in die Kategorien besonders hohe bzw. niedrige dominante Frequenz eingestuft wurden.

Dabei ergaben sich interessante Entwicklungstendenzen: bei den Patienten der Rökan-Gruppe mit niedriger dominanter Frequenz stieg die Alpha-1-Aktivität im Ruhe-EEG um 2 Hz zum Untersuchungszeitpunkt U2

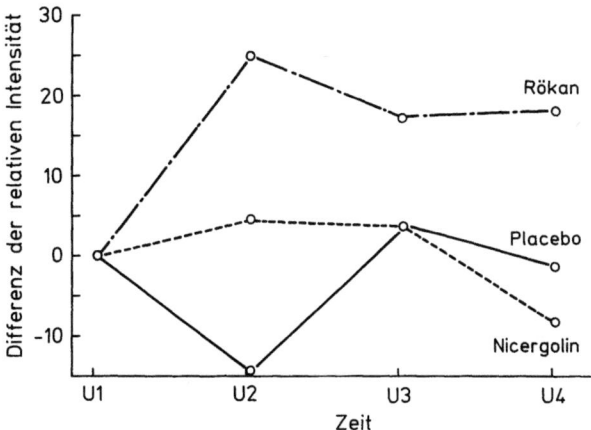

Abb. 3. Verlauf der alpha-1-Aktivität im Ruhe-EEG bei Patienten mit initial niedriger dominanter Frequenz in der Placebogruppe (———), Rökan-Gruppe (–.–.–.–) und Nicergolingruppe (..........) zu den Untersuchungszeitpunkten U2, U3 und U4 im Vergleich zum Ausgangswert U1. Ruhe-EEG, Ableitungen O2–C2, alpha 1. Untergruppen mit niedrigen Ausgangswerten

und stabilisierte sich im weiteren Verlauf auf diesem Niveau. Dieser Befund wurde nur in der Rökan-Gruppe und nicht in den anderen Behandlungsgruppen beobachtet. Dies ist vor allem bemerkenswert, weil die dominante Frequenz bei diesen Patienten im Alpha-Bereich lag (Abb. 3).

Bei den Probanden mit hohen dominanten Frequenzen (in der Regel im Alpha-2-Bereich) wurden in allen Behandlungsgruppen nur leichte Veränderungen des Alpha-1-Anteils beim Ruhe- und Vigilanz-EEG festgestellt.

Blutdruck

Während der dreimonatigen Versuchsdauer wurden zwischen den Behandlungsgruppen und innerhalb der Behandlungsgruppen im Zeitverlauf keine signifikanten Unterschiede für den diastolischen und systolischen Blutdruck beobachtet.

Psychologische und psycho-physiologische Untersuchungen

Reaktionszeit

Die Ergebnisse zu den verschiedenen Zeitpunkten für die drei Gruppen sind in Abb. 4 dargestellt. In der EGb 761-Gruppe verbesserte sich die Reaktionszeit bis U3; im Vergleich zu Nicergolin ist der Unterschied bei allen drei Zeitpunkten U2, U3 und U4 signifikant ($p < 0{,}05$).

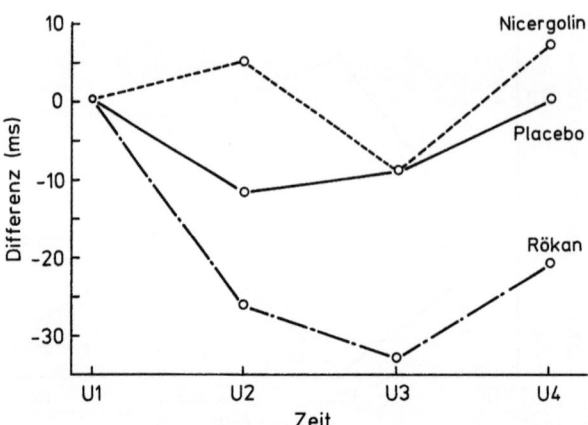

Abb. 4. Durchschnittliche Veränderung der Reaktionszeit (msec) in bezug auf den Ausgangswert in der Placebogruppe (———), Rökan-Gruppe (–.–.–.–) und Nicergolingruppe (..........) zu den Untersuchungszeitpunkten U1–U4. Reaktionszeit: Placebo – Rökan – Nicergolin

Multiple-choice-Reaktionszeit
Die mittleren Intervalle zwischen Stimulus und Multiple-choice-Reaktionszeit zu den vier Meßzeitpunkten sind für jede Behandlungsgruppe in Abb. 5 angegeben. In der Placebogruppe blieb der mittlere Reizabstand bis U3 praktisch konstant und verlängert sich dann am Studienende deutlich. Dagegen zeigte sich in der Rökan-Gruppe über die gesamte Studiendauer eine stetige Tendenz im Sinne einer Verkürzung.

Aufgrund der großen Streubreite der Meßwerte war der Stichprobenumfang für eine statistische Signifikanz zu gering.

Pauli-Test, Flimmerverschmelzungsfrequenz, Pursuit-tracking-Test
Bei diesen Tests wurden keine wesentlichen Unterschiede zwischen den verschiedenen Behandlungsgruppen beobachtet.

Strukturierte Befragung

Nach Studienende wurde die globale Verträglichkeit und Wirksamkeit der Präparate durch den behandelnden Arzt und den Patienten beurteilt (Tabelle 2).

Die Verträglichkeit der beiden pharmakologisch aktiven Präparate wurde in allen Fällen als gut oder sehr gut beurteilt. Die Wirksamkeit der beiden Verummedikationen war nach dem Urteil des Untersuchers weitgehend vergleichbar. In beiden Behandlungsgruppen wurde die Leistung von 9 Patienten wenig modifiziert, während 7 Patienten ein gutes Ergebnis aufwiesen. Dagegen war die Entwicklung unter Placebo deutlich negativ.

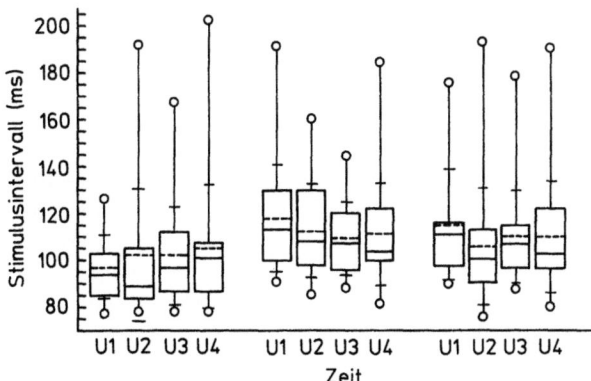

Abb. 5. Stimulusintervall (ms) beim Multiple-choice-Reaktionstest in der Placebo-, Rökan- und Nicergolin-Gruppe zu den Untersuchungszeitpunkten U1 – U4. *Querstrich* = Median; *Rechteck* = Interquartilbereich, ---- = arithm. Mittel; *Längsstrich* = Mittelwert ± 1 s; X = Extremwerte. Multiple-choice-Reaktionszeit; Placebo – Rökan – Nicergolin

Tabelle 2. Bewertung von Verträglichkeit und Wirksamkeit der verabreichten Präparate durch Patienten und Untersucher (Absolutwerte)

	Gruppe		
	Placebo	Rökan	Nicergolin
Verträglichkeit			
– schlecht	0	0	0
– mäßig	0	0	0
– gut	7	5	6
– sehr gut	9	11	10
Patientenurteil zur Wirksamkeit			
– schlecht	11	4	9
– mäßig	2	5	0
– gut	2	6	7
– sehr gut	1	1	0
Prüfarzturteil zur Wirksamkeit			
– schlecht	8	5	8
– mäßig	3	3	1
– gut	2	5	6
– sehr gut	2	3	1

Rökan wurde von den Patienten günstiger bewertet als Nicergolin, und die beiden Verumpräparate wiederum günstiger als Placebo.

Diskussion

Elektroenzephalographie

Die Differentialanalyse zeigt, daß das Vigalenzniveau zu Beginn der Studie ein entscheidender Einflußfaktor für die im weiteren Verlauf registrierten Veränderungen ist. In der Untergruppe mit initial niedriger Vigilanz (Theta/Alpha-Quotient) ergab sich unter Rökan eine deutliche Vigilanzsteigerung im Ruhe-EEG. Dieser Effekt war nach vierwöchiger Therapie deutlich, während es in den anderen Untergruppen zu keiner Verbesserung kam.

Die Ergebnisse in bezug auf den Theta/Alpha-Quotienten korrelieren mit der Differentialanalyse der dominanten Frequenz: im Ruhe-EEG wurde bei den Probanden mit niedriger dominanter Frequenz in den beiden Verumgruppen eine deutliche Vigilanzsteigerung beobachtet. Dieser Effekt war für Nicergolin nur in der Anfangsphase erkennbar, im weiteren Verlauf ergaben sich jedoch für Rökan positivere und konstantere Werte.

Bei Patienten mit initial hohen Frequenzen war der Verlauf in allen drei Gruppen nahezu gleich. Aus den Ergebnissen läßt sich zeigen, daß beide Verummedikationen bei Probanden mit initial niedrigen dominanten Frequenzen eine deutliche Steigerung der relativen Alpha1-Intensität bewirkten, was auf positive Effekte hinweist.

Nach nur vierwöchiger Behandlung mit Rökan wurde ein fast 25%iger Anstieg der Intensität in diesem Frequenzbereich beobachtet. Die nachfolgenden Messungen bestätigten die Stabilisierung dieser positiven Effekte. Diese Ergebnisse sind bemerkenswert, da weder die Behandlung mit Nicergolin noch Placebo zu einem nachhaltigen Anstieg über die Initialwerte führte.

Im Gegensatz zur Substanzwirkung auf Patienten mit erniedrigter Dominanzfrequenz waren die Veränderungen des Alpha1-Anteils im Ruhe-EEG gegenüber dem Gesamtspektrum bei Patienten mit initial hohen dominanten Frequenzen nur schwach ausgeprägt, was auf eine geringere Vigilanzdynamik hinweist.

Aufgrund dieser EEG-Befunde können die positiven Effekte von Rökan wie folgt zusammengefaßt werden: Bei ungünstigen Ausgangsbefunden hinsichtlich Theta/Alpha-Quotient und dominanten Frequenzen im Ruhe-EEG ist eine deutliche Vigilanzverbesserung durch Rökan gegenüber Placebo und partiell gegenüber Nicergolin hervorzuheben. Demnach kann bei Patienten mit ungünstigen Ausgangsbefunden durch Rökan eine Besserung erzielt werden.

Aufgrund des geringen Stichprobenumfangs in den Untergruppen wurde keine inferenzstatistische Auswertung durchgeführt.

Psychometrie

Rökan führte bei der Messung der Reaktionszeiten zu eindeutig positiveren Ergebnissen als die beiden anderen Behandlungsgruppen. Die Reaktionszeit (simple reaction time) auf ein Lichtsignal war ab dem Zeitpunkt U2 deutlich kürzer als zu Beginn der Studie. Keine der beiden anderen Gruppen wies eine ähnliche Besserung des Reaktionsvermögens auf. Die Unterschiede bei den Reaktionszeiten zwischen der Nicergolin- und Placebogruppe entsprechen zufälligen Schwankungen, dagegen war der Unterschied zwischen Rökan und Nicergolin zugunsten von Rökan bei allen drei Meßzeitpunkten statistisch signifikant.

Die Überlegenheit von Rökan bezüglich der Reaktionszeit war tendenziell auch beim Multiple-choice-Reaktionstest erkennbar. Abb. 5 zeigt, daß mit zunehmender Länge der Interstimulus-Intervalle in allen Gruppen statistische Ausreißer vorkamen. Die Mittelwerte sind daher in diesem Fall als Kennwerte eher ungeeignet. Analysiert man dagegen die Medianwerte, so ergibt sich für die Rökan-Gruppe eine stetige Abnahme (Verbesserung) der Multiple-choice-Reaktionszeit.

Die Ergebnisse dieser beiden Tests zeigen, daß Rökan im Gegensatz zu Nicergolin die Reaktionszeit (simple reaction time) sowie die Multiple-Choice-Reaktionszeit, als Parameter für eine komplexe neuronale Informationsverarbeitung, deutlich verbessert. Daß diese Befunde nicht im Pursuit-Tracking-Test bestätigt wurden, kann auf die in diesem Test zusätzlich erforderliche Feinmotorik und Auge-Hand-Koordination zurückgeführt werden.

In den anderen psychometrischen Tests, Flicker-Frequency-Test, Pauli-Test und d2-Test, wurden keine Modifikationen der Leistung und Vigilanz beobachtet.

Die Ergebnisse dieser Studie bestätigen die Befunde von Hindmarch und Subhan (11). In einer placebokontrollierten Doppelblindstudie verkürzte sich signifikant die Reaktionszeit bei jungen gesunden Frauen in Erinnerungstests durch 600 mg/d Rökan, während die Reproduktionsleistung nicht beeinflußt wurde.

Subjektive Wirksamkeit und Verträglichkeit

Patienten und Untersucher bewerteten Rökan in 75% der Fälle als wirksam, Während des gesamten Studienverlaufes gab es keine Hinweise auf unerwünschte Arzneimittelwirkungen oder Unverträglichkeiten bei einer Langzeittherapie.

Schlußbewertung

Rökan verbesserte die Vigilanz im Ruhe-EEG, insbesondere bei Patienten mit ungünstigen Ausgangsbefunden. Das Verhalten der Patienten korreliert mit diesen EEG-Befunden. In der Rökan-Gruppe waren die Reaktionszeit und reaktionsabhängigen Parameter verbessert worden. Diese Studie bestätigt die Ergebnisse von Hindmarch und Subhan [11] aus einer Akutstudie, wonach Rökan die Geschwindigkeit der zentralen Informationsübertragung positiv beeinflußt.

Literatur

1. Augustin, P. (1976) Psychol. Méd. 8: 123
2. Bono, Y., Mouren, P. (1975) Médit. Med. 3, 59
3. Borzeix, M.G., Labos, M., Hartl, C. (1979) Acta Neur. Scand. Suppl. 72: 60
4. Boudouresques, G., Vigouroux, R., Boudouresques, J. (1975) Med. Prat. 598: 76
5. Choussat, H., Belooussoff, T., Dartenuc, J. Y., Emeriau, J. P. (1977) Geriatrie 2: 370
6. Dieli, G., La Mantia, V., Saetta, M., Costanzo, E. (1981) Il Lav. Neuropsich. 68: 1/2
7. Eckmann, F., Schlag, H. (1982) Fortschr. Med. 31: 1474
8. Galley, P., Safi, N. (1977) Bordeaux Méd. 10: 171
9. Heiss, W. O., Zeiler, K. (1978) Pharmakotherapie 1: 137
10. Herrmann, W. M. (1980) Entwicklung und kritische Bewertung eines objektiven Verfahrens zur elektroenzephalographischen Klassifizierung von Pharmaka. Habilitationsschrift an der Freien Universität Berlin
11. Hindmarch, I., Subhan, Z. (1984) Clin. Pharmacol. Res. 4: 89
12. Israel, L., Ohlmann, T., Delomier, Y., Hugonot, R. (1977) Lyon Médit. Med. 13: 1197
13. Leroy, M., Salaun, P., Chovelon, R., Bouilloux, E. (1978) Vie Méd. 28: 2513
14. Matejcek, M. (1978) Sandorama II: 24
15. Moreau, Ph. (1975) Nouv. Presse Méd. 4: 2401
16. Obrist, W. D., Busse, E. W. (1965) In: W.P. Wilson (Ed.): Applications of encephalography in psychiatry. Duke University Press, Durham
17. Pidoux, B., Bastien, C., Niddam, S. (1983) Blood Flow Metab. 3, 1: 556
18. Rapin, J. R., Le Poncin-Lafitte, M. (1979) Sem. Hôp. Paris 55: 42
19. Rapin, J. R., Duterte, D., Le Poncin-Lafitte, M. (1980) J. Pharmacol. 1: 101
20. Taylor, J.E. Gerontology. In press.
21. Tea, S., Celsis, P., Clanet, M., Marc-Vergnes, J.-P. (1979) Gaz. Méd. France 86: 4149
22. Terrasse, J., Morin, B. (1976) Lyon Méd. 235: 841

Objektivierung der klinischen Effekte von Ginkgo-biloba-Extrakt bei cerebraler Insuffizienz mittels Dynamic-Brain-Mapping

FÜNFGELD E. W., STALLEICKEN D.

Zusammenfassung

Die klinischen Wirkungen von 2 Präparaten, Phosphatidylserin und Ginkgo-biloba-Extrakt EGb, werden bei cerebraler Insuffizienz mittels Dynamic-Brain-Mapping objektiviert. Das Computer-EEG ermöglicht in 90% der Fälle die Früherkennung einer cerebralen Störung, bevor wesentliche klinische Ausfallserscheinungen vorliegen. Im Rahmen der psychogeriatrischen Therapie und Therapiekontrolle ist der Einsatz des C-EEG ein einfacher, effizienter und kostengünstiger Weg.

Schlüsselwörter: Cerebrale Insuffizienz, Dynamic-Brain-Mapping, Ginkgo-biloba

Die aufgrund der Zunahme der durchschnittlichen Lebenserwartung veränderte Altersstruktur der Bevölkerung in Industrieländern [1] ist begleitet von einem erheblichen Anstieg dementieller Erkrankungen. So wird je nach Autor die Inzidenz bei den 65- bis 70jährigen mit 2–5%, die der 80- bis 90jährigen mit 20–25% angegeben.

Seit mehreren Jahrzehnten sind Anstrengungen um die Objektivierung und Standardisierung der EEG-Auswertung unternommen worden. Erst die fortgeschrittene Computertechnik hat es möglich gemacht, mit Hilfe der Fast-Fourier-Analyse objektive Meßwerte zu erhalten. Die Methode vermittelt auch eine größere Informationsdichte, da bei der konventionellen Papierregistrierung niedrige Wellen häufig überlagert werden und daher nicht zur Darstellung kommen.

Vor allem in den USA sind entsprechende Apparate entwickelt worden, z. B. Cadwell, Nicolet, etc. Das von Itil in Tarrytown / New York entwickelte System des „Dynamic-Brain-Mapping" ist besonders leicht lesbar, weil Unterschiede im Verlauf deutlich zu erkennen sind. Den üblichen 4 Frequenz-Bereichen sind Farben zugeordnet, die auf einem Monitor erscheinen: verschiedene Abstufungen von Rot für den Delta-Bereich, von Violett für den Theta-, von Blau für den Alpha- und von Grün für den Beta-Bereich. Darüber hinaus sind – dies ist ein ganz wesentlicher Vorzug der Methode Itils – die prozentualen Anteile der 4 Wellenbereiche über den Ableitepunkten direkt ablesbar. Intra- und interindividuelle Vergleiche sind also leicht durchführbar. Orientiert an den Erfordernissen der praktischen Anwendung, sind für jede EEG-Montage 9 unterschiedliche Computerprogramme verfügbar und auf dem Bildschirm darstellbar: 4 Programme beziehen sich auf die 4 verschiedenen Wellenbereiche, es werden die prozentualen Anteile der Delta-, Theta-, Alpha- und der Beta-Wellen in Verteilung und Häufigkeit getrennt dargestellt, 5 weitere Programme wurden nach anderen, klinisch besonders relevanten Gesichtspunkten erstellt, die folgendermaßen definiert wurden: Zuerst die jeweils „absolut höchste Aktivität" („absolute highest") in dem betreffenden Hirnareal bzw. die „zweithöchste Aktivität" („second high"). In den Programmen „primäre" bzw. „sekundäre klinische Aktivität" wurde den langsamen Frequenzen (Delta-, Theta-Wellen) wegen der klinischen Bedeutung Vorrang eingeräumt. In dem Programm „Topographische Verteilung" sind alle 4 Frequenzbereiche vertreten, soweit sie in nennenswerter Häufigkeit über bestimmten Hirnregionen vorkommen [18 – 21].

Während einer mehr als einjährigen Anwendung bei über 500 Patienten mit Verlaufskontrollen unter der Therapie (bei einer Reihe von Patienten über 10 Ableitungen, bei einem Teil sogar über 15) konnte die klinische Relevanz dieser 5 Standardprogramme – neben der Einzeldarstellung der 4 Frequenzbereiche – für die unmittelbare Beurteilung des individuellen Therapieerfolges stets positiv beurteilt werden.

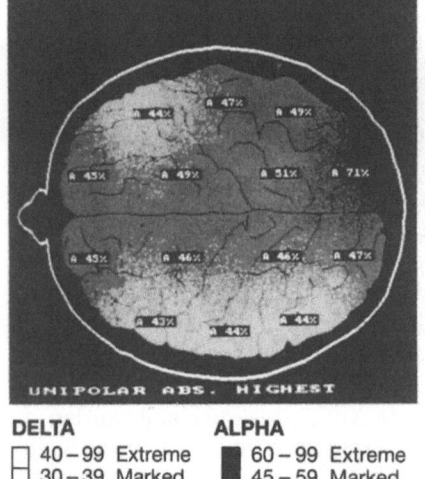

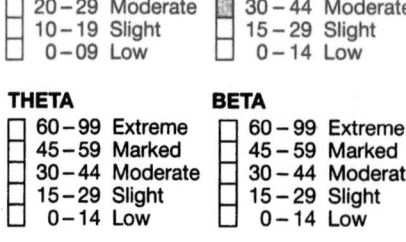

Abb. 1. Normales Alpha-EEG

Normwerte und grenznormale Befunde

Die Abbildungen 1 und 2 zeigen Computer-EEG-Befunde von Patienten, deren EEG bei der konventionellen Ableitung als durchaus normal (Abb. 1 – hier in Seitenansicht nur blaue Alpha-Anteile) bzw. als noch im Normbereich befindlich (Abb. 2 – Aufsicht) beurteilt wurden.

In Abbildung 2 wird darüber hinaus noch folgende Information durch das Computer-EEG vermittelt: Bei einer durchaus normalen okzipitalen und seitengleichen Alpha-Produktion zeigt sich eine präzentrale, deutlich links vorn überwiegende Theta-Aktivität, wobei rechts frontal das Überwiegen einer Beta-Aktivität deutlich wird. Artefakte waren auszuschließen. Nach dem Computer-EEG zeigt sich also kein normaler Befund, sondern zumindest ein Grenzbefund mit Asymmetrie zu ungunsten der vorderen linken Schädelhälfte. Auch bei nochmaliger Durchsicht des konventionell registrierten EEG ließ sich ein entsprechender Befund nicht sicher ausmachen.

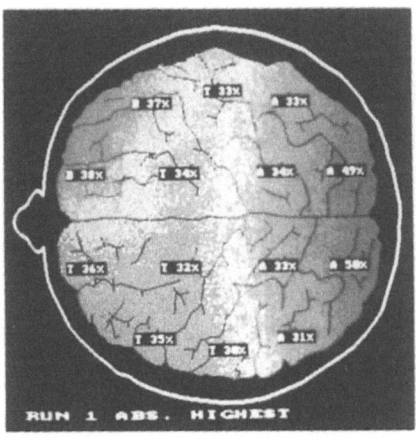

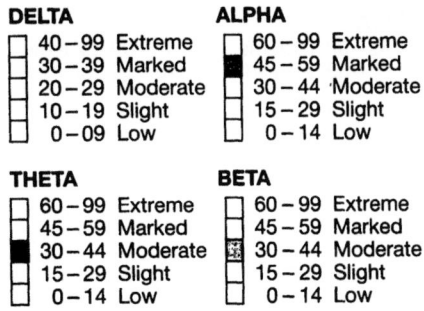

Abb. 2. Grenzbefund mit leichter linksbetonter Thetaeinstreuung (im konventionellen EEG nicht sichtbar)

Befunde mit Nootropika

Es wurde eine ganze Reihe von cerebral wirksamen Substanzen untersucht, Amantadinderivate (Amantadinsulfat, Dimethylamantadin), Nicergolin, Piracetam, Pyritinol. Hier sollen einige Kasuistiken hinsichtlich der Wirkungen von Phosphatidylserin (aus: Dosisfindungsstudie mit 12 und Doppelblindstudie mit 62 Patienten [9 – 12]) und dem standardisierten Ginkgobiloba-Extrakt bei cerebraler Insuffizienz vorgestellt werden.

Das pharmakologische und klinische Erkenntnismaterial über Rökan [2, 4, 17, 23, 27, 1 – 33] und Phosphatidylserin [1, 5, 7, 24, 26] ist in der Literatur dokumentiert.

Kasuistik

1. Fallbeispiel

M. R., 66 Jahre, seit 5 Jahren rasch progrediente dementielle Erkrankung, ein halbes Jahr vor der Aufnahme voll pflegebedürftig, voll desorientiert. Bei

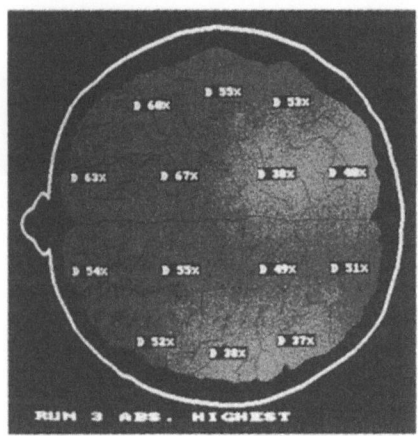

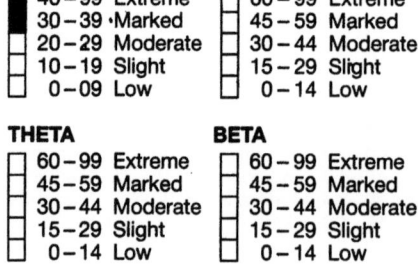

Abb. 3. M. R.; schwere Allgemeinveränderung, reine Deltatätigkeit. Schwere präsenile Alzheimer-Erkrankung

der Aufnahme war überhaupt kein Kontakt möglich, sie stieß unmotivierte Schreie aus. Sie lag meist mit angewinkelten Armen und Beinen im Bett, mußte mit Sonde ernährt werden.

Abbildung 3 zeigt im Programm „absolut highest" eine ausschließliche und frontal betonte Delta-Aktivität. Diese konnte nach einer 2wöchigen Infusionsbehandlung mit Piracetam in einer Dosierung von 2,4 g/d und anschließender 3wöchiger oraler Gabe von 3,6 g/d nur wenig beeinflußt werden. Die zusätzliche Gabe von 300 mg Phosphatidylserin zu der laufenden Medikation ergab innerhalb von 2 Wochen einen leichten Rückgang der Delta-Aktivität, die nach Absetzen von Piracetam und Erhöhung der Phosphatidylserin-Dosierung auf 500 mg/d nach 4 Tagen weiter abnahm (Abb. 4).

Es zeigten sich nun überwiegend Beta-Wellen mit einem Delta-Herd (36%) links präzentral und einem Theta-Herd rechts parietookzipital (39 bzw. 41%). Klinisch ergab sich ein verbesserter Außenkontakt der Patientin. Sie konnte wieder schlucken sowie Sympathien und Antipathien äußern. Die Extremitäten waren oft nur in geringgradiger Beugestellung.

2. Fallbeispiel

Der 74-jährige W.W. wurde zum zweiten Mal zur Behandlung eines seit langen Jahren bestehenden Parkinson-Syndroms aufgenommen. Im Zusammen-

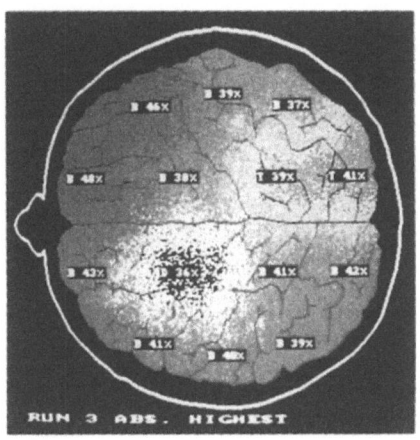

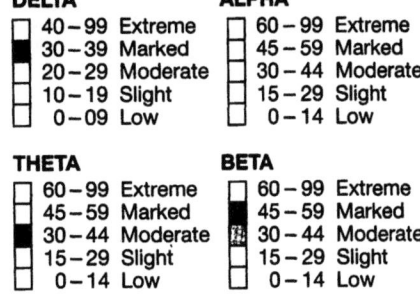

Abb. 4. M. R.; nach 3wöchiger Therapie mit täglich 500 mg/d Phosphatidylserin

hang mit einer recht hohen Anti-Parkinson-Medikation waren früher schon erhebliche Verwirrtheitszustände aufgetreten. Sowohl bei der 1. als auch bei der 2. Aufnahme zeigte sich im konventionellen EEG eine deutliche Allgemeinveränderung. Abbildung 5 zeigt das Programm „absolut highest" und Abbildung 6 das Programm „second high" vor Beginn der Therapie mit Ginkgo biloba-Extrakt.

Während in Abbildung 5 eine sehr deutliche Differenz zwischen den beiden Hemisphären zu beobachten ist – rechtsseitig ausschließlich Theta-Wellen, linksseitig ausschließlich Beta-Wellen –, findet sich in Abbildung 6 eine ausschließliche Alpha-Tätigkeit, die linksseitig etwas deutlicher hervortritt.

Die Abbildung 7 und 8 zeigen die Veränderung zwei Stunden nach der ersten Infusion von 200 mg Ginkgo biloba. Im Programm „absolut highest" (Abb. 7) hat die Theta-Tätigkeit über der rechten Hemisphäre frontal und okzipital gering zugenommen, sie hat sich jedoch auch auf die linke Hemisphäre ausgebreitet mit Ausnahme eines umschriebenen Bezirks von Alpha-Wellen im präzentralen, zentralen und temporalen Bereich.

Im Programm „second high" (Abb. 8) ist ebenfalls eine deutliche Veränderung über der linken Hemisphäre eingetreten: Anstelle der Alpha-Aktivität nun links frontal Beta-Wellen und ein schmales Theta-Band

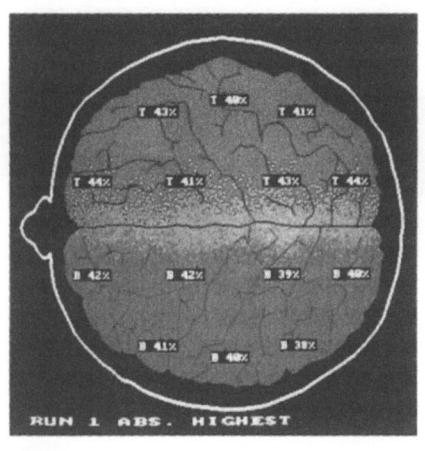

DELTA
- 40–99 Extreme
- 30–39 Marked
- 20–29 Moderate
- 10–19 Slight
- 0–09 Low

ALPHA
- 60–99 Extreme
- 45–59 Marked
- 30–44 Moderate
- 15–29 Slight
- 0–14 Low

THETA
- 60–99 Extreme
- 45–59 Marked
- 30–44 Moderate
- 15–29 Slight
- 0–14 Low

BETA
- 60–99 Extreme
- 45–59 Marked
- 30–44 Moderate
- 15–29 Slight
- 0–14 Low

Abb. 5. W. W.; vor Beginn der Ginkgo-biloba-Therapie, Programm „absolut highest"

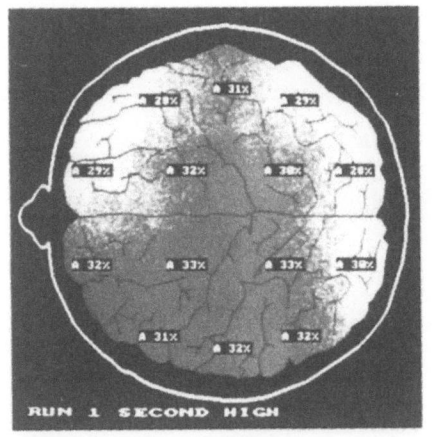 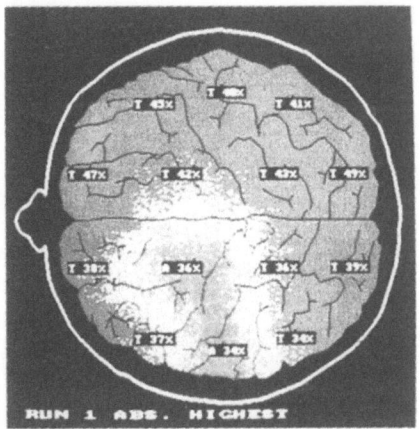

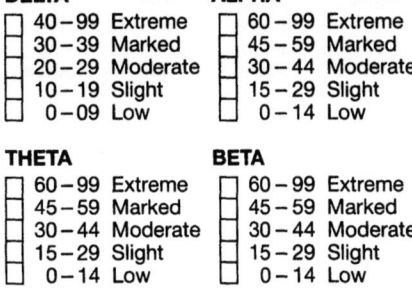

Abb. 6. W. W.; vor Beginn der Ginkgo-biloba-Therapie, Programm „second high"

Abb. 7. W.W.; 2 Stunden nach der ersten Applikation von Ginkgo-biloba-Infusion, Programm „absolut highest"

präzentral, zentral und temporal; rechtsseitig ein leichter allgemeiner Rückgang der Alpha-Tätigkeit.

Die Abbildungen 9 und 10 zeigen die Befunde nach 10 Infusionen mit 200 mg Ginkgo-biloba. In Abbildung 9 findet sich nun eine ziemlich gleichmäßige, leicht rechts überwiegende Theta-Tätigkeit.

Abbildung 10 zeigt einen Rückgang der Alpha-Tätigkeit über der rechten Hemisphäre und links eine Verschiebung der Alpha-Tätigkeit, die nun frontal und okzipital von Beta-Wellen eingegrenzt wird; diese Hemisphäre zeigte initial (Abb. 6) eine sehr starke Beta-Aktivität.

Die Befunde unter der Infusionstherapie mit Ginkgo biloba-Extrakt lassen sich dahingehend interpretieren, daß es zu einem Ausgleich zwischen den beiden Hemisphären gekommen ist, denn die anfänglich deutliche Seitendifferenz ist nach 10 Ginkgo biloba-Behandlung kaum mehr oder nur noch in Resten nachweisbar. Auch das klinische Bild hat sich erheblich gebessert: Deutliche Antriebssteigerung, gute Verträglichkeit der stufenwei-

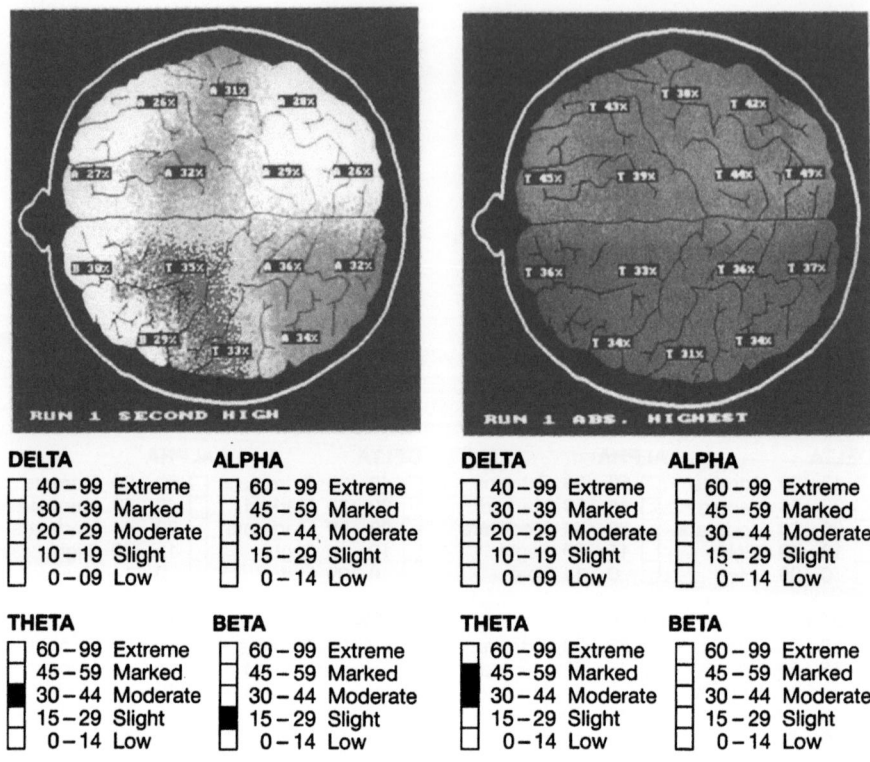

Abb. 8. W.W.; 2 Stunden nach der ersten Applikation von Ginkgo-biloba, Programm „second high"

Abb. 9. W.W.; nach 10 Tagen mit 200 mg Ginkgo-biloba, Programm „absolut highest"

se erhöhten Anti-Parkinson-Medikation, ohne neuerliches Auftreten von Verwirrtheitszuständen. Bei der Nachuntersuchung zweieinhalb Monate nach der Entlassung äußerte sich der Patient sehr zufrieden und berichtete von seinem unverändert guten Befinden.

Seit den ersten Untersuchungen mit dem Brain Mapping im Jahre 1987 sind ausgedehnte Erfahrungen in der oralen und intravenösen Verabreichung von Ginkgo biloba gemacht worden [13]. Der Ginkgo-Extrakt eignet sich als sogenanntes Breitband-Nootropikum, vor allem dann, wenn aus andren Gründen z. B. beim Vorliegen einer Parkinson-Krankheit, Mittel eingesetzt werden müssen, die den cerebralen Stoffwechsel zusätzlich belasten: Bei 111 Parkinson-Patienten mit begleitenden Symptomen einer senilen Demenz vom Alzheimer-Typ (Gedächtnisstörung, Antriebsstörung, organische Wesensänderung) und einem verlangsamten EEG, welches sich insbesondere bei der computerisierten Darstellung (Dynamic Brain Mapping) zeigte, sind folgende Resultate erhoben worden:

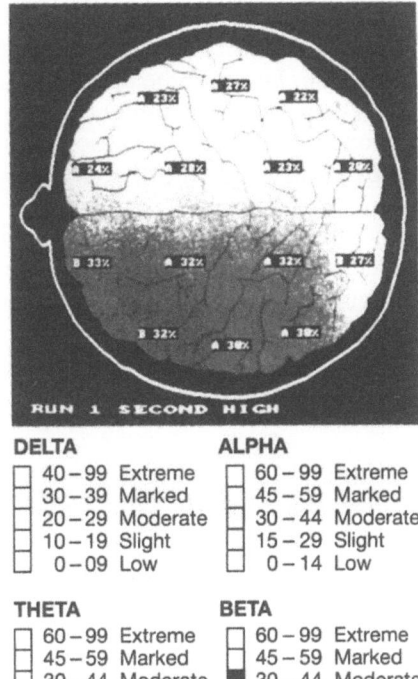

Abb. 10. W. W.; Befund nach 10 Tagen mit 200 mg Ginkgo-biloba, Programm „second high"

C-EEG-Reaktionen nach Ginkgo-biloba-Therapie:

Frequenzverteilung	schneller	unverändert	langsamer
n = 111	63	25	23

In 57% der Fälle zeigt sich also aine Beschleunigung im computerisierten EEG und insbesondere bei der 20-Frequenzband-Analyse; unverändert blieben 22,5% und eine Verlangsamung ließ sich bei 21% nachweisen.

Diskussion

Obwohl in neuester Zeit eine Reihe hochtechnisierter und sehr differenzierter Untersuchungsmethoden zur Verfügung stehen (Positronenemissionstomographie, Nuclear Magnetic Resonance-Technik) ist man weit davon entfernt, Näheres über die eigentlichen Ursachen und die Basisstörungen der senilen Demenz vom Alzheimer-Typ zu wissen. Setzt man die recht vielfältigen Störungen in Beziehung zu den klinischen Bildern, so sind die mit verschiedenen technischen Möglichkeiten erlangten Informationen immer noch relativ uniform, sie reduzieren sich auf wenige klinische Syndrome bzw. Symptome. Derzeit scheint aber der folgende, indirekte Weg zur retrospektiven Diagnostik bestimmter Störungsebenen gangbar: Die Beobachtung der neurophysiologischen Reaktionen auf Medikamente mit Hilfe des Computer-EEG nach Qualität, Quantität und Lokalisation der verschiedenen Frequenzen.

Die Reaktionen, die bei der individuellen Behandlung eines einzelnen Patienten beobachtet werden, können als Zeichen der ihm eigenen Hirnphysiologie und Hirnpathophysiologie angesehen werden.

Literatur

1. Amaducci, L. (1987) Phosphatidylserine in the treatment of Alzheimer's Disease: Results of a multicenter study. Conference at the Third Congress of the Internat. Psychogeriatric Association, Chicago
2. Auguet, M. et al. (1986) Bases pharmacologiques de l'impact vasculaire de l'extrait de Ginkgo biloba. Presse ined. 15: 1524–1528
3. Aust, G. (1987) Therapie mit Rökan bei vertebro-basilärer Insuffizienz. In: Schlitter, K. (Ed.): Vertigo – Interdisziplinäres Symposium, Berlin, 1986. Harsch, Karlsruhe, pp. 64–74
4. Borzeix, M. G. et al. (1980) Recherches sur l'action antiagrégante de l'extrait de Ginkgo biloba. Activité au niveau des artères et des veines de la pie-mère chez le lapin. Sem. Hôp. Paris 56: 393–398
5. Calderini, G., Galbiati, E., Guidolin, D., Milan, F., Nunzi, M., Rubini, R., Zanotti, A., Toffano, G. (1986) Effetti Farmacologici Della Fosfatidilserina Sulle Alterazioni Indotte Dall'Invecchiamento Cerebrale. In: Calderini, G. (Ed.): Nuovi Approcci Farmacologici al Processo Di Invecchiamento Cerebrale. Liviana Editrice, Padova+
6. Claussen, C. F., Kirtane, M. V. (1985) Randomisierte Doppelblindstudie zur Wirkung von Extractum Ginkgo biloba bei Schwindel und Gangunsicherheit des älteren Menschen. In: C. F. Claussen (Hrsg.): Presbyvertigo, Presbyataxie, Presbytinnitus, Gleichgewichtsstörungen im Alter. Springer, Berlin, Heidelberg, New York, Tokio, pp. 103–115
7. Delwaide, P. J., Hurlet, A., Gyselinck-Mambourg, A. M., Ylieff, M. (1986) Double-blind randomized controlled study of phosphatidylserine in senile demented patients. Acta neur. scand. 73: 136–140
8. Drieu, K. (1986) Préparation et définition de l'extrait de Ginkgo biloba. Presse méd. 15: 1455–1457
9. Fünfgeld, E. W., Nedwidek, P. (1987) Neurohomologous Phosphatidylserine in Parkinsonian Patients with associated Disorders of cerebral Metabolism. Results of a Pilot Study. Clinical Trials J. 24: 42
10. Fünfgeld, E. W. (1987) Spectral and Frequence Analysis of the Central EEG Activity in Alzheimer's Disease: The development during nootropic therapy. Conference at International Symposium and Workshop on Topographic Brain Mapping of EEG and Evoked Potentials. Würzburg, Springer, in Press
11. Fünfgeld, E. W. (1987) Late Sequences of Stroke and Reintegration visualised by Dynamic Brain Mapping: Follow-Up Study with Phosphatidylserine, Poster Communication at the II. International Conference on "Dynamics of Sensory and Cognitive Processing by the Brain", Berlin, August 1987

12. Fünfgeld, E.W., Baggen, M., Nedwidek, P., Speck, R. (1987) New nootropic drugs in SDAT – Ratings and objective Results with a Brain Mapping and Imaging System. Conference at the Third Congress of the International Psychogeriatric Association, Chicago, August 1987
13. Fünfgeld, E. W. (1990) Strategies for Treatment in SDAT. In: Psychogeriatrics: Biomedical and Social Advances. K. Hasegawa, A. Homma (Eds.), pp. 205–208.
14. Geßner, B., Voelp, M., Klasser, M. (1985) Study of the long term action of a Ginkgo biloba extract on vigilance and mental performance as determined by means of quantitative pharmaco-EEG and psychometric measurements. Arzneimittel-Forsch. 35: 1459–1465
15. Haguenauer, J. P., Cantenot, F., Koskas, H., Pierart, H. (1986) Traitement des troubles de l'équilibre par l'extrait de Ginkgo biloba. Etude multicentrique à double insu face au placebo. Presse méd. 15: 1569–1572
16. Hofferberth, B. (1987) Die Therapie neurologischer Vertigo-Fälle mit Ginkgo biloba (Rökan) bei hirnorganischem Psychosyndrom. In: Schlitter, K. (Hrsg.): Vertigo – Interdisziplinäres Symposium, Berlin 1986 Harsch, Karlsruhe, pp. 47–63
17. Hofferberth, B. (1987) The influence of Ginkgo biloba extract (GBE) on the neurophysiological and psychometrical test results in patients suffering from organic cerebral psycho-syndrome: A double-blind study versus placebo. Conference at the Third Congress of the International Psychogeriatric Association, Chicago, August 1987
18. Itil, T. M., Shapiro, D. M., Eralp, E., Akman, A., Itil, K. Z., Garbizu, C. (1985) A new brain function diagnostic unit, including the Dynamic Brain Mapping of computer analyzed EEG, evoked potential and sleep (a new hardware/software system and its application in psychiatry and psychopharmacology – grundlegende Arbeit. New trends exp. clin. Psychiat. 1: 107–177
19. Itil, T. (1987) CEEG Brain Mapping in Psychiatry. Conference in: Computer analyzed EEG (CEEG) and evoked potential in Clinical Psychiatry and Research. 140th Annual Meeting of the American Psychiatric Association, Chicago, May 1987
20. Itil, T. M., Itil, K., Eralp, E., Kunitz, A. (1987) CEEG Dynamic Brain Mapping of aging brain and a theory to reverse physiological aging. Conference at the Third Congress of the International Psychogeriatric Association, Chicago, August 1987
21. Itil, T. M., Eralp, E., Itil, K., Manco, A., Mehta, P. (1987) Brain Function Monitoring (BFM) system in geriatric psychopharmacology. Conference at the Third Congress of the International Psychogeriatric Association, Chicago, August 1987
22. Lagrue, G., Baillet, J., Behar, A. (1978) Activité d'un extrait végétal complexe dans les oedèmes idiopathiques or thostatiques. Sem. Hôp. Paris 54: 214–217
23. Marcy, R. (1980) Pharmakologisches Gutachten
24. Milan, F., Guidolin, D., Polato, P., Nunzi, M. G., Toffano, G. (1987) Structural changes in the septal-hippocampal system of the aged rat. Effect of phosphatidylserine administration. Poster-Communication. International Symposium on Alzheimer's Disease, Amsterdam, May 1987
25. Pidoux, B. (1983) Clinical and quantitative EEG double-blind study of Ginkgo biloba extract (GBE). J. Cerebral Blood Flow Metab. 3 (Suppl.)
26. Ransmayr, G., Plörer, S., Gerstenbrand, F. et al. (1985) Phosphatidylserine in the treatment of mild cerebral dysfunction in elder patients. J. Neurol. 232 (Suppl.): 12
27. Rapin, J. R., Le Poncin Lafitte, M. (1979) Modèle expérimental d'ischémie cérébrale. Action préventive de l'extrait de Ginkgo. Sem. Hôp. Paris 55: 2047–2050
28. Rotrosen, J. (1986) Membrane lipids: Can modification reduce symptoms or halt progression in Alzheimer's Disease? Crook, T., Bartus, R. T., Ferris, S., Gershon, S. (Eds.): Treatment Development Strategies for Alzheimer's Disease. Powley Ass., Madison / Con.
29. Stalleicken, D., Boeters, U., Ihm, P. (1988) Verlaufsbeobachtung kognitiver Defizite. Ergebnisse einer multizentrischen Studie mit testpsychologischer Operationalisierung. TW Neurologie/Psychiatrie 2.
30. Taillandier, J., Ammar, A., Rabourdin, J. P., Ribeyre, J. P., Pichon, J., Niddam, S.,

Pierart, H. (1986) Traitement des troubles du vieillissement cérébral par l'extrait de Ginkgo biloba. Presse méd. 15: 1583–1587
31. Taylor, J. E. (1986) Liaison des neuromédiateurs à leurs récepteurs dans le cerveau de rats. Presse méd. 15: 1491
32. Tea, S., Celsis, P., Clanet, M., Marc-Vergnes, J.-P., Boeters, U. (1987) Quantifizierte Parameter zum Nachweis von zerebraler Durchblutungs- und Stoffwechselsteigerung unter Ginkgo-biloba-Therapie. Therapiewoche 37: 2655–2657
33. Vorberg, G. (1985) Ginkgo biloba extract: a long-term study of chronic cerebral insufficiency in geriatric patients. Clin. Trial J. 22: 149–157
34. Weber, N. (1986) Platelet Activating Factor – ein physiologisch aktives Etherlipid. Pharmazie uns. Zeit 15: 107

Rökan bei seniler cerebraler Insuffizienz. Doppelblinde placebokontrollierte Multicenterstudie

TAILLANDIER J., AMMAR A., RABOURDIN J. P., RIBEYRE J., PICHON J., NIDDAM S., PIÉRART, H.

Zusammenfassung

In einer doppelblinden placebokontrollierten Multicenterstudie an 166 Patienten wurde die Wirksamkeit des standardisierten Ginkgo-biloba-Extrakt 761 (Rökan) bei seniler cerebraler Insuffizienz untersucht. Der Therapieerfolg wurde anhand einer speziellen klinischen Bewertungsskala für Geriatrie beurteilt. Der Unterschied in bezug auf die einzelnen Leistungsparameter zwischen der Rökan-Gruppe und der Placebogruppe war ab dem dritten Behandlungsmonat signifikant und nahm im weiteren Verlauf der Studie zu. Diese Befunde korrelierten mit der allgemeinen Einschätzung durch den jeweiligen behandelnden Arzt.

Schlüsselwörter: Cerebrale Insuffienz, GCES, Rökan.

Unter den Begriff senile cerebrale Insuffizienz fallen verschiedene Syndrome unterschiedlicher Genese. Die bedingenden biochemischen, hormonellen und epidemiologischen Faktoren sind nur partiell bekannt. Auch ist die Diskussion hinsichtlich der Definition der einzelnen Syndrome letztlich nicht abgeschlossen. Dennoch wurden eine Reihe von methodischen Regeln erarbeitet, die die präzise Beurteilung der Wirksamkeit einer medikamentösen Behandlung bei seniler cerebraler Insuffizienz ermöglichen.
Von grundlegender Bedeutung ist die Auswahl des Patientenkollektivs anhand strenger, genau definierter Kriterien, da signifikante Ergebnisse nur bei weitgehender Strukturgleichheit erhalten werden. Dies betrifft insbesondere den Schweregrad und die Krankheitsdauer. Weiterhin muß die Ätiologie der einzelnen Symptome beschrieben werden, wobei vor allem die degenerativen von den vaskulären Syndromen abzugrenzen sind.
Letztlich ist angesichts der langsamen Progredienz sowie der transitorischen Fluktuationen der Symptomatik ein großer Beobachtungszeitraum erforderlich. Dies erschwert die Durchführung, bringt aber andererseits Informationen hinsichtlich der Langzeitverträglichkeit der untersuchten Medikation; ein wichtiger Gesichtspunkt bei diesen oft multimorbiden und polytherapierten Patienten.

Methodik

Studiendesign

In die vorliegende Multicenterstudie wurden 166 Patienten (140 Frauen und 26 Männer) aufgenommen. 4 Prüfzentren nahmen an der Studie teil.

Einschlußkriterien

In die Studie aufgenommen wurden Patienten mit Symptomen chronisch cerebraler Insuffizienz entsprechend der „échelle d'appréciation clinique en gériatrie" (GCES). Die untersuchten Patienten waren älter als 60 Jahre und seit mindestens 2 Monaten in einem Seniorenheim untergebracht, sie hatten sich somit an ihre Umgebung adaptiert.

Ausschlußkriterien

Folgende Patienten wurden von der Studie ausgeschlossen:

- Patienten mit dekompensierten Systemerkrankungen (nicht einstellbarer Diabetes mellitus, schwere Niereninsuffizienz, schwere chronische Krankheiten), Psychosen (Delirium, manisch-depressive Syndrome), schwere Neurosen (Hysterie, Zwangsneurose), Neoplasie, chronischem Alkoholismus;
- Patienten mit unabdingbarer Begleitmedikation, sofern diese die Interpretation der Ergebnisse beeinflussen könnte; dies betrifft insbesondere Präparate mit derselben therapeutischen Zielrichtung.

Diagnosestellung

Die Diagnose wurde anhand der GCES erstellt. 17 Parameter, – Bewertung zwischen 1 (nicht vorhanden) und 7 (stark ausgeprägt) –, wurden beurteilt. Für den Einschluß in die Studie war eine Punktezahl zwischen 3 und 5 bei wenigstens 2 der 6 folgenden Parameter erforderlich: Vigilanz, Kurzzeitgedächtnis, Affektivität, Schwindel, Kopfschmerzen, Ohrgeräusche. Das Vorliegen einer maximalen Punktezahl (7) war ein Ausschlußkriterium. Die Gesamtnote lag somit zwischen 21 Punkten für die leichten und 113 Punkten für die schweren Fälle. Durch dieses Aufnahmeverfahren sollten Grenzfälle, in denen entweder noch kein eindeutig pathologischer Befund vorlag oder das Ausmaß des Funktionsdefizits keine wesentliche Besserung erhoffen ließ, vermieden werden.

Um das Patientengut genau zu definieren, wurden bei der Aufnahme weiterhin erfaßt: medikamentöse und chirurgische Anamnese, Risikofaktoren, Begleiterkrankungen, sozio-kulturelles Umfeld (INSEE und Hachinski-Skala [2]). Letztere ermöglicht die Klassifikation der senilen Demenzen nach ihrer Ätiologie. Einem Ergebnis gleich oder kleiner als 4 entspricht eine primäre neuronale Degeneration, ein Ergebnis größer als 7 deutet auf eine vaskuläre Ursache hin, bei Punktwerten zwischen 4 und 7 handelt es sich um eine Mischform.

Beurteilungskriterien

GCES

Anhand dieser klinischen Bewertungsskala für Geriatrie wurde vom Prüfarzt vierteljährlich die Untersuchung durchgeführt. Sie diente der Verlaufskontrolle von 17 Parametern.

Allgemeinbeurteilung durch den Arzt
Der Prüfarzt beurteilte den Schweregrad der Erkrankung anhand sämtlicher Symptome unter Zugrundelegung seiner klinischen Erfahrungen bei diesem Patiententyp. Bewertet wurde wie folgt:. nicht vorhanden – leicht – mäßig – mittelschwer – beeinträchtigend – schwer.

Gesamtbewertung
Die Symptomatik im Verlauf der Behandlung wurde auf den Initialbefund bezogen und durch Einordnung in eine der folgenden 6 Kategorien beurteilt: deutlich gebessert, gebessert, leicht gebessert, stabilisiert, leicht verschlechtert und deutlich verschlechtert. Es handelte sich um eine retrospektive Beurteilung in bezug auf den Initialbefund.

Verträglichkeit

Bei den regelmäßigen Untersuchungen der Patienten über 12 Monate wurde die klinische Verträglichkeit geprüft. Jeder Zwischenfall während der Studienphase wurde registriert. Die Laborparameter wurden bei Aufnahme in die Studie sowie nach dem 6. und 12. Behandlungsmonat bestimmt.

Studienablauf

Es handelte sich um eine randomisierte placebokontrollierte Doppelblindstudie. Der Patient wurde über die wesentlichen Punkte der Studie aufgeklärt und seine Zustimmung eingeholt. Erforderliche Begleittherapien wurden weitergeführt, sofern sie seit mehr als 3 Monaten eingeführt waren. Art und Dosierung der Begleitmedikation wurden in der Krankenakte vermerkt.

Die Patienten erhielten entweder 2 x 2 ml/d (160 mg/d) Rökan oder ein äußerlich identisches Placebo verabreicht. Nach der Aufnahmeuntersuchung wurden die Patienten jeweils nach dem 3., 6., 9. und 12. Behandlungsmonat nachuntersucht. Neben der klinischen Untersuchung wurde bei jeder Kontrolle der Schweregrad der cerebralen Leistungsminderung hinsichtlich GCES, ärztlicher Allgemeinbeurteilung und Gesamtbewertung geprüft. Das Medikament wurde den Patienten täglich durch das Pflegepersonal verabreicht, so daß eine gute Compliance gewährleistet war.

Patientengut

Das Durchschnittsalter der 166 Patienten betrug 82,12 ± 6,3 Jahre (Bereich 60–97 Jahre). Der durchschnittliche Score beim INSEE-Test war 2,88 und beim Hachinski-Test 5,32 ± 0,21. Die Patienten wurden randomisiert zwei

Tabelle 1. Patientengut

Vergleichsparameter	Rökan	Placebo
Patienten (*n*)	80	86
Alter	82,35 ± 0,71 Jahre	81,91 ± 0,69
Geschlecht		
– Männer	13	13
– Frauen	67	73
Dauer des Krankheitsverlaufs	4,45 ± 0,51 Jahre	5,60 ± 0,69 Jahre
Rauchen	5/75	6/80
Alkohol	17/63	16/70
Soziales Niveau	2,92 ± 0,186	2,83 ± 0,17
Hachinski-Mittelwert	5,38 ± 0,27	5,27 ± 0,32
Hachinski <4	20	25
Hachinski >7	16	16
Hachinski 4–7	44	45
Anamnese		
– Zerebrovaskulärer Insult	6	6
– TIA	5	6
– Schädelhirntrauma	5	3
– Infarkt	8	4
Begleitpathologie		
– Arteriitis Stadium 1	16	13
– Arteriitis Stadium 2	2	4
– Arteriitis Stadium 3	1	1
– Arterielle Hypertonie	43	33
– Koronarinsuffizienz	8	12
– Nicht insulinpflichtiger Diabetes	8	8

Tabelle 2. Einteilung der Patienten in Schweregrade nach der Aufnahmeuntersuchung; Vergleich der Verum- und der Placebogruppe

Grad der Beeinträchtigung	Nicht vorhanden	Leicht	Moderat	Mittel	Schwer	Gesamt
Rökan	0	20	21	18	21	80
Placebo	0	20	15	18	30	86

$\chi^2 = 1{,}69$; 3 ddl n. s.

Behandlungsgruppen zugeteilt. Die Rökan-Gruppe umfaßte 80, die Placebogruppe 86 Patienten. Beide Gruppen waren bezüglich der Beurteilungskriterien homogen; bei der Analyse der verschiedenen Parameter ergaben sich keine statistisch signifikanten Unterschiede (Tabelle 1).

Bei der Aufnahme ergaben sich anhand der GCES keine Unterschiede zwischen den beiden Gruppen (Rökan-Kollektiv 47,41 ± 1,605; Minimum 23, Maximum 74; Placebokollektiv 48,425 ± 1,553; Minimum 25, Maximum 87; Student-t-Test: t = 0,45; 150 ddl n. s.). Die Klassifizierung der aufgenommenen Patienten in 5 Gruppen unterschiedlichen Schweregrades ergab zwischen der Verum-Gruppe und der Placebogruppe keine signifikanten Unterschiede (Tabelle 2).

Ergebnisse

Therapieerfolg

Bereits ab dem 3. Behandlungsmonat wurde in der Verum-Gruppe eine signifikante Verbesserung bei der GCES beobachtet. Dieser positive Effekt auf die cerebralen Leistungsparameter verstärkte sich im Laufe der nachfolgenden Kontrolluntersuchungen (Abb. 1). Eine statistisch signifikante

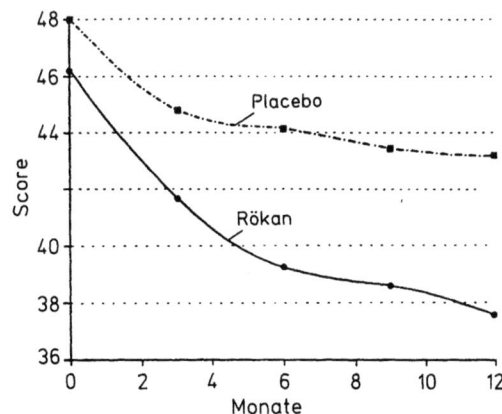

Abb. 1. GCES-Score (Klinische Bewertungsskala für Geriatrie).
■-.-.-.-■ Placebo; ●——● Rökan

Tabelle 3. Entwicklung des GCES-Scores unter Rökan und Placebo während der einjährigen Behandlungsphase

Entwicklung		Aufnahme	3 Monate	6 Monate	9 Monate	12 Monate
Absolute Besserung	Rökan	47,41	42,36	39,92	39,46	37,57
	Placebo	48,42	46,05	46,00	43,95	43,18
	Zwischengr.-Signifikanz	n. s.	$p < 0,05$	$p = 0,01$	$p = 0,02$	$p = 0,01$
Relative Besserung	Rökan		9,89 %	14,5 %	15,12 %	17,10 %
	Placebo		3,89 %	4,29 %	7,59 %	7,80 %
	Zwischengr.-Signifikanz		$p = 0,02$	$p = 0,003$	$p = 0,03$	$p = 0,05$

Leistungszunahme wurde auch für die relative Besserung (Untersuchungsbefund bezogen auf den Initialbefund) ab dem 3. Behandlungsmonat beobachtet. Dieser Parameter betrug am Ende der einjährigen Studie +17% (Tabelle 3).

In der Placebogruppe wurde bei den einzelnen Untersuchungen im Vergleich zum Initialbefund eine leichte Besserung festgestellt. Diese erreichte nach einem Jahr Signifikanzniveau. Die relative Besserung in der Placebogruppe lag bei 7%. Der Unterschied zwischen der Rökan-Gruppe und der Placebogruppe war ab dem 3. Behandlungsmonat statistisch signifikant ($p = 0,05$), und zwar sowohl hinsichtlich der relativen Besserung als auch beim Absolutwert der GCES.

Die Verteilung nach Schweregrad der Störungen in beiden Behandlungsgruppen ergab ab dem 6. Behandlungsmonat einen statistisch signifikanten Unterschied. Der Prozentsatz von Patienten mit leichten Störungen in der Rökan-Gruppe stieg von 25 auf 37%, während dieser Anteil in der Placebogruppe von 23 auf 16% absank. Bezüglich der vom Prüfarzt erstellten Allgemeinbeurteilung war der Unterschied zwischen beiden Behandlungsgruppen ab dem 9. Behandlungsmonat statistisch signifikant. Am Ende der Therapiephase waren 58% der Fälle in der Verum-Gruppe gegenüber 43% in der Placebogruppe gebessert. Wenn man also die einzelnen Beurteilungskriterien betrachtet, ergibt sich in der Rökan-Gruppe eine Besserung, die im Verlauf der Kontrolluntersuchungen zunimmt. Die Placebogruppe wies eine leichte, jedoch schwach ausgeprägte und schnell stagnierende Besserung auf.

Detaillierte Gruppenanalyse

Die 166 Patienten wurden entsprechend den verschiedenen Einflußfaktoren in Untergruppen eingeteilt. Die Patienten der Verum-Gruppe mit einer

Tabelle 4. Relative Besserung, aufgeschlüsselt nach Krankheitsdauer sowie initialem GCES- und Hachinski-Score

Vergleichsparameter	Rökan	Placebo
Krankheitsdauer < oder = 2 Jahre	15,4 % n = 26)	1,6 % n = 26
Krankheitsdauer >2 Jahre	18 % n = 46	10,4 % n = 54
Score <35	9,8 % n = 18	−7,7 % n = 16
Score 35–46	17,82 % n = 15	13,13 % n = 20
Score 47–59	18,67 % n = 22	5,13 % n = 24
Score >59	24,51 % n = 17	20,25 % n = 20
Hachinski < oder = 4	11,5 % n = 17	1,2 % n = 23
Hachinski >4 und <7	15,48 % n = 40	7,1 % n = 42
Hachinski >7	27,18 % n = 15	21,71 % n = 10

länger als 2jährigen Vorgeschichte zeigten bessere Ergebnisse als Patienten mit kurzem Krankheitsverlauf. Dieses Phänomen war unabhängig vom Initialbefund (Tabelle 4).

Bei dieser Analyse war der Unterschied zur Placebogruppe noch deutlicher, da hier bei den Patienten mit einer Krankheitsdauer von weniger als 2 Jahren eine relative Besserung von 1,6% erreicht wurde. Die Besserung war umso deutlicher, je ausgeprägter die initialen Defizite waren. Je höher der Hachinski-Score bei der Erstuntersuchung war (d. h. bei vaskulärer Komponente), desto bedeutender war die Besserung.

Verträglichkeit und Drop-outs

Die Drop-outs sind in beiden Gruppen nicht signifikant unterschiedlich. In der Verum-Gruppe traten folgende Drop-out-Fälle auf: 11 Behandlungsabbrüche, 1 cerebrovaskulärer Insult im 1. Studienmonat, 8 Todesfälle und 1 Fall von schlechter Allgemeinverträglichkeit. In der Placebogruppe wurden beobachtet: 8 Behandlungsabbrüche, 13 Todesfälle, 2 Fälle von schlechter Allgemeinverträglichkeit. Die Behandlungsabbrüche waren unabhängig von der Behandlungsform und vom Krankheitsverlauf. In den meisten Fällen handelte es sich um einen Wechsel des Pflegeheims oder um eine Rückkehr in die Familie. Bei den 3 Drop-outs (davon 2 in der Placebogruppe) wegen Unverträglichkeit lagen Magen-Darm-Beschwerden vor. Die Verteilung der Todesfälle – im Placebokollektiv häufiger – ist statistisch nicht signifikant und erlaubt keine Schlußfolgerungen.

Laboruntersuchungen

Während der 12monatigen Studie wurden folgende Laborparameter kontrolliert: Prothrombin, Harnsäure, Gesamtlipide, Gesamtcholesterin, Triglyceride, Nüchtern-Blutzucker, Transaminasen, Kreatinin, Blutbild, Blutsenkungsgeschwindigkeit, Glucosurie und Proteinurie. In beiden Behandlungsgruppen wurden bei keinem der untersuchten Laborparameter zwischen den Ausgangswerten und den Werten nach 6 und 12 Monaten signifikante Schwankungen beobachtet.

Diskussion und Schlußfolgerung

Die in diese Studie aufgenommenen Patienten bilden in bezug auf Alter, soziales Umfeld, Krankheitsdauer und Begleiterkrankungen eine homogene Gruppe. Desweiteren bestand weitgehende Übereinstimmung bei den Lebensumständen. Die Patienten waren in einem Pflegeheim untergebracht.

Patienten mit stark fortgeschrittenen Defiziten sowie Grenzbefunden wurden nicht in die Studie aufgenommen. Trotz dieser Auswahlkriterien war die Spanne bezüglich der Schweregrade breit; strengere Einschlußkriterien hätten die Patientenauswahl jedoch wesentlich erschwert.

Die verwendete Beurteilungsskala für Geriatrie, GCES, wurde entwickelt, um bei älteren Patienten folgende Parameter zu beurteilen: intellektuelle Leistung (Gedächtnis, Vigilanz, Konzentration), Affektivität, soziales Integrationsvermögen, neurosensorische Störungen. Die GCES eignet sich vor allem zur Beurteilung von moderaten cerebralen Leistungsdefiziten und weniger zur Beurteilung von Demenzen oder Depressionen. Die meisten Patienten dieser Multicenterstudie konnten den Kategorien „leichte cerebrale Defizite" (Defizite bei Gedächtnisleistungen, Aufmerksamkeit und Konzentration) bzw. „mittelgradige cerebrale Defizite" (Unterstützung durch Drittpersonen erforderlich, schwere Gedächtnisstörungen, Schwierigkeiten beim Rechnen, beginnende zeitliche und räumliche Desorientierung) zugeordnet werden.

Der deutlichste Therapieerfolg wurde bei den Patienten mit besonders schwerem Initialbefund sowie langer Krankheitsdauer beobachtet. Die Annahme liegt nahe, daß sich diese beiden Untergruppen weitgehend aus denselben Patienten zusammensetzten. In beiden Behandlungsgruppen zeigten die Patienten mit einem initial hohen Hachinski-Score, d. h. mit ausgeprägter vaskulärer Komponente, nach einem Jahr den höchsten relativen Gewinn. Von den 17 mittels GCES beurteilten Parametern wurden Faktoren, die die Dynamik und soziale Aufgeschlossenheit bewerten, am deutlichsten geändert. Dies ist von besonderem Wert für die Patienten, denn das Therapieziel ist, den Patienten möglichst lange aktiv und autonom zu erhalten.

Der durchschnittliche Gewinn von 10 Punkten in der Rökan-Gruppe bei der Verhaltensskala liegt doppelt so hoch wie in der Placebo-Gruppe. Eine solche Zunahme der cerebralen Leistungen reicht oft aus, um einen gerade invaliden Patienten wieder fast zu normalisieren, was für die nächsten Angehörigen, das Pflegepersonal und auch den Betroffenen selbst von entscheidender Bedeutung in bezug auf seine Lebensqualität ist.

Die Ergebnisse in der Placebogruppe können dahingehend erklärt werden, daß sich der Zustand eines älteren Patienten bessert, wenn er intensiv betreut wird. Aus Tabelle 4 ist ersichtlich, daß sich die Patienten mit leichten Störungen unter Placebo im Gegensatz zu den übrigen Untergruppen verschlechterten. Der Unterschied zwischen den beiden Behandlungsgruppen ist nach 1jähriger Behandlung sehr groß. Daraus ergibt sich die Notwendigkeit, die medikamentöse Behandlung so früh wie möglich zu beginnen, um degenerative Prozesse zu verzögern oder aufzuhalten und hämodynamische und hämorheologische Parameter zu optimieren. Abb. 1 verdeutlicht, daß der Unterschied zwischen der Verum-Gruppe und der Placebogruppe mit zunehmender Therapiedauer größer wird. Die cerebralen Leistungsparameter werden unter Rökan kontinuierlich verbessert, während sich bei der Placebogruppe ein Plateau ergibt. Hervorzuheben ist die ausgezeichnete Verträglichkeit der Verumbehandlung.

Diese randomisierte, doppelblinde placebokontrollierte Multicenterstudie auf der Grundlage der klinischen Bewertungsskala für Geriatrie, GCES, belegt die Wirksamkeit des standardisierten Ginkgo biloba-Extrakts 761 bei seniler cerebraler Insuffizienz. Bei den Patienten der Placebogruppe wurde in den ersten Wochen der Studie eine leichte Besserung und dann eine Stagnation festgestellt. Dies entpricht dem zu erwartenden Verlauf unter Placebo. Dagegen nimmt die Verbesserung der Leistungsparameter in der Rökan-Gruppe bei den einzelnen Kontrolluntersuchungen kontinuierlich zu, wobei der Unterschied zwischen beiden Gruppen ab dem 3. Monat signifikant wird und sich mit zunehmender Studiendauer vergrößert.

Die Ergebnisse der GCES entsprechen der Patientenbeurteilung durch den Prüfarzt, wonach bei sämtlichen Patienten der Verumgruppe nach jeder Kontrolluntersuchung sowie am Behandlungsende eine deutliche Besserung festgestellt wurde.

Literatur

1. Georges, D., Lallemand, A., Constenoble, I., Loria, Y. (1977) Validation par l'analyse factorielle d'une échelle d'évaluation clinique des troubles de la sénescence cérébrale. Application à l'essai thérapeutique. Thérapie 32: 173–180
2. Rosen, W. G., Terry, R. D., Fuld, P. A. et al. (1980) Pathological verification of ischemic score in differentiation of dementias. Ann. Neurol. 7: 486–488

Quantifizierte Parameter zum Nachweis von cerebraler Durchblutungs- und Stoffwechselsteigerung unter Rökan

TEA S., CELSIS P., CLANET M., MARC-VERGNES J.-P., BOETERS U.

Zusammenfassung

Die Therapie mit dem standardisierten Ginkgo-biloba-Extrakt 761 (Rökan) kann Vigilanz- und Affektivitätsstörungen sowie eine Schwindel- und Kopfschmerzsymptomatik bei cerebraler Insuffizienz erheblich verbessern oder vollständig beheben [1, 3, 12, 14, 15]. Im Hinblick auf physiologische Veränderungen kann eine Steigerung der cerebralen Durchblutung dokumentiert werden, die insbesondere mit einer fast vollständigen Normalisierung der Sauerstoff-Utilisation und einer deutlichen Verbesserung der Glucose-Utilisation einhergeht. Diese Resultate, zusammen mit unveränderten Lactatspiegeln, sprechen für einen verbesserten Glucose- und Sauerstoff-Uptake der Nervenzelle. Außerdem bedeuten sie eine Normalisierung des energetischen Metabolismus in Richtung auf eine verbesserte Ausnützung der Kohlenhydrate.

Schlüsselwörter: Cerebrale Insuffizienz, cerebraler Blutfluß, Glukose-Utilisation, Sauerstoff-Utilisation, Rökan.

Die Koppelung zwischen Funktion, Blutkreislauf und Energiemetabolismus des Cerebrums steht gegenwärtig im Mittelpunkt der Forschung [10 – 12]. Die Aktivierung eines bestimmten Gehirnabschnittes (und selbst die des ganzen Gehirns) wird von einer entsprechenden Erhöhung des Blutflusses und des energetischen Metabolismus im betreffenden Gehirnareal begleitet.

Die für die Neuronenfunktion nötige Energie wird durch Abbau von ATP zu ADP und Orthophosphat gewonnen. Der Wiederaufbau des ATP wird zu 85% durch die aerobe Glycolyse gesichert. Dabei wird Glucose vollständig zu CO_2 und H_2O mit großem Energiegewinn abgebaut. Die anaerobe Glycolyse ist zu 15% am Wiederaufbau von ATP beteiligt. Dieser Weg liefert nur wenig Energie und endet als Milchsäure in einer metabolischen Sackgasse. Daraus resultiert, daß bei unzureichender Sauerstoffzufuhr Lactat im Hirngewebe akkumuliert.

Im Falle eines Glucosemangels kann die Nervenzelle Fettsäuren und Ketonkörper einsetzen, die leicht durch passiven Transport diffundieren. Durch diese zusätzliche metabolische Sicherung können bis zu 60% des zur

Verfügung stehenden Sauerstoffs verwertet werden. Die cerebrale arteriovenöse Sauerstoff- und Glucose-Differenz ist somit ein wichtiger relevanter Parameter bei der Beurteilung der cerebralen Funktion. Beim Menschen nimmt die cerebrale Durchblutung und Sauerstoff-Utilisation mit fortschreitendem Alter ab. Gottstein [4] hat nachgewiesen, daß diese Abnahme von einer prozentual stärkeren Reduktion der Glucose-Utilisation begleitet wird.

Die Wirkungen von Medikamenten, die cerebrale Alterungsvorgänge korrigieren oder verhüten sollen, sind nur schwer zu quantifizieren. Der cerebrale Alterungsvorgang ist ein komplexes Geschehen, das auf vaskulären, zirkulatorischen und metabolischen Störungen beruht, deren Zusammenwirken noch nicht befriedigend geklärt ist [6].

Klinische, hämodynamische und metabolische Tests sollen Hinweise auf die Pathogenese cerebraler Insuffizienzerscheinungen geben. Als Parameter zur Beurteilung von Ausgangsstatus und Wirksamkeit von Zerebraltherapeutika haben sich der cerebrale Blutfluß (CBF) sowie die cerebrale Sauerstoff- und Glucose-Utilisation (CMR-O_2 bzw. CMR-Glucose) etabliert.

Die Wirksamkeit des standardisierten Ginkgo-biloba-Extrakts 761 (Rökan) bei cerebrovaskulärer Insuffizienz ist anhand klinischer Verlaufsparameter in zahlreichen Arbeiten dokumentiert [1, 3, 12, 14, 15,]. Die positiven Effekte sind darüber hinaus durch plausible pharmakologische Untersuchungen zu erklären. In der vorliegenden Studie werden deshalb vor allem quantifizierbare Parameter beurteilt.

Patienten

Die vorliegende Untersuchung wurde an 19 Patienten (17 Männer und 2 Frauen) durchgeführt, die im Durchschnitt 67 Jahre alt waren (Streuung 50 bis 77 Jahre). Alle Patienten zeigten neurologisch-ischämische Ausfallserscheinungen des Carotis- oder vertebrobasilären Versorgungsbereichs.

Voraussetzung für die Aufnahme in die Studie waren:

- Verlängerung der mittleren Zeit der Hirndurchblutung (s. Beurteilungskriterien);
- niedrige Punktzahl in der Verhaltensskala (s. Beurteilungskriterien).

Medikation

2mal je 2 ml Rökan flüssig p.o./die (entspricht 160 mg/d Ginkgo-biloba-Extrakt 761). Die Behandlungsdauer betrug 2 Monate.

Beurteilungskriterien

Vor Beginn und nach Abschluß der Behandlung wurden die klinischen, hämodynamischen und metabolischen Meßwerte erfaßt. Der klinische Status wurde mit Hilfe einer Verhaltensskala erfaßt, wie sie in ähnlicher Weise in Form des Nürnberger Altersfragebogens (NAF), der Sandoz Clinical Assessment Geriatric Scale (SCAG) oder der Fischer-Symptom-Check-Liste (FSCL) vorliegen [2, 13]. Diese Verhaltensskala weist 14 Parameter auf (Aktivitätslage, Informationsniveau, Kopfschmerzen, Schwindel, räumliche Orientierung, zeitliche Orientierung, Motorik, soziale Integrationsfähigkeit, Hygiene, Eßgewohnheiten, Nachtschlaf, Vigilanz, Angstgefühl, Stimmungslage), die alle mit 0 bis 5 bewertet wurden. Die maximale Punktzahl beträgt demnach 70 Punkte.

Als hämodynamischer Parameter wurde die mittlere Zeit der Hirndurchblutung nach intravenöser Injektion von ^{99m}Tc-Pertechnetat gemessen, aus der nach der Formel von Stewart-Hamilton der globale cerebrale Blutfluß (CBF) ermittelt werden kann. Die Messung fand über der A. subclavia und am hinteren Venenzusammenfluß (Confl. sin.) statt [1, 12].

Als metabolische Kriterien wurden die arteriovenösen Differenzen von Sauerstoff und Glucose durch Blutentnahmen aus der A. femoralis und dem Bulbus der V. jugularis interna bestimmt. Die cerebrale Sauerstoff- und Glucose-Utilisation wird durch Multiplikation der entsprechenden arteriovenösen Differenz mit dem cerebralen Blutfluß berechnet.

Um auszuschließen, daß eine mögliche Verbesserung der Hirndurchblutung und des Hirnmetabolismus auf Veränderungen des peripheren Blutgasstatus zurückzuführen ist (metabolische Autoregulation [10]), wurden der arterielle pO_2 und pCO_2 vor und nach Abschluß der Therapie festgestellt.

Ergebnisse

Cerebrale Durchblutung

Vor der Behandlung betrug die mittlere Zeit der cerebralen Durchblutung 14''38 Hundertstel, was im Vergleich zum Normalwert von 9'' einer deutlichen Verlangsamung entspricht [5]. Nach 2 Behandlungsmonaten mit Rökan erreichte die mittlere Zeit der cerebralen Durchblutung mit 12''08 die Obergrenze der Norm (Abb. 1). Dieser Anstieg entspricht einer statistisch signifikanten Steigerung des cerebralen Blutflusses um 6,6% ($p < 0,01$).

Cerebrale Sauerstoff-Utilisation

Vor der Behandlung ergab sich ein durchschnittlicher Sauerstoffverbrauch von 2,76 ml/100 g/min, während der durchschnittliche Normverbrauch des

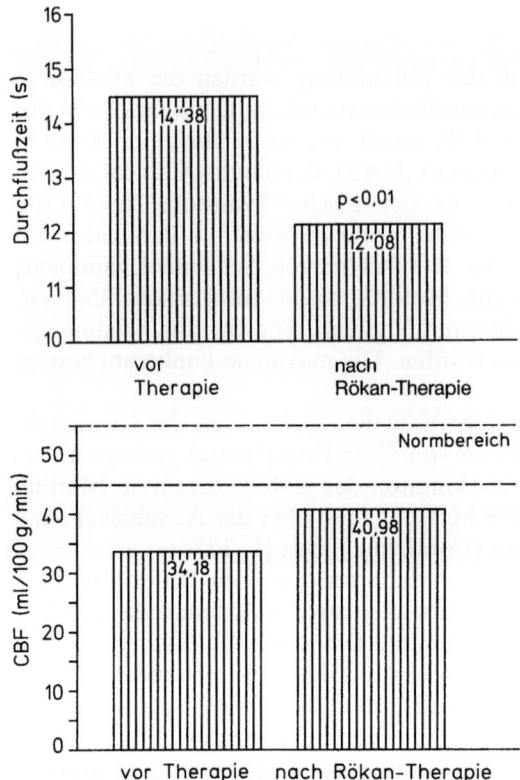

Abb. 1. Durchflußzeit Cerebraler Blutfluß

Erwachsenen bei 3,1 bis 4,0 ml/100 g/min liegt [5]. Nach 2 Monaten Rökan-Behandlung zeigte sich eine statistisch signifikante Steigerung der Sauerstoff-Utilisation um 22,1% auf Normalwerte von 3,37 ml/100 g/min (p < 0,05) (Abb. 2).

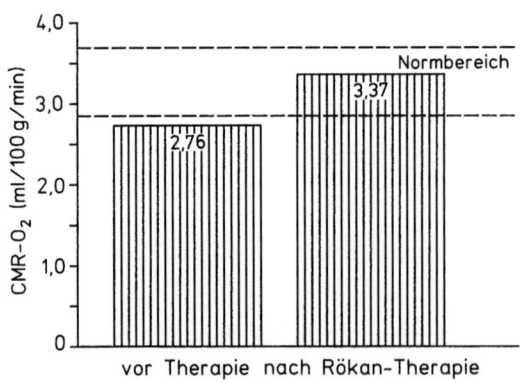

Abb. 2. Cerebrale Sauerstoff-Utilisation

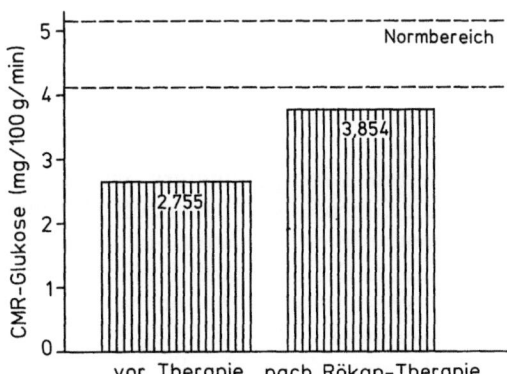

Abb. 3. Cerebrale Glucose-Utilisation

Cerebrale Glucose-Utilisation

Der Glucoseverbrauch lag vor der Behandlung mit durchschnittlich 2,755 mg/100 g/min weit unterhalb der Norm (4,2 bis 5,2 mg/100 g/min). Nach 2monatiger Behandlungszeit stieg die Glucose-Utilisation statistisch signifikant um 1,099 mg/100 g/min (39,89%) ($p < 0,05$) auf einen Wert von 3,854 mg/100 g/min an (Abb.3).

Verhaltensskala

Vor der Behandlung mit Rökan erreichten die Patienten auf der Verhaltensskala im Durchschnitt eine Punktzahl von 57,1 ± 7,4 bei 70 maximal möglichen Punkten. Nach der Behandlung stieg diese Punktzahl auf 64,85 ± 5,4 (Abb. 4). Dies entspricht einer statistisch hochsignifikanten Verbesserung von 7,75 Punkten ($p < 0,01$).

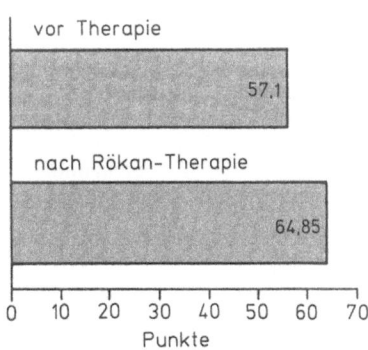

Abb. 4. Verhaltensskala

Schlußfolgerung

Diese experimentelle Untersuchung an 19 Patienten mit Nachlassen der intellektuellen Leistung, verzögerter Hirndurchblutung und pathologisch veränderten Laborparametern im Sinne einer Hirnstörung (reduzierte cerebrale Glucose- und Sauerstoff-Utilisation) belegt die positiven Effekte des standardisierten Ginkgo-biloba-Extrakts 761 bei cerebrovaskulärer Insuffizienz. Die Sauerstoff-Utilisation wurde vollständig normalisiert und die Glucose-Utilisation deutlich verbessert. Diese Resultate, zusammen mit den unveränderten Lactat-Spiegeln, sprechen für einen verbesserten Glucose- und Sauerstoff-Uptake. Sie bedeuten eine Normalisierung des Energiemetabolismus (verbesserte Ausnützung der Kohlenhydrate).Weiterhin wurde der klinische Status (Verhaltensskala) verbessert. Alle positiven Veränderungen waren statistisch signifikant.

Literatur

1. Celsis, P., Chan, M., Marc-Vergnes, J. P., Leydet, P.,Viallard G., Charlet, J.-P., Danet, B. (1985) Measurement of cerebral circulation time in man. Eur. J. Nucl. Med. 10: 426–431.
2. Claussen, C. F., Kirtane, M.V. (1985) Randomisierte Doppelblindstudie zur Wirkung von Extractum Ginkgo biloba bei Schwindel und Gangunsicherheit des älteren Menschen. In : Claussen, C. F. (Hrsg.): Presbyvertigo, Presbyataxie, Presbytinnitus – Gleichgewicht und Sinnesstörungen im Alter. Springer Berlin – Heidelberg – New York, pp. 103–115
3. Fischer-Cornelsen, K. A., Berchier, P. (1982) Validität und Reliabilität einer Symptom-Checkliste (FSCL). Zschr. Gerontol. 15: 31–37
4. Geßner, B., Voelp, A., Klasser, M. (1985) Study of the long-term action of a Ginkgo-biloba-extract on the vigilance and mental performance as determined by means of quantitative pharmaco – EEG and psychometric measurements. Arzneimittel-Forsch. 35: 1459–1465
5. Gottstein, U., Held, K. (1979) Effects of aging on cerebral circulation and metabolism in man. Cerebral Blood Flow and Metabolism. Acta neur. scand. (Suppl. 72) 60: 54
6. Heiss, W. D. (1983) Veränderungen von Hirndurchblutung und Hirnstoffwechsel im Alter. Therapiewoche 33: 2907–2917
7. Hossmann, K. A. (1984) Pathophysiologie der Hirndurchblutung. In: Paal, G. (Hrsg.): Therapie der Hirndurchblutungsstörungen. Chemie-Verlag Weinheim, pp. 37–84
8. Hoyer, S., Oesterreich, K., Weinhardt, F., Krüger. G. (1975) Veränderung von Durchblutung und oxydativem Stoffwechsel des Gehirns bei Patienten mit einer Demenz. J. Neurol. 210: 227–237
9. Hoyer, S. (1982) Durchblutung und Stoffwechsel des Gehirns bei cerebralen Erkrankungen im mittleren und höheren Lebensalter. Zschr. Gerontol. 15: 306–313
10. Ingvar, D. P., Lassen, N. A. (1975) Brain work : The coupling of function, metabolism and blood flow in the brain. Proc. Alfred Benzon Symposium VIII (Munksgaard), Copenhague
11. Kety, S. S., Schmidt. C. F. (1984) The effects of altered arterial tensions of carbon dioxide and oxygen on cerebral blood flow and cerebral oxygen consumption of normal young men. J. Clin. Invest. 27: 484–492

12. Marc-Vergnes, J. P., Celsis, P., Leydet, P. (1978) Age et temps moyen de transit cérébral chez l'homme. J. Physiol. (Paris) 74, 7: 19A (Abstr.)
13. Moreau, P. H. (1975) Nouv. Presse méd. 33: 2401–2402
14. Shader, R. J., Harmatz, J. S., Salzmann, C. (1974) A new scale for clinical assessment in geriatric populations : Sandoz Clinical Assessment Geriatric (SCAG). J. Am. Geriat. Soc. 22: 107–113
15. Schwerdtfeger, F. (1981) Elektronystagmographisch und klinisch dokumentierte Therapieerfahrungen mit Rökan bei Schwindelsymptomatik. Therapiewoche 31: 8658–8667
16. Vorberg, G. (1985) Ginkgo biloba Extract : A long term study of chronic cerebral insufficiency in geriatric patients. Clin. Tri. J. 22: 149–157

Radiozirkulographische Studie über die Wirkung von Rökan bei cerebrovaskulärer Insuffizienz

GALLEY P., SAFI N.

Zusammenfassung

20 Patienten im Alter von 62 – 86 Jahren mit cerebrovaskulärer Insuffizienz wurden in einer 14tägigen Akutstudie mit Ginkgo-biloba-Extrakt 761 (Rökan) behandelt. 50 % der Patienten erhielten die orale und 50 % die intramuskuläre Darreichungsform. Der Einfluß auf die cerebrale Durchblutung wurde anhand der Radiozirkulographie objektiviert. Bei 75% der Patienten war ein positiver Effekt eindeutig nachweisbar. Der Kurvenverlauf (arterieller Peak, kapillare Phase und Fläche unter der Kurve) wurde im Vergleich zum Aufnahmebefund weitgehend normalisiert. Die Verträglichkeit wurde als sehr gut beurteilt.

Schlüsselwörter: Cerebrovaskuläre Insuffizienz, Radiozirkulographie, cerebraler Blutfluß, Rökan.

Die positiven Effekte des standardisierten Ginkgo-biloba-Extrakts 761 (Rökan) bei intellektuellen und affektiven Störungen bei cerebrovaskulärer Insuffizienz waren kürzlich Thema mehrerer Veröffentlichungen.
  Ziel dieser pharmako-klinischen Studie war es, die Wirkung von Rökan auf die globale Hirndurchblutung zu objektivieren.
  Die Messung des Durchflußvolumens in einem gegebenen Areal wirft gewisse Probleme auf. Die angewandten Methoden sind nur indirekt und erlauben eine Bestimmung der Variationen des Blutstroms oder der Durchflußgeschwindigkeit. Die Bestimmung des Zeitvolumens im eigentlichen Sinn muß aus den gewonnenen Daten berechnet werden.
  Deshalb wurden in dieser Studie radiozirkulographische Befunde erhoben. Bei der Radiozirkulographie handelt es sich um eine dynamische Prüfungsmethode des Kreislaufs, die einen nicht diffusierbaren, radioaktiven Indikator verwendet. Die Radioaktivität wird durch einen äußeren Zähler, der auf dem Schädel in Höhe des Hinterhauptes angelegt wird, gemessen.

Methodik

Die angewandte Methode ist leicht durchführbar und fügt sich in den Rahmen der Routineuntersuchungen ein.
Als Isotop wurde ^{99m}Tc in Form von Natriumpertechnetat gewählt, dessen Strahlungen mit einem INa-Kristall (Durchmesser 3½ Zoll) leicht gemessen werden können. Die Signale des Photomultiplikators werden von einem Spektrometer, das fest mit dem Integrator eines Schreibers verbunden ist, aufgezeichnet. Die Auslenkung des Schreibers verläuft analog der Auslenkung der Nadel des Integrators. 1 mCi ^{99m}Tc in Form von Natriumpertechnetat wird in die Vena cubitalis injiziert.

Die folgenden Parameter sind für alle Patienten konstant:

- CPM: 100.000 Impulse/min.,
- A: Injizierte Aktivität : 1mCi,
- CT: Zeitkonstante: 0,1 sec.,
- VE: Registrierungsgeschwindigkeit : 18 mm/min.

Nach Injektion des Präparats kommt es zu einem Ausschlag der Integratornadel. Ein erstes Maximum wird bei Eintritt des Embolus in den arteriellen Schenkel (Radiozirkulographie) des cerebralen Gefäßsystems registriert.
Dem Maximum folgt ein Abfall, was der kapillaren Phase entspricht. Der zweite Anstieg entspricht der venösen Phase. In dem Augenblick, in dem das markierte Blut in den Sinus tritt, erreicht die Kurve ihr Maximum und fällt dann schnell ab. Der sich abflachende Zweig repräsentiert den abfließenden Blutstrom. Man kann die Kurve mit einem gleichschenkligen Dreieck, dessen Oberfläche proportional zum globalen Blutvolumen ist, vergleichen. Die verschiedenen Phasen sind vollkommen gegeneinander abgrenzbar. Die arterielle Spitze erscheint nach 4 bis 6 Sekunden, die venöse nach 10 bis 12 Sekunden.
Bei den Patienten, die einen bedeutenden arterio-venösen Shunt aufweisen, findet sich kein kapillares Tal; die cerebrale Durchflußdauer ist reduziert. Dagegen wird bei einer Thrombose eine Verzögerung des cerebralen Durchflusses beobachtet. Bei Arteriosklerose ist der Kurvenverlauf pathologisch. Die Peaks sind verzerrt und die kapillare Phase abgeflacht.

Patientengut

Es wurden die Variationen des globalen cerebralen Blutflusses bei 20 Patienten (16 Frauen, 4 Männer; Altersbereich 62 – 86 Jahre) mit cerebrovaskulärer Insuffizienz untersucht. Ein 47jähriger Patient hatte kurz zuvor eine Hemiplegie entwickelt. Der größte Teil der anderen Patienten (14, Bereich 80 – 86 Jahre) zeigte einen Zustand von fortgeschrittenem geistigem Abbau.

Studiendesign

10 Patienten erhielten oral 3 × 1 ml/d (= 120 mg/d) Rökan; die Behandlungsdauer betrug in der Regel 14 Tage.

10 Patienten wurden 5 ml Ginkgo-biloba Injektionsform (17,5 mg) verabreicht. Das Präparat wurde in einer Dosierung von 1 x 2 Ampullen i. m. täglich injiziert. Die Behandlungsdauer betrug ebenfalls 14 Tage.

Ergebnisse

Die Gesamtergebnisse sind in Tabelle 1 zusammengefaßt. Nach 14tätiger Behandlung würden folgende Ergebnisse erzielt:
- Responderrate 75 %, d. h. 15 eindeutig positive Ergebnisse bei 20 Patienten;
- nur bei 25 % ergab sich keine nennenswerte Modifikation in bezug auf den Initialbefund.

Die Abb. 1 und 2 zeigen zwei typische Kurven. Patient Nr. 19 (Abb. 1) wurde mit intramuskulären Ginkgo-biloba-Injektionen und Patient Nr. 5 (Abb. 2) p. o. behandelt. Bei letzterem wurde eine fast vollständige Normalisierung der cerebralen Durchblutung beobachtet.

Beim Vergleich des Therapieerfolges in Abhängigkeit von der verwendeten Darreichungsform ergeben sich keine Unterschiede zwischen den beiden Behandlungsgruppen.

Bei der Therapie von Patienten mit cerebrovaskulärer Insuffizienz mit dem standardisierten Ginkgo-biloba-Extrakt 761 wird in 75 % der Fälle die initial pathologisch abgeflachte Kurve bei der Radiozirkulographie normalisiert. Dies bedeutet eine Verbesserung der gestörten cerebralen Zirkulation.

Tabelle 1. Gesamtergebnisse nach 14tägiger oraler Rökanbehandlung

Ergebnisse	Patienten	
	i. m.	per os
Sehr gute oder gute	7	8
Mittlere	1	1
Mäßige oder schlechte	2	1
Summe	10	10

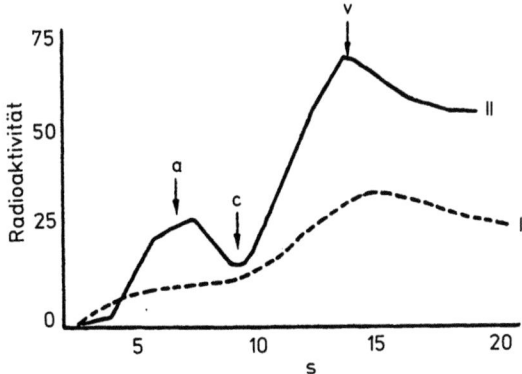

Abb. 1. Patient Nr. 19 – M. GHO..., 14tägige intramuskuläre Ginkgo-biloba-Therapie. Deutliche Besserung gegenüber dem Initialbefund. Die verschiedenen vaskulären Phasen sind deutlich zu unterscheiden, die arterielle Spitze tritt klar hervor und das kapillare Tal ist fast normalisiert. VE: 5,15 mm/min; CT: 0,1 sek; CPM: 100.000 Impulse/min; I: vor Behandlung; II: nach Behandlung; a: arterielle Phase; c: kapillare Phase; v: venöse Phase

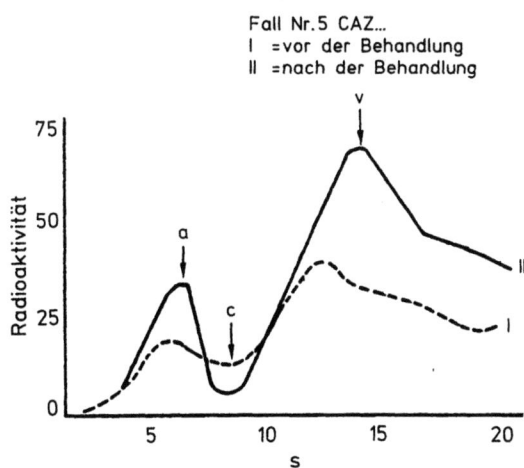

Abb. 2. Patient Nr. 5 –. CAZ... 14tägige orale Ginkgo-biloba-Therapie. Fast vollständige Normalisierung der Kurve. VE: 5,18 mm/min; CT: 0,1 sek; CPM: 100.000 Impulse/min; I: vor Behandlung; II: nach Behandlung; a: arterielle Phase; c: kapillare Phase; v: venöse Phase

Tabelle 2. Radiozirkulographische Einzelergebnisse

Namen und Daten	Alter (Jahre) Geschlecht	Diagnose	Ergebnis	Klinische Wirkung	Darreichungsform Dosierung	Verträglichkeit
L. R. 23-09-75 18-11-75	75 w.	Chronische zerebrale Durchblutungsstörung	Sehr deutliche Besserung im Vergleich zur ersten Untersuchung. Sie befindet sich auf dem Niveau der arteriellen Spitze und des kapillaren Tals, aber man stellt eine Verzögerung von 2 Sekunden in der Gesamtdauer des Phänomens fest	o. B.	per os 3 ml/die	sehr gut
S. M. 06-11-75 27-11-75	82 w.	Hypertonie Linkes Pyramidaldefizit Chronische zerebrale Durchblutungsstörung	Wiederauftreten der verschiedenen vaskulären Phasen. Die Amplitude dieser Phasen liegt fast in der Normalzone, aber es besteht in der Gesamtheit des Phänomens eine Verlangsamung	o. B.	per os 3 ml/die	sehr gut
C. J. 06-11-75 27-11-75	86 w.	Hypertonie Chronische zerebrale Durchblutungsstörung	Trotz eines geringen Unterschieds zwischen den beiden Untersuchungen, kann das Ergebnis als Null betrachtet werden	o. B.	per os 3 ml/die	sehr gut
D. J.	86 w.	Schmerzhafte pektanginöse Anfälle. Chronische zerebrale Durchblutungsstörung	Man erkennt sehr deutlich die arteriovenöse Spitze und die kapillare Phase mit einer Verschiebung dieser verschiedenen Phasen in der Zeit	Besserung der Stimmungslage	per os 3 ml/die	sehr gut
C. I. 05-09-75 09-12-75	86 w.	Chronische zerebrale Durchblutungsstörung Verhaltensstörung	Fast vollständige Normalisierung der Kurve	Besserung des Verhaltens	per os 3 ml/die	sehr gut
B. I. 18-11-75 09-12-75	84	Chronische zerebrale Durchblutungsstörung	Sehr gute Besserung im Vergleich zur ersten Untersuchung. Die Gesamtheit des Diagramms ist fast normal, mit einer Ausnahme: die arterio-venöse Passage ist nach wie vor verlangsamt	o. B.	per os 3 ml/die	sehr gut

Tabelle 2 Fortsetzung

L. M. 25-09-75 18-11-75	80 w.	Chronische zerebrale Durchblutungsstörung Hypertonie	Trotz einer leichten Verlangsamung im Ablauf der verschiedenen Phasen ist die Besserung sehr ausgeprägt	Besserung der Stimmungslage	per os 3ml/die	sehr gut
P. M. 23-09-75 18-11-75	80 w.	Hypertonie Chronische zerebrale Durchblutungsstörung	Das Wiederauftreten der arteriellen und der kapillaren Phase ist sichtbar geworden, aber die Verzögerung in der Evolution des radioaktiven Embolus bleibt bedeutend	o. B.	per os 3 ml/die	sehr gut
L. M. 23-09-75 18-11-75	80 m.	Arteriosklerose, chronische zerebrale Durchblutungsstörung	Wiederauftreten der vaskulären Phasen trotz einer gewissen Abflachung der arteriellen Spitze; die Passage des radioaktiven Embolus ist von der zeitlichen Dauer her normal	Verschwind. d. Schwindels	per os 3 ml/die	gut
M. L. 06-11-75 27-11-75	47 m.	Rechtsseitige Hemiplegie Chronische zerebrale Durchblutungsstörung	Außer einer Verzögerung der arteriellen Spitze (6 Sek.) kann man von einer fast vollständigen Besserung der Kurve sprecen	Keine deutliche Besserung	per os 3 ml/die	sehr gut
P. E. 30-10-75 18-11-75	83 w.	Herzinsuffizienz, pektanginöse Anfälle. Chronische zerebrale Durchblutungsstörung	Deutliche Besserung, besonders im Bereich der arteriellen Phase. Indessen bleibt die arterio-venöse Passage weiter verlangsamt	Keine deutliche Besserung	i. m. 2/die	sehr gut
D. V. 23-09-75 18-11-75	81 w.	Adipositas Chronische zerebrale Durchblutungsstörung	Die arterielle Spitze tritt deutlich hervor, das kapillare Tal ist gut sichtbar. Die Besserung ist im Vergleich zur ersten Untersuchung sehr deutlich, aber die leichte Verlangsamung der arterio-venösen Passage besteht weiter	o. B.	i. m. 2/die	sehr gut
J. M. 05-09-75 09-12-75	85 w.	Chronische zerebrale Durchblutungsstörung Entzündlicher Gelenkrheumatismus	Sehr deutliches Erscheinen der arteriellen Spitze, gefolgt von einer gut individualisierten kapillaren Phase, deren Dauer über der Normalen liegt. Mittlere Besserung	o. B.	i. m. 2/die	gut

Tabelle 2. Fortsetzung

Namen und Daten	Alter (Jahre) Geschlecht	Diagnose	Ergebnis	Klinische Wirkung	Darreichungsform Dosierung	Verträglichkeit
B. L. 05-09-75 27-11-75	84 w.	Chronische zerebrale Durchblutungsstörung	Trotz des Wiederauftretens der verschiedenen vaskulären Phasen wird die Besserung als mittelmäßig angesehen	Besserung des Verhaltens	i. m. 2/die	sehr gut
V. M. 05-09-75 09-12-75	84 w.	Chronische zerebrale Durchblutungsstörung Kopfschmerzen	Wiederauftreten der arteriellen Spitze und des kapillaren Tals. Deutliche Besserung	Verschwind. der Kopfschmerzen	i. m. 2/die	sehr gut
N. V. 23-09-75 18-11-75	80 w.	Chronische zerebrale Durchblutungsstörung	Trotz eines leichten Unterschieds zwischen der ersten und der zweiten Untersuchung kann man die Besserung nur als mittelmäßig beurteilen	keine Besserung	i. m. 2/die	gut
K. J. 23-09-75 18-11-75	76 m.	Chronische zerebrale Durchblutungsstörung	Wiederauftreten der verschiedenen Spitzen. Die Besserung ist bei der arteriellen Spitze und der kapillaren Phase sehr deutlich. Man beobachtet indessen eine Verlangsamung des gesamten vaskulären Phänomens	keine Besserung	i. m. 2/die	sehr gut
D. L. 05-09-75 27-11-75	76 w.	Chronische zerebrale Durchblutungsstörung	Sehr deutliches Wiedererscheinen der arteriellen Spitze, sowie des kapillaren Tals. Eine Verlangsamung in der Evolution des radioaktiven Embolus ist jedoch weiterhin festzustellen	o. B.	i. m. 2/die	sehr gut
G. M. 23-09-75 18-11-75	62 m.	Degeneratives Kleinhirnsyndrom Chronische zerebrale Durchblutungsstörung	Sehr deutliche Besserung im Vergleich zur ersten Untersuchung. Man unterscheidet die verschiedenen vaskulären Phasen, besonders die arterielle Spitze; die arterio-venöse Passage ist fast normalisiert	leichte Besserung	i. m. 2/die	sehr gut
B. R.	74	Tertiäre Syphilis Chronische zerebrale Durchblutungsstörung	Sehr deutliche Besserung im Vergleich zur ersten Untersuchung. Die verschiedenen vaskulären Phasen unterscheiden sich nach der Behandlung deutlich. Die kapillare Phase bleibt, was die Zeit anbetrifft, verlängert	keine deutliche Wirkung	i. m. 2/die	sehr gut

Klinische Ergebnisse

In Anbetracht des Alters und des fortgeschrittenen psychischen Abbauprozesses der Patienten sind die Ergebnisse in bezug auf Verhalten und intellektuelle Funktionen eindeutig positiv. Dabei handelte es sich nicht um eine Akutstudie (14 Tage) mit niedriger Dosierung. Trotzdem war das Gesamtergebnis sehr gut (Tabelle 2). Die Verträglichkeit wurde allgemein als sehr gut beurteilt. Es ergaben sich keinerlei Hinweise auf Nebenwirkungen oder Wechselwirkungen mit anderen Medikationen.

Schlußfolgerung

Bei 20 stationär behandelten Patienten wurde vor und nach Behandlung mit Ginkgo-biloba-Extrakt eine radiozirkulographische Untersuchung durchgeführt. Pathologische Initialbefunde wurden in 75 % der Fälle verbessert. Die Amplitude der arteriellen Spitze nahm zu; die kapillare Phase war auf allen Diagrammen deutlich sichtbar; die Fläche unter der Kurve repräsentiert das Durchflußvolumen und wurde bei allen Patienten im Vergleich zur Erstuntersuchung erhöht.

Die Ergebnisse dieser Studie belegen die Wirkung von Rökan auf die cerebrale Hämodynamik.

Literatur

1. Marcy, R., Drieu, K. (1974) Parenterally injectable Ginkgo biloba extract : a toxicological study in mice, rats und rabbits. IRCS (Research on : Cardiovas. Syst. Hemat. Pharmacol.) 2: 1275
2. Marcy, R., Drieu, K. (1974) Ginkgo biloba extract : a p. o. toxicity study in mice and rats. IRCS (Research on : Cardiovas. Syst. Hemat. Pharmacol.) 2: 1490
3. Marcy, R., Clostre, F., Huvé, P. (1974) Vasodilatory action of Ginkgo biloba extract in rabbits and dogs. IRCS (Research on : Cardiovas. Syst. Pharmacol.) 2: 1274
4. Bono, Y., Mouren, P. (1975)
Die zerebrale Durchblutungsinsuffizienz und ihre Behandlung durch den Ginkgo-biloba-Extrakt. Médit. Méd. 61, 4: 59–62
5. Boudouresques, G., Vigouroux, R., Boudouresques, J. (1975) Bedeutung und Platz des Ginkgo-biloba-Extraktes in der vaskulären zerebralen Pathologie. Méd. Prat. 1, 598b: 75–78
6. Moreau, Ph. (1975) Ein neues Stimulantium der zerebralen Durchblutung. Nouv. Presse Méd. 4, 33: 2401–2402
7. Augustin, P. (1976) tanakan in der Geriatrie – Klinische und psychometrische Untersuchung an 189 Patienten aus einem Altersheim. Psychologie Médicale 8, 1: 123–130

8. Boismare, F. (1976) Untersuchung der hämodynamischen Wirkung des konzentrierten Ginkgo biloba-Extraktes im Vergleich zu Kohlendioxyd bei jungen und alten Versuchspersonen. Ouest Médical 29, 9: 747–749
9. Choussat, H., Belooussoff, T., Dartenuc, J.Y., Emeriau, J. P. (1977) Klinische Prüfung eines konzentrierten Pflanzenextraktes in der Geriatrie. La Revue de Gériatrie 2, 5: 370–375
10. Wackenheim, A. (1977) Klinische Prüfung von tanakan beim funktionellen Syndrom nach Schädel- Hirn-Traumen und bei zerebraler vaskulärer Insuffizienz. Médecine du Nord & et de l'Est 1, 1: 73–78

Therapie kognitiver Defizite im Alter mit Rökan. Ergebnisse einer multizentrischen Phase-IV-Studie mit testpsychologischer Operationalisierung

Iнм P.

Zusammenfassung

In einer multizentrischen Phase-IV-Prüfung werden der therapeutische Nutzen u. a. mittels Zahlenverbindungs- und Zahlennachsprechtest sowie die Verträglichkeit von Rökan flüssig (120 mg/d) dokumentiert : 8505 Patienten (69,2 ± 9,8 Jahre, 42,6% männlich, 57,4% weiblich) mit Symptomen zerebraler Insuffizienz wurden über einen Zeitraum von 6 Monaten unter Rökan-Therapie beobachtet. Neben einer deutlichen Besserung der klinischen Symptome wie Merk- und Gedächtnisschwäche, Konzentrationsstörungen, Affektlabilität, Schwindel, Kopfschmerz, Ohrensausen ließ sich eine signifikante Reduzierung des Zeitbedarfs für den Zahlenverbindungstest von eingangs 62,8 Sek. auf 53,2 Sek. nachweisen; das bedeutet einen Zeitgewinn von 15,3%. Beim Zahlennachsprechtest kommt es zu einer Leistungssteigerung von im Mittel 0,8 Zahlen. Insgesamt wurde von 33 (0,39%) unerwünschten Arzneimittelwirkungen berichtet. Global wurde von rund 80% der Ärzte und Patienten eine gute und sehr gute Wirksamkeit attestiert, die Verträglichkeit wurde von mehr als 95% der Prüfer mit gut und sehr gut bewertet.

Schlüsselwörter: Zerebrale Insuffizienz, Zahlenverbindungstest, Zahlennachsprechtest, Phase-IV-Studie, Rökan.

Einleitung

Mittels physikalischer Meßverfahren wie CT, NMR, SPECT, PET, CBF, EEG oder EP können Hirnleistungsstörungen zwar auf der Substratebene, nicht aber auf der psychologischen Ebene erfaßt werden. Die Gerontopsychiatrie bedient sich zur Erfolgskontrolle therapeutischer Maßnahmen daher zunehmend psychologischer Instrumentarien. Die klinische Beurteilung des Krankheitsbildes und seiner therapeutischen Beeinflussung stützt sich dabei u. a. auf die Erfassung von Wahrnehmungsstörungen und kognitiven Leistungsdefiziten. Obwohl es eine Reihe valider, zuverlässiger und objektiver Meßverfahren gibt, scheiden doch in der Praxis alle diejenigen aus, die sich nicht durch Praktikabilität und Realitätsnähe auszeichnen. Zwei psychometrische Testverfahren, Zahlennachsprech- und Zahlenverbindungstest (ZNT und ZVT), wurden daher im Rahmen einer multizentrischen Phase-IV-Prüfung eingesetzt. Die entsprechenden Testgrößen veränderten sich im Durchschnitt im Sinne einer Verringerung der Leistungsdefizite.

Ziel der Prüfung

Ziel der multizentrischen Studie war die Prüfung der therapeutischen Effizienz des standardisierten Ginkgo-biloba-Extrakts 761 (Rökan flüssig) bei zerebraler Insuffizienz, wobei die Veränderungen zerebraler Leistungsdefizite mittels der genannten psychometrischen Meßverfahren untersucht werden sollten. Im Sinne einer Phase-IV-Prüfung war ein sehr großes heterogenes Patientengut vorgesehen, um auch Einflußgrößen wie neurologische Symptomatik und Multimorbidität sowie chronologische Veränderungen angemessen berücksichtigen zu können. Zielvariable waren die psychologischen Testgrößen, jedoch sollten auch seltene unerwünschte Arzneimittelwirkungen erfaßt werden können, die bei der bisher bekannten insgesamt geringen Nebenwirkungsrate nur bei einer großen Stichprobe erfaßbar sind.

Methodik

An der Studie nahmen niedergelassene Ärzte aus der gesamten Bundesrepublik teil. Es war vorgesehen, daß pro Arzt 10 bis 12 nicht mit Rökan vorbehandelte Patienten mit zerebraler Insuffizienz, abgestuft in Hirnleistungsschwäche und organisches Psychosyndrom, untersucht werden. Bezüglich der Ätiologie sollten die Patienten entweder zur eher degenerativen Form vom Alzheimer Typ oder zur eher vaskulär bedingten Form vom Multiinfarkt-Typ gehören. Von den Symptomen Merk- und Gedächtnisschwäche, Konzentrationsstörungen, Affektlabilität, Schwindel, Kopfschmerz und Ohrensausen sollten zumindest drei vorliegen. Diese Symptome waren in ihrer Ausprägung zu Beginn, nach einem, nach drei und nach sechs Monaten festzuhalten, ebenso wie Blutdruck und Puls. Der Zahlennachsprechtest (ZNT) nach Wechsler [23] aus dem Verbaltest des Hamburg-Wechsler-Intelligenztests für Erwachsene (HAWIE) sowie der Zahlenverbindungstest (ZVT), modifiziert nach dem visuomotorischen Trailmarking-Test von Reitan [17], waren zu Beginn der Therapie und nach sechs Monaten durchzuführen. Sowohl Arzt als auch Patient sollten nach der Therapie Wirksamkeit und Verträglichkeit des Präparates beurteilen.

Prüfpräparat und Therapieschema

Die Patienten erhielten während 6 Monaten 3 × 40 mg/d Rökan flüssig. Daneben durften keine weiteren zerebral wirksamen Medikamente verabreicht werden, jedoch andere Begleitmedikationen waren erlaubt.

Die standardisierte Wirkstoffkonzentration [5] sowie die pharmakologischen und klinischen Eigenschaften von Rökan bei hämodynamisch, rheologisch, metabolisch und cholinerg bedingten Hirnleistungsstörungen sind in der Literatur ausführlich beschrieben [2–4, 7–11, 13–16, 18–22]. Eine gute Übersicht gibt eine kürzlich erschienene Monographie [6].

Statistik

Insgesamt gingen 8505 Prüfbögen bei der Studienzentrale ein. Ein vorläufiges Ergebnis, das auf 2835 zufällig ausgewählten Patienten beruhte, wurde bereits veröffentlicht [12]. Hier liegt nun die Analyse sämtlicher 5109 abgeschlossenen, den Einschlußkriterien genügenden Fälle vor, bei denen Geschlecht, Alter, Diagnose, Ätiologie und Ausgangssymptomatik vollständig und eindeutig angegeben waren. 16% dieser Fälle waren bezüglich des Verlaufs und der Abschlußbeurteilung unvollständig und mußten bei der Analyse dieser Daten ausgeschlossen werden.

Mittelwerte von Meßwerten wurden mittels des t-Tests geprüft. Es sei bemerkt, daß die im ZVT gemessenen Zeiten eine logarithmisch-normale Verteilung haben, so daß die Verbesserung durch die Therapie (s. unten) nicht als Differenz, sondern als Prozentsatz betrachtet wird. Prozentzahlen aus Häufigkeiten wurden mittels des χ^2-Tests auf mögliche signifikante Unterschiede geprüft. Wegen der Vielzahl der Tests müssen die P-Werte nach Bonferroni-Korrektur bewertet werden : Bei den ca. 50 ausgeführten Tests sollte erst ab P = 0,05/50 = 0,001 von Signifikanz gesprochen werden. Bezüglich der Genauigkeit einzelner Prozentzahlen gilt, daß für (Teil-)Stichproben vom Umfang von z. B. n = 5000, 2500 oder 650 die mittleren Fehler der Prozentzahlen maximal (d. h. für 50%) ±0,7, ±1 bzw. ±2 betragen.

Ergebnisse

Patientencharakteristik

61,6% der Patienten waren männlich, 38,6% weiblich. Das mittlere Alter betrug bei den Männern 68,8 Jahre (Standardabweichung SD = 9,5), bei den Frauen 70,4 Jahre (SD = 9,6). Obwohl der Unterschied gering ist, ist er mit P = 10^{-9} höchst signifikant. Die graphische Darstellung der Altersverteilung

(Abb. 1) zeigt bei den Frauen in Einklang mit dem Altersaufbau unserer Bevölkerung eine Verschiebung in Richtung auf die oberen Altersklassen. Diagnose und Ätiologie gehen aus Tabelle 1 hervor. Fast zwei Drittel der Patienten wurden eher als Multiinfarkt-Typ angesprochen. Beim Alzheimer-Typ kommt das organische Psychosyndrom deutlich häufiger vor (P < 0,0005). Das mittlere Alter beträgt beim Alzheimer-Typ 70,6 (SD = 9,2), beim Multiinfarkt-Typ 69,2 Jahre (SD = 9,8). Wenn auch höchst signifikant (P = 10^{-7}), ist dieser Mittelwertsunterschied zwar nicht groß, doch zeigt Abb. 2 beim Alzheimer-Typ deutlich die Verschiebung in die oberen Altersklassen, was ja auch der üblichen Bezeichnung „Senile Demenz vom Alzheimer-Typ (SDAT)" im Gegensatz zur Multiinfarkt-Demenz (MID) entspricht.

Die Häufigkeiten der neurologischen Symptome sind in Tabelle 2 dargestellt, sowohl für alle Patienten zusammen als auch nach Ätiologie getrennt. Parkinsonismus kommt naturgemäß beim Alzheimer-Typ deutlich häufiger vor, während für ischämische Attacken die Umkehrung gilt. Die

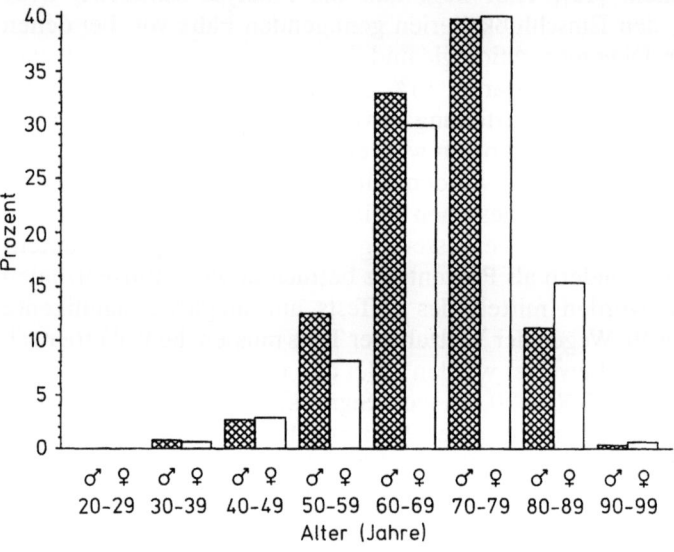

Abb. 1. Altersverteilung, getrennt nach Geschlecht

Tabelle 1. Diagnose und Ätiologie (%)

Diagnose	Alzheimer-Typ	Multiinfarkt-Typ	Summe
Hirnleistungsschwäche	27,25 (70,59)	47,15 (76,79)	74,40
Organisches Psychosyndrom	11,35 (29,41)	14,25 (23,21)	25,60
Summe	38,60 (100,00)	61,40 (100,00)	100,00

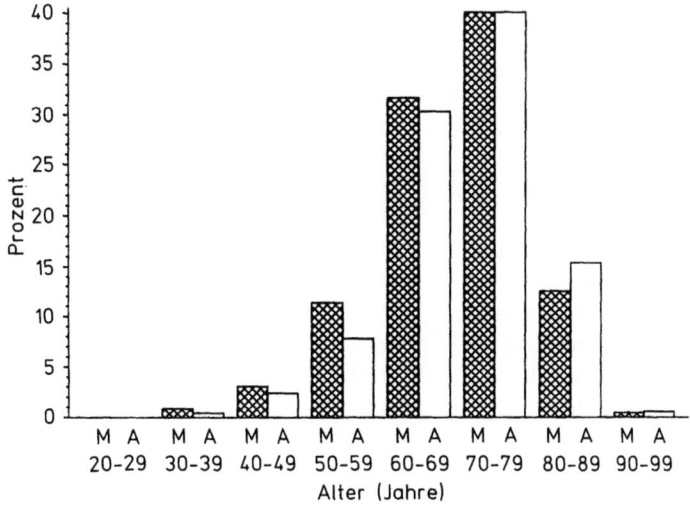

Abb. 2. Altersverteilung, getrennt nach Ätiologie

Tabelle 2. Neurologischer Befund und Ätiologie (%)

Neurolog. Befund	Alzheimer-Typ	Multiinfarkt-Typ	Alle Pat.	P
Halbseitenlähmung	2,84	6,89	5,32	<0,0005
Ischämische Attacken	19,42	32,20	27,27	<0,0005
Parkinsonismus	17,04	9,12	12,17	<0,0005
Hirnnervenstörung	9,03	6,63	7,56	0,002

Häufigkeit von Begleiterkrankungen geht aus Tabelle 3 hervor, wo ebenfalls nach der Ätiologie aufgegliedert wurde. Es erstaunt nicht, daß Hypertonie, Diabetes mellitus, KHK und Herzinfarkt beim Multiinfarkt-Typ deutlich häufiger vorkommen als beim Alzheimer-Typ.

42,7% der Patienten waren mit unterschiedlichem, meist nicht zufriedenstellendem Erfolg einschlägig medikamentös vorbehandelt worden. Die Dauer der Vorbehandlung betrug bei einem Drittel dieser Patienten bis zu einem, bei den restlichen länger als ein Jahr.

Obwohl die genannten 5109 Fälle abgeschlossen sind, waren zum Teil die Verlaufsdaten und/oder die Abschlußbeurteilung lückenhaft. Die folgenden Auswertungen beziehen sich auf die vollständig dokumentierten 4472 Fälle.

Tabelle 3. Begleiterkrankungen und Ätiologie (%)

Begleiterkrankungen	Alzheimer-Typ	Multiinfarkt-Typ	Alle Pat.	P
Hypertonie	45,44	58,65	53,55	<0,0005
Hypotonie	13,95	10,77	12,00	0,001
Diabetes mellitus	25,81	32,07	29,65	<0,0005
Claudicatio	13,03	15,11	14,31	0,040
Herzrhythmusstörung	19,98	20,88	20,53	0,455
KHK, Herzinfarkt	43,00	49,28	46,86	<0,0005
Rheumat. Erkrankung	27,18	22,92	24,56	0,001
Magen-Darm-Erkr.	10,14	9,28	9,61	0,306
Leber-Galle-Erkr.	13,69	11,19	12,16	0,008
Hyperurikämie	14,40	16,23	15,52	0,081
Atemwegserkrankung	14,00	12,94	13,35	0,291

Zahlenverbindungstest

Wie bereits erwähnt ist der Logarithmus der beim Zahlenverbindungstest benötigten Zeit normal verteilt. Daher müssen zur Beschreibung der Ergebnisse die geometrischen Mittel herangezogen werden. Diese betrugen zu Beginn und am Ende der Behandlung 62,8 bzw. 53,2 Sekunden mit einem mittleren Fehler von einem Prozent. Dies bedeutet einen Zeitgewinn von 15,3%.

Zahlennachsprechtest

Im Zahlennachsprechtest verbessert sich die Anzahl der nachgesprochenen Zahlen von im Mittel 5,1 auf 5,9 mit mittleren Fehlern von jeweils 0,02.

Beeinflussung der Symptomatik

Zerebrale Symptomatik
Die Veränderung der zerebralen Symptomatik geht aus Abb. 3 hervor. Die mittleren Fehler betragen 0,01. Die Bewertung von „nicht vorhanden" bis „sehr stark ausgeprägt" wurde in Scores von 0 bis 4 übersetzt. Die Werte gingen bei den einzelnen Symptomen bis auf ca. die Hälfte oder mehr zurück. Am stärksten war mit 2,6 Merk- und Gedächtnisschwäche ausgeprägt, ein Wert, der nach der Therapie auf 1,4 herunterging.

Kreislaufparameter
Die zur Verlaufsbeobachtung der Herz-Kreislauf-Situation gemessenen Blutdruck- und Pulswerte blieben unter der Therapie unverändert. Der

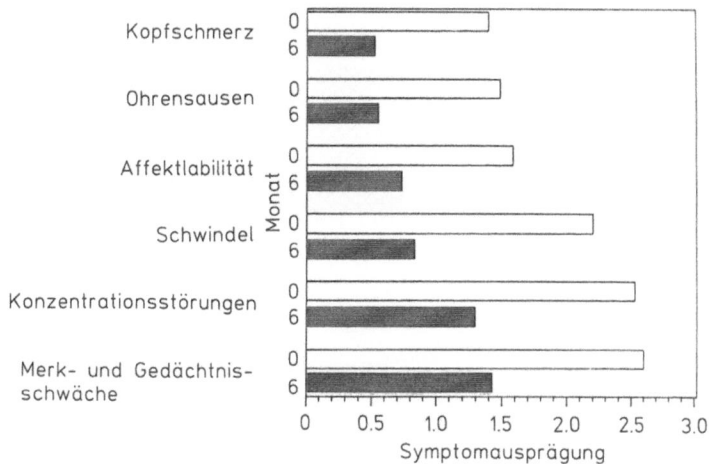

Abb. 3. Symptomausprägung zu Beginn und am Ende der Therapie

mittlere systolische Wert betrug zu Beginn der Therapie 150,4 (SD 21,4) mmHg und 145,7 (SD 16,9) mmHg nach sechs Monaten Therapie. Auch der diastolische Wert und die Herzfrequenz blieben unter der sechsmonatigen Rökan-Therapie unverändert (Tabelle 4).

Gesamtbeurteilung

Das Ergebnis der am Ende der Studie abzugebenden Beurteilung von Wirksamkeit und Verträglichkeit des standardisierten Rökan-Extraktes durch Arzt und Patient ist in Abb. 4 dargestellt. Die hohe Übereinstimmung zwischen Arzt und Patient ist augenfällig und drückt sich auch durch eine hohe Korrelation aus (r = 0,74 in beiden Fällen). Bei der Verträglichkeit

Tabelle 4. Blutdruck und Herzfrequenz[a]

Monate	0	SD	1	SD	3	SD	6	SD
Systolischer Druck (mmHg)	150,4	21,43	148,2	19,6	147,1	17,9	145,7	16,9
Diastolischer Druck (mmHg)	85,6	11,0	84,4	9,8	83,9	9,0	83,4	9,0
Puls (p. M.)	75,5	9,7	74,7	8,3	74,4	7,8	74,3	7,6

[a] Aus [1]

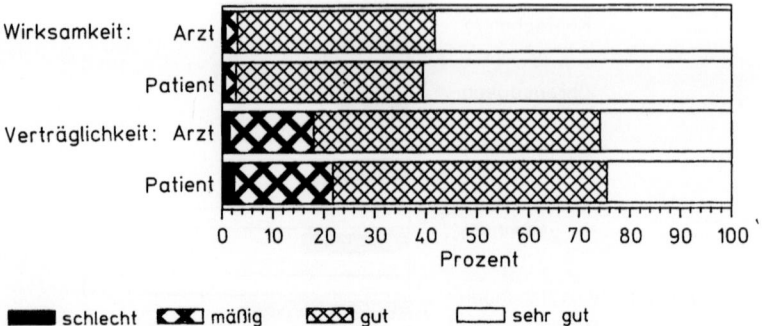

Abb. 4. Gesamtbeurteilung von Wirksamkeit und Verträglichkeit durch Arzt und Patient

lautet das Urteil am häufigsten „sehr gut", bei der Wirkung „gut". Das Urteil „schlecht" kommt nur sehr selten vor. Die globale Wirksamkeitsbeurteilung korreliert mit dem Rückgang der Symptomausprägung. Man kann also davon ausgehen, daß die Gesamtbeurteilung durch den Arzt nicht nur von der Zufriedenheit des Patienten, sondern auch vom Rückgang der Symptomatik abhängt.

Unerwünschte Arzneimittelwirkungen

Das überaus gute Urteil über die Verträglichkeit von Rökan wird bestätigt durch die geringe Zahl von 33 Nebenwirkungen (Tabelle 5), die nur in vier Fällen auf Wunsch des Patienten zum Therapieabbruch führten, sonst aber bei fortgesetzter Behandlung reversibel waren.

Tabelle 5. Nebenwirkungen

Flush	1
Schwindel	7
Schwindel und Tremor	1
Kopfschmerzen	4
Gastrointestinale Beschwerden	4
Übelkeit	5
Hitzewallungen	2
Allergie	2
Herzrasen	1
Kreislaufbeschwerden	1
Schläfrigkeit	1
Unverträglichkeit allgemein	4

Diskussion

Der klinische Nutzen eines Präparates erschließt sich für den behandelnden Arzt am anschaulichsten durch eigene Erfahrungen unter Praxisbedingungen. Die klinischen Prüfungen der Phase II und III erfassen Wirksamkeit und Unbedenklichkeit eines Arzneimittels unter standardisierten Bedingungen. Der kontrollierte klinische Versuch mit seinem Instrumentarium Randomisierung, Blind- und Doppelblindversuch, selektierenden Einschluß-, Ausschluß- und Abbruchkriterien, Stratifizierung, u. a., ist einerseits unentbehrlich für eine standardisierte Arzneimittelanwendung und Therapiebewertung, reflektiert aber andererseits die differenzierte Arzt-Patienten-Situation unzureichend. So vernachlässigt der kontrollierte klinische Versuch häufig relevante Probleme der ambulanten Versorgung wie Multimorbidität sowie Sozial- und Altersstruktur der Patienten. Ferner werden oft gleichzeitig laufende Therapiestrategien oder unterschiedliche Schweregrade der Erkrankung sowie Anwendungsgewohnheiten nicht ausreichend berücksichtigt. Vielfach korrelieren demzufolge Therapieergebnisse solcher Studien nicht mit der täglichen Wirklichkeit der Anwendungsgewohnheiten in der ärztlichen Praxis. Dieses Defizit der klinischen Relevanz kann eine breit angelegte Prüfung der Phase IV ausgleichen, indem sie objektive und subjektive Daten von Arzt und Patient realitätsorientiert dokumentiert. Hieraus folgt die Notwendigkeit der Phase-IV-Forschung, die die gesamte Lebenszeit eines Arzneimittels zu begleiten hat.

Die Behandlung der zerebralen Insuffizienz älterer Menschen ist gleichermaßen ein medizinisches wie gesellschaftliches Problem [1]. Vor dem Hintergrund steigender Lebenserwartung und wachsender Ansprüche an die Lebensqualität im Alter gewinnt die Therapie von Hirnleistungsschwächen an Bedeutung. Eine generelle Behandlungswürdigkeit dementieller Phänomene ist heute weitestgehend anerkannt.

Die vorgelegten Ergebnisse dieser Multizenterstudie ergänzen die zahlreichen Publikationen über die therapeutische Effizienz des standardisierten Ginko-biloba Extraktes 761 (Rökan) und rechtfertigen die medikamentöse Behandlung der zerebralen Insuffizienz und ihrer Symptome mit einem derartig gut verträglichen Präparat.

Zahlenverbindungs- und Zahlennachsprechtest als psychometrisches Verfahren in dieser Studie waren geeignet, eine Verringerung der kognitiven Defizite nachzuweisen. Auch unter Praktikabilitätsgesichtspunkten haben sich die beiden Tests bei zufriedenstellender Akzeptanz der Patienten bewährt. Darüber hinaus sind auch Symptom-Score-Verläufe und Globalbewertungen zur klinischen Urteilsbildung gerechtfertigt.

Literatur

1. Allard, M., Signoret, J. L., Stalleicken, D. (1988) Alzheimer-Demenz. Springer, Berlin – Heidelberg – New York – Paris – Tokio
2. Aust, G. (1987) Therapie mit rökan bei vertebrobasilärer Insuffizienz. In: Schlitter K. (Hrsg.): Vertigo – Interdisziplinäres Symposium, Berlin 1986 pp. 64–74, Harsch, Karlsruhe
3. Borzeix, M. G. et al. (1980) Recherches sur l'action antiagrégante de l'extrait de Ginkgo biloba. Activité au niveau des artéres et des veines de la pie-mère chez le lapin. Sem. Hôp. Paris 56: 393–398
4. Claussen, C. F., Kirtane, M. V. (1985) Randomisierte Doppelblindstudie zur Wirkung von Extractum Ginkgo biloba bei Schwindel und Gangunsicherheit des älteren Menschen. In: Claussen, C. F. (Hrsg.): Presbyvertigo, Presbyataxie, Presbytinnitus, Gleichgewichtsstörungen im Alter pp. 103–115. Springer, Berlin – Heidelberg – New York – Tokio
5. Drieu, K. (1986) Préparation et définition de l'extrait de Ginkgo biloba. Presse méd.:15: 1455–1457
6. Fünfgeld, E. W. (Ed.) (1988), Rökan, Ginkgo biloba, Recent Results in Pharmacology and Clinic. Springer, Berlin – Heidelberg – New York – Paris – Tokio
7. Fünfgeld, E. W., Stalleicken, D. (1987): Dynamic-Brain-Mapping. Eine objektive Methode zur Auswertung des EEG und zur Objektivierung der Wirkung zerebral wirksamer Substanzen. TW Neurologie/Psychiatrie 1: 136–142
8. Geßner, B., Voelp, A., Klasser, M. (1985) Study of the long-term action of a Ginkgo biloba extract on vigilance and mental performance as determined by means of quantitative pharmaco-EEG and psychometric measurements. Arzneimittel-Forsch. 35: 1459–1465
9. Haguenauer, J. P., Cantenot, F., Koskas, H., Pierart, H. (1986) Traitement des troubles de l'équilibre par l'extrait de Ginkgo biloba. Etude multicentrique à double-insu face au placebo. Presse méd. 15: 1569–1572
10. Hofferberth, B. (1987) Die Therapie neurologischer Vertigo-Fälle mit Ginkgo biloba (EGB 761) bei hirnorganischem Psychosyndrom. In: Schlitter, K. (Hrsg.): Vertigo – Interdisziplinäres Symposium, Berlin 1986 pp. 47–63. Harsch, Karlsruhe
11. Hofferberth, B. (1987) The influence of Ginkgo biloba Extract (GBE) on the Neurophysiological and Psychometrical Test results in patients suffering from organic cerebral Psychosyndrome: A Double-Blind Study Versus Placebo. Conference at the Third Congress of the International Psychogeriatric Association, Chicago, August 1987
12. Ihm, P., Stalleicken, D. (1988): Verlaufsbeobachtung kognitiver Defizite. Ergebnisse einer multizentrischen Studie mit testpsychologischer Operationalisierung. TW Neurologie/Psychiatrie 2: 3–8
13. Lagrue, G., Baillet, J., Behar, A. (1978) Activité d'un extrait végétal complexe dans les oedèmes idiopathiques orthostatiques. Sem. Hôp. Paris 54: 214–217
14. Marcy, R. (1980): Pharmakologisches Gutachten
15. Pidoux, B. (1983) Clinical and Quantitative EEG Double-Blind Study of Ginkgo biloba extract (GBE). J. Cerebral Blood Flow Metab. 3, (Suppl. 1)
16. Rapin, J. R., Le Poncin Lafitte, M. (1979) Modéle expérimental d'ischémie cérébrale. Action préventive de l'extrait de Ginkgo. Sem. Hôp. Paris 55: 2047–2050
17. Reitan, R. M. (1958) Validity of the Trail-Marking-Test as an indicator of organic brain damage. Percept. Mot. Shills 8: 271–276
18. Taillandier, J., Ammar, A., Rabourdin, J. P., Ribeyre, J. P., Pichon, J., Niddam, S., Pierart, H. (1986): Traitement des troubles du vieillissement cérébral par l'extrait de Ginkgo biloba. Presse méd. 15: 1583–1587
19. Taylor, J. E. (1987) Liaison des neuromédiateurs à leurs récepteurs dans le cerveau de rats. Presse méd. 16: 1491–1493

20. Tea, S., Celsis, P., Clanet, M., Marc-Vergnes, J.-P., Boeters, U. (1987) Qualifizierte Parameter zum Nachweis von zerebraler Durchblutungs- und Stoffwechselsteigerung unter Ginkgo biloba-Therapie. Therapiewoche 37: 2655–2657
21. Vorberg, G. (1985) Ginkgo biloba Extract: A longterm study of chronic cerebral insufficiency in geriatric patients. Clin. Trial J. 22: 149–157
22. Weber, N. (1986) Platelet Activating Factor – Ein physiologisch aktives Etherlipid. Pharmazie unserer Zeit 15: 107
23. Wechsler, D. A. (1964) Die Messung der Intelligenz Erwachsener. Huber, Bern

III Vertigo, Tinnitus, Hypakusis

Therapie mit Rökan bei vertebrobasilärer Insuffizienz

Aust G.

Zusammenfassung

In einer randomisierten Pilotstudie wurde die Wirksamkeit und Verträglichkeit von Rökan (EGb 761) bei 10 Patienten mit vertebrobasilärer Insuffizienz untersucht. Der Therapieerfolg blieb unter Therapiefortführung erhalten, gute Ergebnisse wurden nach Absetzen der Prüfmedikation bei einigen Patienten wieder schlechter. Neben der klinischen Symptomatik wurde eine komplette neurootologische Untersuchung durchgeführt. Beeinflußt wurden subjektives Befinden, kalorischer Nystagmus, Knoten, Sakkaden. Die Verträglichkeit wurde als sehr gut befunden.

Schlüsselwörter: Vertebrobasiläre Insuffizienz, Schwindel, zentrale Gleichgewichtsstörung, Rökan

Einführung

Die Durchblutung des Gehirns wird durch die 4 großen extracerebralen Blutgefäße, die A. carotis und die A. vertebralis, die sich zum Circulus arteriosus Willisii zusammenschließen, gewährleistet. Die cerebrale Durchblutung kann in sehr feinen Grenzen geregelt werden. Leichte Störungen werden problemlos ausgeglichen; kommt es jedoch zu stärkeren Einschränkungen, dann entstehen Funktionsdefizite. Die A. vertebralis ist maßgeblich an der Durchblutung des Hirnstamms beteiligt. Sie versorgt damit auch die Areale des Groß- und Kleinhirns, in denen die Gleichgewichtsstrukturen verknüpft werden. Im Falle der vertebrobasilären Insuffizienz sind bei ca. 80 % arteriosklerotische Veränderungen, besonders der vestibulären Gefäße, nachweisbar. Oft ist aber auch eine Hypertonie aus der Anamnese bekannt.

Zeichen einer vertebrobasilären Insuffizienz ist bei einem Großteil der Patienten Schwindel; ferner kennt man Sehstörungen in Form von Gesichtsfelddefekten, Visusstörungen, Metamorphopsien, Augenmotilitätsstörungen. Nicht zuletzt klagen die Patienten über Kopfschmerzen, Hinterkopfschmerzen, Sensibilitätsstörungen, Hörstörungen in jeder Form, aber auch über Schluck- und Sprechstörungen, „drop attacks" und amnestische Episoden.

Die konservative Behandlung der vertebrobasilären Insuffizienz erstreckt sich auf die Normalisierung der kreislaufbedingten Störungen wie Hypertonie, Hypotonie und Herzinsuffizienz sowie auf die Verbesserung der Hämodynamik in den beeinträchtigten Gefäßarealen, der Fließeigenschaften des Blutes und des Gehirnstoffwechsels (Glucose- und Sauerstoffuptake bzw. Utilisation). Für den standardisierten Ginkgo-biloba-Extrakt 761 ist diese dreidimensionale Wirkung dokumentiert [1, 2, 4, 5].

Methodik

Studiendesign

Ziel der Studie war die Überprüfung der Wirksamkeit von Rökan in Abhängigkeit von der Therapiedauer (6 bzw. 9 Monate) anhand folgender neurootologischer Untersuchungen:

– Spontannystagmus,
– kalorische Vestibularisprüfung mit bithermaler Reizung,
– Drehpendelprüfung (± 180° Amplituden),
– Cranio-Corpo-Graphie (CCG, Test nach Unterberger, Test nach Romberg),
– horizontale Blickpendelfolge,
– HWS-Prüfung mit Kopfdrehung nach rechts und links in aufrechter sowie dorsalflektierter Position und
– Messung der akustisch evozierten frühen und späten Potentiale.

Die spontanen sowie kalorisch, rotatorisch, durch Kopfdrehung und visuell induzierten Augenbewegungen wurden mit einem Dreikanalelektronystagmographen aufgezeichnet.

Patientengut

Insgesamt 10 Patienten (Alter 57,3 ± 7,8 Jahre, Streuung 49–73 Jahre, 3 Männer, 7 Frauen) mit zentralen Gleichgewichtsstörungen bei vertebrobasilärer Insuffizienz wurden randomisiert auf 2 Kollektive verteilt. Beide Gruppen erhielten 6 Monate lang 3mal 40 mg/d Rökan in fester oraler Form. Gruppe 1 wurde anschließend über 3 weitere Monate behandelt.

Alle Patienten zeigten neben Schwindelbeschwerden bei der neurootologischen Untersuchung Zeichen einer zentralen Gleichgewichtsstörung mit Nystagmusenthemmung, Augenkoordinationsstörungen, und im CCG verbreiterten Kopf-Körperschwankungen oder geknotetem Kopfkörperbewegungsmuster beim Unterberger-Tretversuch. Gemäß der pathologischen Ausgangsposition wiesen die Patienten Nystagmusreaktionen bei Kopfdrehungen zur Seite in aufrechter und/oder dorsalflektierter Position auf.

Zeitlicher Ablauf der Studie

Die Untersuchungen wurden für beide Gruppen initial sowie nach 3-, 6- und 9monatiger Therapiedauer für Gruppe 1 bzw. 3- und 6monatiger Therapiedauer und 3 Monate nach Absetzen von Rökan für Gruppe 2 durchgeführt.

Ergebnisse

Klinischer Befund

Alle Patienten hatten initial Gleichgewichtsstörungen. Die einzelnen Schwindelparameter mit Schwindelauslösung und Schwindeldauer sind aus Tabelle 1 zu entnehmen.
Auf Befragung gaben zum Zeitpunkt der 1. Nachuntersuchung 8 Patienten eine leichte und 2 eine deutliche subjektive Besserung an. Bei der 2. Nachuntersuchung waren die Verhältnisse gleich, d. h. 8 Patienten zeigten eine leichte und 2 eine deutliche Besserung. Zum Zeitpunkt der 3. Nachuntersuchung war bei 4 Patienten der Gruppe 1 der Zustand unverändert gut, bei einem Patienten trat weiter eine leichte Besserung ein. Von Gruppe 2 gaben nach Absetzen von Rökan 1 Patient eine deutliche Besserung und 4 eine Verschlechterung an (Tabelle 2).

Neurootologische Untersuchungen

Spontannystagmus: unterschiedlicher Verlauf, neben Reduzierungen wurden auch Intensivierungen beobachtet.

Kalorische Nystagmusprüfung: Unter Rökan-Therapie nahm die Nystagmusfrequenz initial bei fast allen Patienten ab. Diese positive Entwicklung setzte sich in Gruppe 1 (Rökan 9 Monate) in der zweiten Behandlungsphase (6. – 9. Monat) fort oder wurde stabilisiert, während in Gruppe 2 nach dem Absetzen von Rökan eine erneute Intensitätszunahme registriert wurde (Abb. 1).

Drehpendelprüfung: keine Modifikation.

Tabelle 1. Abnahme der Schwindelsymptomatik unter Rökantherapie

	0. Monat (n = 10)	3. Monat mit Rökan (n = 10)	6. Monat mit Rökan (n = 10)	9. Monat mit Rökan (n = 5)	9. Monat o. Rökan (n = 5)
Schwankschwindel	1	0	0	0	1
Drehschwindel	5	3	0	0	1
Fallneigung	4	2	2	1	1
Schwarzwerden vor Augen	2	2	1	0	1
Unsicherheit	9	8	8	3	4
Übelkeit	7	2	2	0	0
Aufstoßen	0	0	0	0	0
Erbrechen	0	0	0	0	0
Kopfdrehen	6	5	5	1	2
Bücken	2	1	1	1	0
Aufstehen	6	3	3	1	1
Blick nach oben	7	6	6	3	1
Blick nach unten	1	1	1	1	0
Ohne Anlaß	1	0	0	0	0
Sekundendauer	5	6	8	3	5
Minutendauer	5	2	0	0	0
Stundendauer	0	0	0	0	0
Unscharfes Sehen	4	3	3	1	2
Doppeltsehen	1	1	0	0	0

Tabelle 2. Selbsteinschätzung des Patienten unter Therapie. Ergebnisse jeweils im Vergleich zur vorangehenden Untersuchung

	0. Monat (n = 10)	3. Monat mit Rökan (n = 10)	6. Monat mit Rökan (n = 10)	9. Monat mit Rökan (n = 5)	9. Monat o. Rökan (n = 5)
Unverändert	–	0	0	4	0
Leicht gebessert	–	8	8	1	0
Deutlich gebessert	–	2	2	0	1
Leicht Verschlechtert	–	0	0	0	4
Deutlich Verschlechtert	–	0	0	0	0

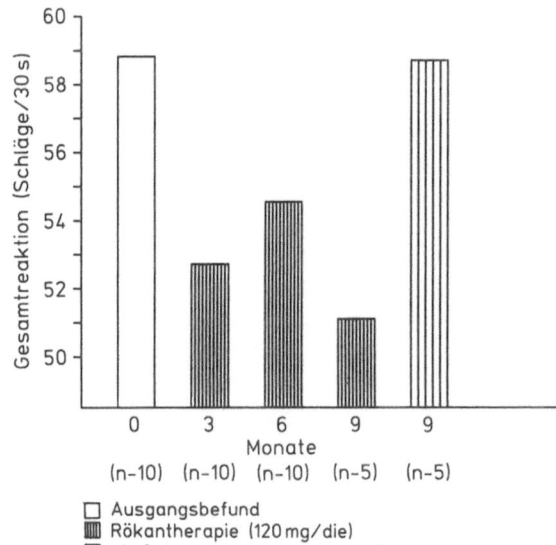

Abb. 1. Reaktionsergebnisse der Kalorimetrie

CCG: Romberg-Test: In Gruppe 1 ergaben sich initial 1 unauffälliger Befund, 4 Patienten mit Instabilität und 2 mit Fallneigung. Nach 9monatiger Therapie wurden 4 Normalbefunde und 1 Patient mit Instabilität beobachtet. In Gruppe 2 zeigten initial 4 Patienten Normalbefunde und 1 Patient Instabilität. Nach 6monatiger Studiendauer ergaben sich 3 Normalbefunde und 2 Patienten mit Instabilität.

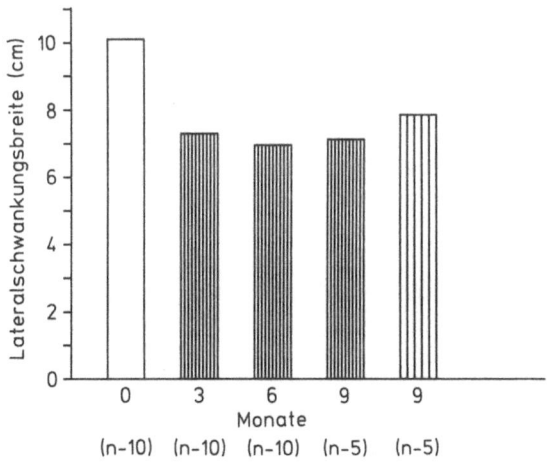

Abb. 2. Lateralschwankungsbreite im Unterberger-Tretversuch (Cranio-Corpo-Gramm)

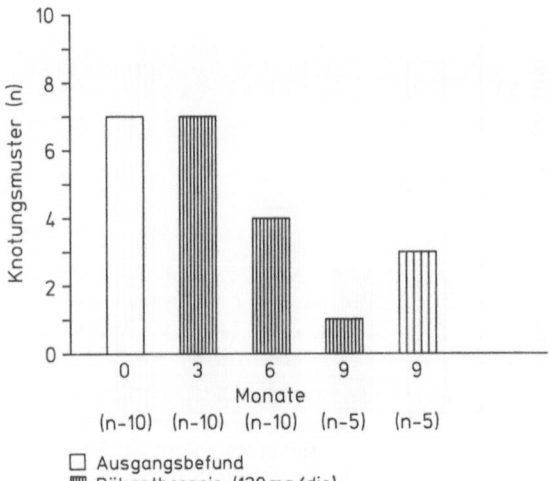

Abb. 3. Knotungsmuster im Unterberger-Tretversuch (Cranio-Corpo-Gramm)

CCG: Unterberger-Test: Die Lateralschwankungsbreite nahm unter der Behandlung mit Rökan ab, stieg aber nach Absetzen der Therapie wieder an (Abb. 2). Die Knotenmuster nahmen im Therapieverlauf ebenfalls ab (Abb. 3). Dieser Befund wird nach ca. 6monatiger Behandlung deutlich. Nach Absetzen des Medikaments war auch dieser Therapieerfolg rückläufig.

Horizontale Blickpendelfolge: Die Auswertung der horizontalen Blickpendelfolge erfolgte über 10 Pi, wobei die die langsame Folgebewegung unterbrechenden Sakkaden (ruckartige Augenrückbewegungen) berechnet wurden. Unter der Therapie mit Rökan wurde die Blickfolgeleistung verbessert (Abnahme der Sakkadendauer). Der Therapieerfolg wurde durch Fortführen der Behandlung stabilisiert. In Gruppe 2 nahm die Sakkadenfrequenz nach Absetzen des Medikaments wieder zu.

HWS-Prüfung: Nystagmusreaktionen bei der HWS-Prüfung wurden durch die Medikation nicht modifiziert.

Akustisch evozierte Potentiale

Frühe Hirnstammpotentiale: Im statistischen Mittel kommt es unter Rökan bis zum 6. Therapiemonat zu einem leichten Zunehmen der Latenzzeiten von Welle III und V, bei weiterer Therapie zeigt sich ein Absinken und bei Absetzen des Medikaments ein erneuter Anstieg.

Späte Hirnrindenpotentiale: Die Wellenkonfigurationen P1, N1 und P2 weisen keine typischen Veränderungen unter der Therapie mit Rökan auf.

Verträglichkeit

Der Ginkgo-biloba-Extrakt in fester oraler Form wurde von allen Patienten gut vertragen. Eine Patientin berichtete über eine Zunahme der Intensität und Dauer der Menstruation.

Diskussion

Unter der Therapie mit dem standardisierten Ginkgo-biloba-Extrakt 761 (120 mg/d) über einen Zeitraum von 6 Monaten wurden zentrale Vestibularisstörungen gebessert. Der Therapieerfolg wurde durch Fortführen der Therapie über weitere 3 Monate stabilisiert, während die Symptomatik bei Absetzen der Medikation nach dem 6. Monat wieder zunahm. Günstige Einflüsse wurden sowohl bei subjektiven als auch bei objektiven Parametern beobachtet. Bei der apparativen Diagnostik ergab sich eine Normalisierung von enthemmten kalorischen Nystagmuszuständen, eine Abnahme von verbreiterten und geknoteten (ataktischen) Körperbewegungsmustern und eine Reduzierung von unterbrechenden Sakkaden bei der Blickfolgeprüfung. Der Einfluß von Rökan auf die Lateralschwankungsbreite wurde schon früher in einer Doppelblindstudie von Claussen [3] bei Schwindelpatienten bestätigt.

Die anderen objektiven Parameter (Spontannystagmus, Nystagmusreaktionen beim Drehpendeltest, akustisch evozierte Potentiale früher und später Latenz, Nystagmusreaktionen bei Torsion der Halswirbelsäule) wurden nicht modifiziert. Die unterschiedlichen Befunde bei den objektiven Parametern können zur Zeit nicht interpretiert werden.

Literatur

1. Boismare, F. (1976) Etude de l'action hémodynamique de l'extrait concentré de Ginkgo biloba comparée à celle du gaz carbonique chez le sujet jeune et chez le sujet sénile. L'Ouest Méd. 29: 747–749
2. Borzeix, M. G., Labos, M., Hartl, C. (1980) Recherches sur l'action anti-agrégante de l'extrait de Ginkgo biloba. Activité au niveau des artères et veines de la pie-mère chez le lapin. Sem. Hôpit. de Paris 56: 393–398
3. Claussen, C. F., Kirtane, M. V. (1985) Randomisierte Doppelblindstudie zur Wirkung von Extractum Ginkgo biloba bei Schwindel und Gangunsicherheit des älteren Menschen. In: C. F. Claussen (Ed.): Presbyvertigo, Presbyataxie, Presbytinnitus. Springer, Berlin, Heidelberg, New York, Tokyo, pp. 103–115
4. Galley, P., Safi, N. (1977) Tanakan et cerveau sénile. Etude radiocirculographique. Bordeaux Méd. 10: 171–176
5. Heiss, W. D., Zeiler, K. (1978) Medikamentöse Beeinflussung der Hirndurchblutung. Pharmakotherapie 1: 137–144

Rökan versus Nicergolin bei Schwerhörigkeit, Schwindel und Ohrgeräuschen

CHESSEBOEUF L., HÉRARD J., TRÉVIN J.

Zusammenfassung

In einer randomisierten Studie an 60 Patienten (35 Männer, 25 Frauen) mit Schwindel, Schwerhörigkeit oder Tinnitus wurde die Wirksamkeit von 2 vasoaktiven Therapieansätzen, Ginkgo-biloba-Extrakt 761 (Rökan) und Nicergolin, verglichen. Die subjektive Symptomatik wurde durch Tonaudiometrie und Elektronystagmographie objektiviert und quantifiziert. Trotz der altersmäßig ungleichen Verteilung (Durchschnittsalter in der Rökan-Gruppe 9 Jahre über demjenigen der Nicergolin-Gruppe) wurde unter Rökan-Behandlung eine höhere Responderrate gefunden (60%) als unter Nicergolinbehandlung (40%).

Schlüsselwörter: Vertigo, Hypakusis, Tinnitus, Rökan, Nicergolin.

In Klinik und Praxis der Hals-Nasen-Ohren-Heilkunde bilden die Patienten mit Schwerhörigkeit, Schwindelsyndromen und Ohrgeräuschen ein bedeutendes Kollektiv. Dabei handelt es sich um Syndrome mit oft schwer faßbaren Ursachen. In der Regel werden sie auf einen Involutionsprozeß der Cochlea und des Labyrinths oder auch auf Störungen in der Makro- und Mikrozirkulation dieser beiden vulnerablen Organe zurückgeführt.

Seit einigen Jahren werden Präparate mit teils gefäßerweiternden, teils vasoregulatorischen Effekten eingesetzt, da bei therapeutischem Nihilismus die Progredienz der Erkrankungen vorprogrammiert ist.

In dieser Studie sollten 2 Präparate, deren Wirksamkeit bei Störungen der Mikrozirkulation in der Literatur dokumentiert ist, in bezug auf Schwerhörigkeit, Schwindel und Tinnitus untersucht werden: Nicergolin, ein Mutterkornalkaloid-Derivat und der standardisierte Ginkgo-biloba-Extrakt 761 (Rökan).

Patientengut

In die Studie wurden 60 Patienten (35 Männer und 25 Frauen) mit Schwerhörigkeit und/oder Schwindel sowie Ohrgeräuschen vaskulärer, involutiver, traumatischer oder infektiöser Genese aufgenommen.

Tabelle 1. Ätiologien in den beiden Behandlungsgruppen

Ätiologie	Rökan	Nicergolin
Vaskulär	13	9
Toxisch	2	2
Traumatisch – akustisch	4	4
– Fraktur		
– Schädeltrauma		1
– Trommelfellriß		1
Ménière-Syndrom	3	2
Neuronitis Vestibularis	3	2
Infektionsbedingt	2	4
Subjekt. Störungen nach Commotio	1	1
Neurinom	1	1
Kongenital		2
Ätiologie unbestimmt	1	1
Gesamt	30	30

Das Durchschnittsalter betrug in der Rökan-Gruppe 55,9 und in der Nicergolin-Gruppe 47,2 Jahre.

Die Ätiologien der behandelten Störungen und ihre Verteilung auf die beiden Behandlungsgruppen zeigt Tabelle 1. Die Vergleichbarkeit der Gruppen geht aus der Übersicht in Tabelle 2 hervor.

Die Unterschiede zwischen beiden Behandlungsgruppen waren, mit Ausnahme des Lebensalters, bei keinem der untersuchten Parameter statistisch signifikant. Folglich sind die beiden Behandlungsgruppen unter dem Vorbehalt, daß die Rökan-Gruppe ein fast 10 Jahre höheres Durchschnittsalter aufwies, vergleichbar.

Behandlungsplan

Die Patienten erhielten über 2 Monate (mit 2 Ausnahmen, 1 und 3 Monate) entweder 3mal 1 ml/d (entsprechend 3mal 40 mg/d) Rökan oder 3mal 1 Kapsel/d Nicergolin.

Dieser Medikation wurde kein weiteres vasoaktives Präparat hinzugefügt. Hingegen wurde in bestimmten Fällen eine kausale Therapie weitergeführt (Antibiotika, Tranquilizer, Diuretika zu Beginn der Ménière-Schwindelanfälle, Hypolipidämika, Antidiabetika). Die randomisierte Zuteilung der Patienten zu den Behandlungsgruppen erfolgte mittels Zufallszahlentabelle.

Tabelle 2. Vergleich der Strukturmerkmale der Behandlungsgruppen

Parameter	Rökan $n = 30$	Nicergolin $n = 30$	Signifikanz
1. Alter	55,9	47,2	$s^2 = 259,3$ $t = 2,09$ $p < 0,05$
2. Geschlecht	18 m. 12 w.	16 m. 14 w.	$x^2 = 0,27$ n. s.
3. Behandlungsdauer (Monate)	2,0	2,03	$s^2 = 0,053$ $t = 0,50$ n. s.

4. Pathologische Grundlage (n)
  vaskulär
  traumatisch
  infektiös
	
	20
	7
	4
		
		9
		7
		8
			
			$x^2 = 4,81$
			FG = 2
			n. s.

5. Schwerhörigkeit
  Dauer über 1 Jahr
  Dauer unter 1 Jahr
	
	13
	9
		
		13
		8
			
			$x^2 = 0,1$
			n. s.

Schweregrad vor Behandlungsbeginn n: Gb-E. = 28; N. = 25	1,5	1,74	$s^2 = 0,825$ $t = 0,96$ n. s.
6. Intensität des Schwindels n: Gb-E. = 22; N. = 17	2,227	1,882	$s^2 = 0,900$ $t = 1,10$ n. s.
7. Intensität der Ohrgeräusche n: Gb-E. = 21; N. = 15	1,619	1,8	$s^2 = 1,409$ $t = 0,45$ n. s.
8. Audiogramm-Veränderungen n: Gb-E. = 28; N. = 27	1,375	1,407	$s^2 = 0,696$ $t = 0,14$ n. s.
9. Elektronystagmogramm n: Gb-E. = 21; N. = 18	1,809	1,611	$s^2 = 0,442$ $t = 0,927$ n. s.

Beurteilungskriterien

Die Ergebnisse wurden in folgender Weise bewertet:

Sehr gut (SG): Verschwinden der Symptome mit Normalisierung oder sehr deutlicher Besserung der Elektronystagmogramm- oder Audiogrammkurven;

Gut (G): Symptome nahezu verschwunden, Kurven wenig verändert;

Mäßig (M): klinische Besserung, Kurven unverändert;

Nonresponder (N): Keine Besserung nach zweimonatiger Behandlung.

Ergebnisse

Quantitative Analyse

Nicergolin war in bezug auf alle untersuchten Kriterien signifikant wirksam (Tabelle 3). Die Behandlung mit Rökan war in bezug auf alle untersuchten Kriterien signifikant, bei Schwindel und Elektronystagmogramm sogar hochsignifikant wirksam (Tabelle 4).

Nicergolin und der standardisierte Ginkgo-biloba-Extrakt 761 sind demnach bei neurosensoriellen Störungen wirksame Medikationen. Hinsichtlich aller Kriterien war die Therapie mit Rökan deutlich überlegen. Dieses Phänomen erreichte für das Symptom Schwindel das Signifikanzniveau und dürfte bei größerem Stichprobenumfang auch für die anderen Parameter signifikant sein (Tabelle 5).

Analyse nach Symptomen

Für das Beurteilungskriterium „Schwerhörigkeit" sind in der Rökan-Gruppe 23,07% zufriedenstellende Ergebnisse zu verzeichnen (SG + G = 6), in der Nicergolin-Gruppe dagegen nur 12,5% (SG + G = 3). Der Anteil der Nonresponder war in beiden Gruppen gleich: 61,5% in der Rökan-Gruppe

Tabelle 3. Therapieerfolg nach 2monatiger Behandlung mit Nicergolin

	x	n	s	t	p
1. Schwerhörigkeit	0,456	23	0,582	3,757	<0,01
2. Schwindel	0,833	15	1,012	3,18	<0,01
3. Ohrgeräusche	1,071	14	0,781	5,13	<0,001
4. Audiogramm	0,292	24	0,440	3,25	<0,01
5. Elektronystagmogramm	0,6	15	0,541	4,295	<0,001

Tabelle 4. Therapieerfolg nach 2monatiger Behandlung mit Rökan

	x	n	s	t	p
1. Schwerhörigkeit	0,46	26	0,63	3,72	<0,001
2. Schwindel	1,452	21	0,986	6,748	<0,000001
3. Ohrgeräusche	1,133	15	1,008	4,354	<0,001
4. Audiogramm	0,352	27	0,551	3,319	<0,01
5. Elektronystagmogramm	0,8	20	0,548	6,52	<0,00001

Tabelle 5. Therapieerfolg Rökan vs. Nicergolin, Vergleich der beiden Behandlungsgruppen

	Gb-Extrakt		Nicergolin		s^2	t	
		n		n			
1. Schwerhörigkeit	0,46	26	0,456	23	0,385	0,022	n. s.
2. Schwindel	1,452	21	0,833	15	1,052	1,786	0,1 > p > 0,05
3. Ohrgeräusche	1,133	15	1,071	14	0,88	0,178	n. s.
4. Audiogramm	0,352	27	0,292	24	0,262	0,42	n. s.
5. Elektronystagmogramm	0,8	20	0,6	15	0,315	1,04	n. s.

und 62,5% in der Nicergolin-Gruppe (Tabelle 6). Diese hohe Nonresponderrate war zu erwarten, weil der Anteil der chronisch Kranken (Krankheitsverlauf oft mehr als 10 Jahre) am Patientenkollektiv hoch war. Der vaskuläre Faktor verschärfte häufig nur zusätzlich eine Altersschwerhörigkeit.

Ein Audiogramm wurde bei 27 Patienten der Rökan-Gruppe und bei 25 der Nicergolin-Gruppe durchgeführt. Parallel zur klinischen Besserung war eine Verbesserung des Audiogramms bei 33% in der Rökan-Gruppe und in 28% der mit Nicergolin behandelten Fällen festzustellen.

In beiden Behandlungsgruppen wurde eine beachtliche Besserung der Schwindelanfälle hinsichtlich Intensität und Häufigkeit erzielt (Tabelle 7). Unter Rökan wurden 47,6% eindeutige Erfolge beobachtet, in 4 Fällen sogar mit völligem Verschwinden der Schwindelsymptomatik (Nonresponder: 52,4%). In der Nicergolin-Gruppe wurde eine Besserung in 26,6% der Fälle registriert (Nonresponder: 73,3%).

Diese klinischen Befunde wurden durch die Ergebnisse der Elektronystagmographie bestätigt. Bei 35% (7/20) der Patienten der Rökan-Gruppe war das zweite Elektronystagmogramm nach der Behandlung deutlich gebessert; 25% der ENG-Kurven waren unverändert. In der Nicergolin-Gruppe war das zweite Elektronystagmogramm bei 13,3% (2/15) gebessert; 33% der Kurven waren unverändert.

Tabelle 6. Ergebnisse für das Symptom Schwerhörigkeit

Therapie	Resultate*)				Gesamt
	SG	G	M	N	
Rökan	1	5	4	16	26
Nicergolin	2	1	6	15	24

*) Abkürzungen s. Beurteilungskriterien

Tabelle 7. Ergebnisse für das Symptom Vertigo

Therapie	Resultate				Gesamt
	SG	G	M	N	
Rökan	4	6	7	4	21
Nicergolin	1	3	6	5	15

Gleiche Ergebnisse in beiden Behandlungsgruppen sind auch bei den 8 Fällen mit traumatischer Genese (4 in jeder Gruppe) zu vermerken: 3 Therapieerfolge und ein mäßiges Resultat mit jeder der beiden Medikationen (Tabelle 8).

Ohrgeräusche unterschiedlicher Art gaben zu Beginn 29 Patienten (15 in der Rökan-Gruppe, 14 in der Nicergolin-Gruppe) an. Beide Präparate erzielten sehr gute Resultate. Der Besserung gegenüber dem Initialbefund betrug in der Rökan-Gruppe 70%, in der Nicergolin-Gruppe 60%.

Analyse nach der Ätiologie

Bei den Syndromen mit wahrscheinlich vaskulärer Ursache (13 in der Rökan-Gruppe, 9 in der Nicergolin-Gruppe) wurden in der Rökan-Gruppe 46% Responder (3 SG + 4 G = 46%), in der Nicergolin-Gruppe 44% Responder (4 G = 44,4%) beobachtet.

Die 3 Fälle von Neuronitis vestibularis haben sich unter Rökan-Behandlung in sehr erfreulicher Weise entwickelt (1 SG + 2 G). Dagegen war die Besserung bei den 2 Fällen, die Nicergolin erhielten, weniger eindeutig (1 G + 1 M). In beiden Patienten-Gruppen ist beim Ménière-Syndrom je ein Mißerfolg zu verzeichnen. Unter Rökan wurden 2 Fälle, unter Nicergolin nur ein Fall leicht gebessert (1 M).

Gesamtergebnis

Insgesamt ergaben sich in der Rökan-Gruppe 60% (SG + G = 18) und in der Nicergolin-Gruppe 40% (SG + G = 12) eindeutige Erfolge. Die Behandlung

Tabelle 8. Ergebnisse für das Symptom Schwerhörigkeit

Therapie	Resultate				Gesamt
	SG	G	M	N	
Rökan	2	2	7	4	15
Nicergolin	3	4	6	1	14

mit dem standardisierten Ginkgo-biloba-Extrakt 761 war derjenigen mit Nicergolin überlegen, und zwar hinsichtlich der Gesamtresponderrate wie auch hinsichtlich der einzelnen Parameter. Hervorzuheben ist, daß das Rökan-Patientenkollektiv im Mittel 9 Jahre älter war und mehr chronische Fälle umfaßte als die Nicergolin-Gruppe.

Verträglichkeit

Die Verträglichkeit war sehr gut. In beiden Therapiegruppen gaben jeweils nur 2 Patienten unerwünschte Wirkungen an. In der Rökan-Gruppe: 1mal Blähungen am 10. Behandlungstag, 1mal Magenunverträglichkeit und Nausea, die auf symptomatische Behandlung ansprach. Nicergolin-Gruppe: 1mal Nausea am 8. Behandlungstag, 1mal vorübergehende Ohrgeräusche.

Schlußfolgerung

60 HNO-Patienten mit Schwerhörigkeit, Schwindel oder Tinnitus wurden durch Randomisation in 2 Gruppen aufgeteilt und mit 2 unterschiedlichen vasoaktiven Präparaten, dem standardisierten Ginkgo-biloba-Extrakt 761 (Rökan) und Nicergolin, einem Mutterkornalkaloid-Derivat, behandelt.

Bei der Mehrzahl der Patienten wurden Diagnose und Verlauf unter der Behandlung durch Audiometrie und Elektronystagmographie kontrolliert. Diese Untersuchungen wurden vor und nach einer Behandlungsperiode von zwei Monaten durchgeführt.

Die Ergebnisse lassen auf eine beachtliche Wirksamkeit beider Präparate schließen. Die Responderrate war bei Behandlung mit dem standardisierten Ginkgo- biloba-Extrakt 761 deutlich höher, vor allem bei dem Symptom Schwindel.

Literatur

1. Guerrier, Y., Bassères, F., Artières, J. (1978) Le Tanakan dans le traitement des vertiges. A propos de 26 observations. Les Cahiers d'O.R.L., 13, 4: 421–428
2. Lallemant, Y., Barrier, M. (1975) Etude d'un vasorégulateur d'origine végétale en thérapeutique O.R.L. Gaz. Méd. F., 82, 27: 3153–3155
3. Igounet, J., Negrevergne, M. (1976) Le Tanakan dans les troubles vasculaires de l'oreille interne. Colloque pluridisciplinaire: Insuffisances circulatoires et vasorégulation artérielle, capillaire, veineuse, Paris, 20.5.1976, pp. 121–125
4. Choussat, H., Belooussoff, T., Dartenuc, J.Y., Emeriau, J. P. (1977) Essai clinique d'un extrait végétal concentré en gériatrie. La Revue de Gériatrie, 2, 5: 370–375
5. Wackenheim, A. (1977) Essai clinique du Tanakan dans le syndrome fonctionnel des traumatisés du crâne et l'insuffisance vasculaire cérébrale. Médecine du Nord et de l'Est, 1: 73–78

Randomisierte Doppelblindstudie zur Wirkung von Rökan bei Schwindel und Gangunsicherheit des älteren Menschen

CLAUSSEN C.-F., KIRTANE M. V.

Zusammenfassung

An 33 älteren Patienten mit bestehender Vertigo- und Ataxie-Symptomatik wurde in einer randomisierten Doppelblindstudie der Therapieerfolg von Ginkgo-biloba-Extrakt 761 (Rökan) gegen Placebo mittels Cranio-Corpo-Graphie (CCG) und Patientenbefragung beurteilt. Die CCG-Untersuchungen fanden vor Therapiebeginn sowie nach 6- und 12wöchiger Behandlung mit 3mal 40 mg/d Rökan (feste orale Form) bzw. Placebo statt. Das CCG zeigte im Tretversuch nach Unterberger eine statistisch signifikante Abnahme der Lateralschwankungsbreite unter Rökan-Therapie. Die Ergebnisse der Befragung hinsichtlich des Verlaufs subjektiver Schwindelsymptome ergaben einen Rückgang von 20% in der Placebo- und 50% in der Rökan-Gruppe. Nebenwirkungen traten während der gesamten Therapiedauer nicht auf. Diese Befunde bestätigen die positiven Effekte von Rökan bei Schwindel und Gangunsicherheit des älteren Menschen.

Schlüsselwörter: Presbyvertigo, Presbyataxie, Cranio-Corpo-Graphie, Rökan.

Schwindel und Gleichgewichtsstörungen sind ubiquitär vorkommende Krankheitssymptome mit unterschiedlicher diagnostischer Wertigkeit. Das Spektrum des Schwindels und der Gleichgewichtsstörungen reicht vom vestibulären Drehgefühl bis zum orthostatischen Kollaps, vom alkoholbedingten Torkeln bis zur zerebellaren Ataxie. Grundlage für den Gleichgewichtssinn ist das Zusammenspiel zahlreicher Faktoren wie Labyrinth, Auge, Ohr, Tastsinn, Propriorezeptoren, Halteapparat und vor allem zentraler Stationen. Bei Störungen des physiologischen Synergismus resultiert ein Datenkonflikt, der sich dem Patienten als Schwindel mitteilt. Daneben können vaskuläre, kardiale, intestinale, hormonelle, neurovegetative und psychogene Alterationen das reibungslose Zusammenspiel der Einzelkomponenten stören. Ferner kann Vertigo in einem engen Zusammenhang mit Alterungsprozessen beobachtet werden, besonders dann, wenn die Konzepte assoziativer Integration im ZNS, also die Synchronisation Raum, Lage, Lichteinwirkung, Bewegung, gestört sind. Man muß daher die Frage stellen, ob der Schwindel des älteren Menschen als eigentliches Krankheitssymptom oder – vergleichbar den altersabhängig auftretenden Störungen des Hörens und Sehens – als degenerativer Prozeß im Rahmen einer natürlich eintretenden Reduzierung der Sinnesleistungen zu werten ist.

Gestörte Gleichgewichtsfunktionen zeigen sich beim Menschen als abnorme Kopf-Körper-Bewegungsmuster. Typisch für Vertigo-Patienten ist eine Kopf-Körper-Taumeligkeit, besonders beim Gehen oder Treten auf der Stelle. Diesen Sachverhalt macht sich die Cranio-Corpo-Graphie (CCG) zunutze. Sie erlaubt, Art und Ausmaß der Schwindelsymptomatik objektiv und quantitativ darzustellen. Die Methode ist daher geeignet, Einflüsse einer medikamentösen Therapie auf Schwindel bzw. Gangunsicherheit zu quantifizieren.

Die folgende Doppelblindstudie ist am Neurootologischen Forschungsinstitut der 4G-Forschung e. V. Bad Kissingen durchgeführt worden. Sie untersuchte den Einfluß des standardisierten Ginkgo-biloba-Extrakts 761 (Rökan) auf altersabhängige äquilibriometrische Störungen (Presbyvertigo und Presbyataxie), die sich in Schwankschwindel und Gangunsicherheit der Patienten äußerten.

Prüfpräparat

Bei der Prüfsubstanz handelt es sich um den hochgereinigten standardisierten Ginkgo-biloba-Extrakt 761 (Rökan), der in der handelsüblichen oralen festen Form getestet wurde. Placebos auf Lactosebasis besaßen einen äußerlich identischen Aspekt.

Für Rökan wurden folgende hämodynamische, rheologische und metabolische Effekte beschrieben: Hemmung der Thrombozytenaggregation im Tierversuch bei der künstlich induzierten Thrombosierung der Arteriolen und Venolen in der Pia mater [3]; deutlicher regulatorischer Einfluß auf den zentralen Venentonus bei Wechsel der Körperlage und tonisierender Effekt auf isolierte Wandspiralen aus der V. cava [18]; günstiger Einfluß auf neurologische und metabolische Störungen des Gehirns nach Vergiftung mit Triethylzinn [4]; Zunahme des zerebralen Glukose- und ATP-Gehalts bei künstlicher Embolisation der Hirnarterien in der betroffenen und kontralateralen Hemisphäre [17]; Reduktion der Kapillarhyperpermeabilität nach Chloroform [18].

Beim Menschen bewirkt die Therapie mit Rökan einen statistisch signifikanten Anstieg der regionalen und globalen Hirndurchblutung [14], radiozirkulographisch läßt sich mit der ^{99}Tc-Messung eine Verbesserung der Hirndurchblutung unter Rökan-Behandlung nachweisen [12]. Diese positiven Effekte auf die zerebrale Blutversorgung werden durch Messungen mit enzephalorheographischen Methoden bestätigt [2].

Die Glukose- und Sauerstoff-Utilisation des leistungsschwachen Hirns steigt unter Gabe der Prüfsubstanz statistisch signifikant an [21]. Mit der ^{99}Tc-Methode wurde eine Besserung pathologisch gesteigerter Kapillarpermeabilitäten bei Frauen mit idiopathischem Ödem nachgewiesen [15].

Klinische Studien zu Hörstörungen mit und ohne Schwindelsymptomatik/Ohrgeräuschen bzw. zu intrazerebralen Gefäßdysfunktionen vom Migränetyp belegen nachhaltig den Therapieerfolg der Rökan-Behandlung [1, 5, 9, 10, 11, 13, 16, 19].

Methodik

Zur Befunderhebung und Verlaufskontrolle der Phänomene von Presbyvertigo und Presbyataxie wurde die Cranio-Corpo-Graphie nach Claussen [7, 8] verwendet. Hierbei trägt der Patient einen Arbeiterschutzhelm mit je einem Glühlämpchen über Stirn, Hinterhaupt sowie je ein Lämpchen auf beiden Schultern. Optische Reize, die eine visuelle Orientierung ermöglichen, werden durch das Aufsetzen einer Maske ausgeschaltet. Der Patient befindet sich in einem dunklen, schallisolierten Raum. Die Kopf-Körper-Bewegungsmuster werden mittels einer Sofortbild-Dauerbelichtung, welche die Leuchtspuren der Lämpchen aufzeichnet, fotografisch festgehalten. Die Kamera ist auf einen an der Decke befestigten Spiegel gerichtet, womit eine Ausnutzung der virtuellen Tiefe ermöglicht wird. Die Drehung eines unmittelbar über die Kopfebene des Patienten abgesenkten Rotors mit Leuchtmarken in einem vorher definierten Abstand erlaubt in einer zweiten Belichtung die Projektion eines individuellen Bezugssystems zum sofort auswertbaren Befund.

Die vorliegende Untersuchung beschränkte sich auf die CCG-Auswertung der lateralen Schwankungsbreite im Tretversuch nach Unterberger. Hierbei tritt der Patient mit verdeckten Augen und ausgestreckten Armen 80- bis 100mal/min auf der Stelle (Abb. 1).

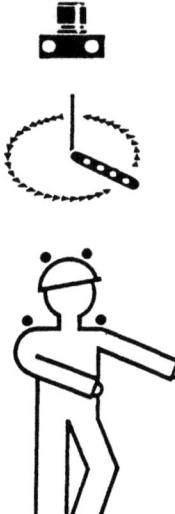

Abb. 1. Schematische Darstellung der Cranio-Corpo-Graphie-Untersuchung mit Leuchtspurmarken auf Haupt und Schultern und Kamera nebst Bezugskoordinatenprojektor darüber

Die Lateralschwankungsbreite (in cm) ist definiert als die Schwankung des Kopfes bzw. Körpers während einzelner Trittzyklen. Entlang der entstehenden Links-Rechts-Schwankungsmuster zeichnet man zur Auswertung auf beiden Seiten eine Hilfslinie (Hüllkurve), an deren breitester Stelle die Lateralschwankung gemessen wird.

Zahlreiche Untersuchungen ermöglichten die Definition von Normbereichen. Über diese Normbereiche hinausgehende Schwankungsbreiten müssen als pathologisch im Sinne einer zentral-bulbären, vestibulospinalen Störung gedeutet werden. Günstige Einflüsse der Prüfsubstanz wurden in einzelnen Fällen dokumentiert, gingen aber nicht in die vergleichende Analyse ein.

Zentrale vestibulospinale Gleichgewichtsstörungen mit anatomischem Sitz im unteren Bereich des 4. Ventrikels und den unteren Anteilen des mittleren Längsbündels haben eine besonders große laterale Schwankungsbreite im Tretversuch. Periphere Störungen zeichnen sich hingegen durch typische anguläre Deviationen und Eigenspin in Richtung des gestörten Ohres aus, wobei in der Regel die laterale Schwankungsbreite normal bleibt. Allerdings sind auch Mischformen möglich. Die verschiedenen Auswerteparameter der Cranio-Corpo-Graphie sind in Abb. 2 und 3 dargestellt bzw. definiert.

Neben der Dokumentation von objektiven Befunden wurden alle Patienten auch zur Entwicklung ihrer subjektiven Schwindelsymptomatik befragt. Zusätzlich erfolgte bei allen Patienten eine komplette HNO-fachärztliche Untersuchung, die in der Regel Normalbefunde ergab.

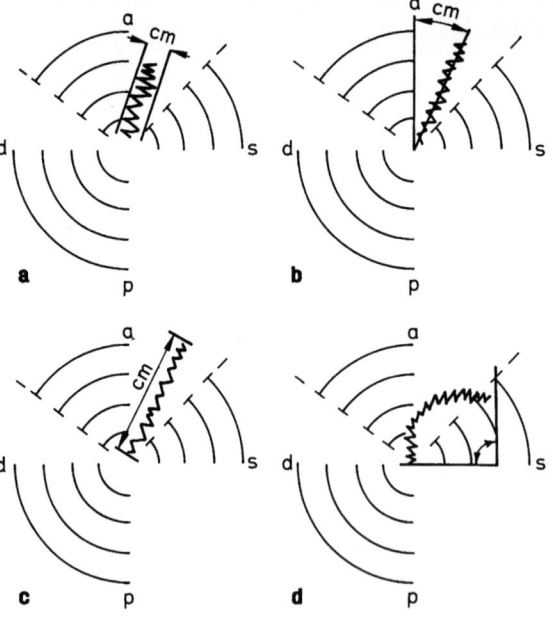

Abb. 2a-d. Tretversuch-CCG. Die Aufzeichnungen erfolgen spiegelbildlich. *a* Lateralschwankungsbreite (cm), *b* anguläre Deviation (Winkelgrade), *c* Abweichungslänge (cm), *d* Körpereigenspin (Winkelgrade); *a* anterior, *p* posterior, *d* dexter, *s* sinister

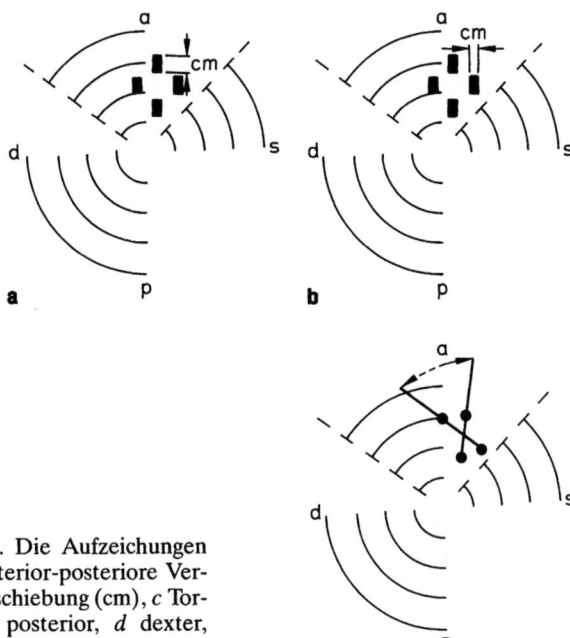

Abb. 3a-c. Stehversuch-CCG. Die Aufzeichnungen erfolgen spiegelbildlich. *a* anterior-posteriore Verschiebung (cm), *b* laterale Verschiebung (cm), *c* Tortikolliswinkel; *a* anterior, *p* posterior, *d* dexter, *s* sinister

Studiendesign

In die vorliegende randomisierte Doppelblindstudie wurden 50 ältere Patienten mit starker, subjektiver Schwindelsymptomatik aufgenommen und je zur Hälfte (25 pro Gruppe) entweder mit Rökan (55,5 ± 4,9 Jahre, 11 M, 50–66 Jahre, 14 F, 50–60 Jahre) oder einem äußerlich gleich aussehenden Placebo (55,5 ± 5,0 Jahre; 10 M, 53–71 Jahre; 15 F, 50–58 Jahre) behandelt. Die Ergebnisse von 33 therapierten und über beide Untersuchungsabschnitte hinweg kontrollierten Patienten (17 M, 51–71 Jahre, 59,1 ± 5,0; 16 Frauen, 50–59 Jahre, 52,9 ± 2,8) gingen in die Auswertung ein (Tabelle 1).

Tabelle 1. Alters- und Geschlechtsverteilung der ausgewerteten Fälle

	Rökankollektiv	Placebokollektiv
n	14	19
♂	8	9
♀	6	10
Alter (Jahre)	M: 59,4 ± 5,1	M: 58,8 ± 5,2
	F: 53,8 ± 3,0	F: 52,4 ± 2,7
Altersstreuung (Jahre)	M: 51–66	M: 53–71
	F: 51–59	F: 50–58

Patientengut

Laut Versuchsplan wurden zunächst bei jedem Patienten die Basisbefunde im Cranio-Corpo-Gramm dokumentiert ; die Lateralschwankungsbreite aller Patienten lag oberhalb des Normbereichs. Danach erfolgte eine randomisierte Zuteilung zu einer der beiden Behandlungsgruppen. Der Code für die Art der Behandlung war dem Prüfer erst nach Versuchsende zugänglich. Patienten mit Tetra-, Hemi-, Monoplegien, Tumoren, Epilepsien, apoplektischen Insulten und Beinamputationen, die eine einwandfreie Beurteilung der Cranio-Corpo-Graphie hätten beeinflussen können, wurden nicht in die Studie aufgenommen. Bei den 17 Drop-outs bestand kein Zusammenhang mit der Prüfsubstanz oder dem Placebo.

Behandlung

Alle Schwindelpatienten wurden nach Aufnahme in die Studie zufällig entweder mit dem standardisierten Ginkgo-biloba-Extrakt 761 (3mal 40 mg/d = 120 mg/d) oder mit einem äußerlich identisch aussehenden Placebo (3mal täglich) behandelt. Die Therapiedauer betrug 12 Wochen. Eine begleitende Medikation mit vasoaktiven Substanzen fand nicht statt.

Beurteilung

CCG-Untersuchungen fanden vor Therapiebeginn sowie nach 6 bzw. 12 Wochen Behandlung statt. Zu den o. g. Zeitpunkten erfolgte parallel eine Befragung zur Entwicklung der subjektiven Schwindelsymptomatik. Die Beurteilung der Therapieergebnisse stützt sich auf die statistische Auswertung der CCG-Lateralschwankungsbreite im Tretversuch nach Unterberger.

Ergebnisse

Die Auswertung der Lateralschwankungsbreite des CCG im Tretversuch nach Unterberger zeigte einen statistisch signifikanten Rückgang dieses Parameters unter der Behandlung mit Rökan. Der t-Test nach Welch (6) zur Prüfung von Mittelwertsunterschieden bei ungleicher Varianz der Grundgesamtheit zeigt bei einseitiger Fragestellung eine signifikante Rückbildung der Lateralschwankungsbreite zugunsten von Rökan im Vergleich zu Placebo mit $p < 0,02$ nach 6 Wochen und $p < 0,005$ nach 12 Wochen, wobei die Ausgangswerte sich statistisch nicht voneinander unterscheiden. Die Therapieergebnisse in der Verum- und Placebogruppe sind in Tabelle 2 zusammengefaßt und in Abb. 4 graphisch dargestellt.

Randomisierte Doppelblindstudie zur Wirkung von Rökan   189

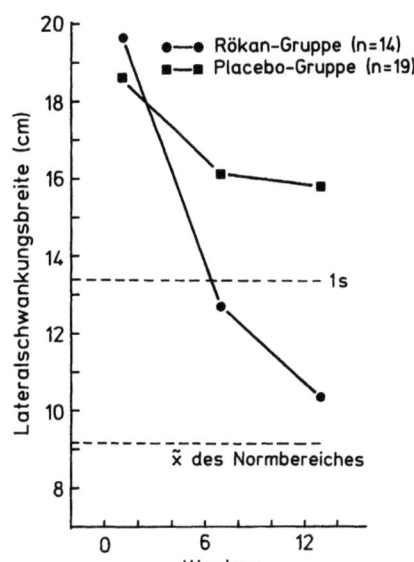

Abb. 4. Lateralschwankungsbreite bei Patienten mit Schwindel, graphische Darstellung der CCG-Ergebnisse. Rökan-Gruppe (n = 14), Placebogruppe (n = 19). Signifikanz zugunsten von Rökan: Nach 6 Wochen $p < 0{,}02$ und nach 12 Wochen $p < 0{,}005$

Die Abbildungen 5 und 6 zeigen anhand von Fallbeispielen den charakteristischen Verlauf für die beiden Behandlungsgruppen.

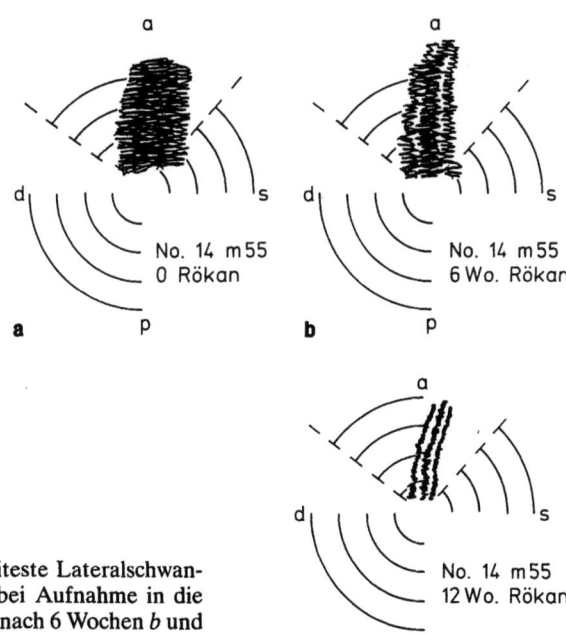

Abb. 5a-c. M., 55 Jahre. Breiteste Lateralschwankungen im Tretversuch-CCG bei Aufnahme in die Studie *a*. Deutliche Besserung nach 6 Wochen *b* und praktische Normalisierung nach 12 Wochen *c*

Tabelle 2. CCG-Lateralschwankungsbreite unter Rökan- und Placebotherapie

Lateralschwankungen (in cm)	Vorher	Nach 6 Wochen Behandlung	Nach 12 Wochen Behandlung
Rökan ($n = 14$)	19,4 ± 4,9	12,6 ± 3,7	10,3 ± 4,1
Placebo ($n = 19$)	18,5 ± 3,3	16,1 ± 4,5	15,8 ± 5,7

Diskussion

Ergebnis dieser Studie ist eine statistisch signifikant unterschiedliche Abnahme der Lateralschwankungsbreite im Cranio-Corpo-Gramm des Tretversuchs nach Unterberger zugunsten von Ginkgo-biloba-Extrakt 761 gegenüber Placebo bei bestehender subjektiver und objektiver Schwindelsymptomatik älterer Patienten. Nach 12 Wochen Behandlung mit Rökan lagen die Mittelwerte der Verumgruppe bereits im Normbereich von Gesunden. Dagegen führte eine Placebogabe nur in den ersten 6 Wochen zu geringer Abnahme der Lateralschwankungsbreite; in der zweiten Therapiephase blieben die Ergebnisse im Durchschnitt stationär.

Eine vergrößerte Seitenschwankung im Tretversuch ist Zeichen einer diffusen Hirnstammtaumeligkeit, die das gesamte System des mittleren

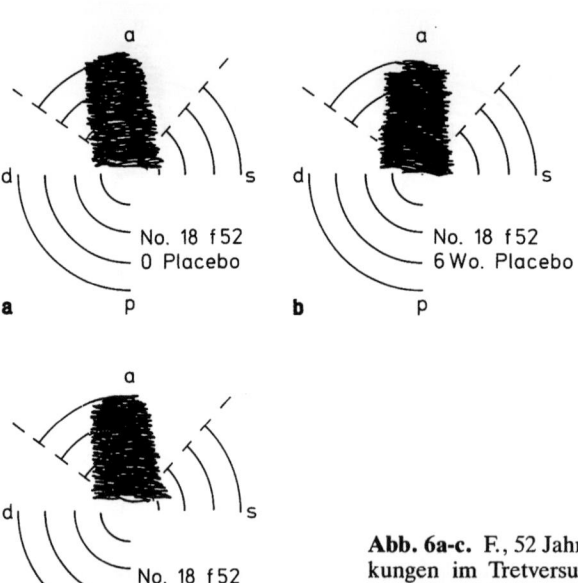

Abb. 6a–c. F., 52 Jahre. Sehr breite Lateralschwankungen im Tretversuch-CCG a. Nach 6 Wochen verstärkt sich dieser Befund noch b und läßt auch nach 12 Wochen Placebogabe keine Besserungstendenz erkennen c

Längsbündels bis hinauf zu den vorderen Kleinhirnschenkeln, dem Nucleus ruber und niger betreffen kann. Obwohl bisher keine Einzelheiten zum Wirkungsmechanismus von Rökan in den genannten Regionen bekannt sind, kann man aufgrund der Tatsache, daß sich pathologische Lateralschwankungen im Treversuch unter diesem Medikament nachvollziehbar zurückbilden, einen positiven Einfluß von Rökan auf die genannten Hirnregionen annehmen. Diese Ergebnisse bestätigen Publikationen von Chesseboeuf et al. [5], Guerrier et al. [13], Schwerdtfeger [20], Lallemant et al. [16], Natali et al. [19] und Claussen et al. [9] bezüglich günstiger Erfahrungen mit Rökan bei Schwindelpatienten.

Literatur

1. Artières, J. (1978) Effets thérapeutiques du tanakan sur les hypoacousies et les acouphènes. Lyon Médit. Méd. 14: 2503–2515
2. Boismare, F. (1976) Etude de l'action hémodynamique de l'extrait concentré de Ginkgo biloba comparée à celle du gaz carbonique chez le sujet jeune et le sujet sénile. L'Ouest Méd. 29: 747–749
3. Borzeix, M. G., Labos, M., Hartl, C. (1980) Recherches sur l'action antiagrégante de l'extrait de Ginkgo biloba. Activité au niveau des artères et des veines de la pie-mère chez le lapin. Sem. Hôpit. Paris 56: 393–398
4. Cahn, J., Borzeix, M. G., Akimjak J. P. (1977) Action du Tanakan sur l'oedème cérébral chez le rat. Comparaison avec la DHET (Hydergine). (unveröffentlichter Bericht)
5. Chesseboeuf, L. Hérard, J., Trevin, J. (1979) Etude comparative de deux vasorégulateurs dans les hypoacousies et les syndromes vertigineux. Médecine du Nord et de l'Est 3: 534–539
6. Clauss/Ebner (1982) Statistik für Soziologen, Pädagogen, Psychologen und Mediziner. Bd. 1: Grundlagen. Deutsch, Thun, Frankfurt/Main, p. 212ff
7. Claussen, C. F. (1970) Über eine Gleichgewichtsfunktionsprüfung mit Hilfe der Cranio-Corpo-Graphie (CCG) und Polarkoordinaten im Raum. Arch. Klin. Exp. Ohr.-Nas.-Kehlkopfheilkd. 196: 256
8. Claussen, C. F. (1975) Über die Objektivierung von normalem, simuliertem und gestörtem Gleichgewichtsverhalten mittels der Cranio-Corpo-Graphie (CCG). Verh. Dtsch. Ges. Arbeitsmed. 15: 155–164
9. Claussen, E., Claussen, C. F. (1981) Eine Vergleichsstudie zur Behandlung von Schwindel und Tinnitus mit Rökan. Verh. GNA 8: 471–485
10. Dalet, R. (1975) Essai du tanakan dans les céphalées et les migraines. La Vie Médicale 35: 2971- 2972
11. Devic, M. (1978) Le tanakan dans le traitement de fond de la migraine. Lyon Méd. 239: 735–738
12. Galley, P., Safi, N. (1977) Tanakan et cerveau sénile. Etude radiocirculographique. Bordeaux Méd. 10: 171–176
13. Guerrier, Y., Bassères, F., Artières, J. (1978) Le tanakan dans le traitement des vertiges. A propos de 26 observations. Les Cahiers d'ORL 13: 421–428
14. Heiss, W. D., Zeiler, K. (1978) Medikamentöse Beeinflussung der Hirndurchblutung. Pharmakotherapie 1: 137–144
15. Lagrue, G., Baillet, J., Behar, A. (1978) Activité d'un extrait végétal complexe dans les oedèmes idiopathiques orthostatiques. Sem. Hôpit. Paris 54: 214–217
16. Lallemant, Y., Barrier, M. (1975) Etude d'un vasorégulateur d'origine végétale en thérapeutique ORL. Gaz. Méd. France 82: 3153–3155

17. Le Poncin-Lafitte, M., Rapin, J., Rapin, J. R. (1980) Effects of Ginkgo biloba on changes induced by quantitative cerebral microembolization in rats. Arch. Int. Pharmacodyn. 243: 236–244
18. Marcy, R. (1980) Expertise pharmacologique – tanakan injectable. Résumé tanakan, Caen, France
19. Natali, R., Rachinel, J., Pouyat, P. M. (1979) Le tanakan dans les syndromes cochléovestibulaires relevant d'une étiologie vasculaire. Traitement de long cours. Gaz. Méd. France 86: 1381–1384
20. Schwerdtfeger, F. (1981) Elektronystagmographisch und klinisch dokumentierte Therapieerfahrungen mit Rökan bei Schwindelsymptomatik. Therapiewoche 31: 8658–8667
21. Tea, S., Celsis, P., Clanet, M., Marc-Vergnes, J. P. (1979) Effets clinique, hémodynamique et métaboliques de l'extrait de Ginkgo biloba en pathologie vasculaire cérébrale. Gaz. Méd. France 86: 4149–4152

Experimentelle Mikrozirkulationsstörungen in der Neurootologie: Quantitative Erfassung der Therapiewirkungen von Extractum Ginkgo biloba

CLAUSSEN C.-F., SCHNEIDER D., PATIL N., BÜKI B.

Zusammenfassung

In einer Pilotstudie wurde bei 24 Probanden mit der Lower Body Negative Pressure Chamber (LBNP) ein transistorisches orthostatisches Schwindelsyndrom erzeugt. Die Probanden erhielten randomisiert doppelblind jeweils 10 Tage physiologische Kochsalzlösung und nach einer Therapiepause von mindestens 1 Woche 300 mg Ginkgo-biloba-Extrakt per infusionem. 12 weitere Probanden wurden in umgekehrter Reihenfolge behandlet. Untersuchungsparameter waren: ENG mit kalorischer Nystagmusprüfung (Frequenz, Amplitude, Kumulationszeit), Blickpendelfolgetest, EKG I, Blutdruck. Die Infusion der Kochsalzlösung führte zu einer Verstärkung der Orthstasesymptome, unter Ginko biloba war sie signifikant rückläufig ($p < 0{,}05$). In 5 Fällen wurde eine Normalisierung unter das Ausgangsniveau beobachtet.

Schlüsselwörter: Schwindel, Gleichgewichtsstörung, Mikrozirkulationsstörung, Lower Body Negative Pressure Chamber, Elektronystagmographie, Blickpendelfolgetest, Ginkgo biloba.

Einleitung

Schwindel ist ein außerordentlich weit verbreitetes Symptom einer Hirn- bzw. Kopfsinnesregulationsstörung. Unter älteren Menschen zählt es zu den häufigsten Symptomen, die überhaupt einen Arztbesuch veranlassen. Etwa jeder zweite Patient mit Schwindel leidet an einem Herz- oder Kreislaufleiden [5]. In der neurootologischen Datenbank NODEC IV (10.335 Patienten) in Würzburg kommen Kreislaufbeschwerden im Sinne eines Hypotonus mit 24 % am häufigsten vor (Durchschnittsalter der Patienten: 44 Jahre). In 12 % aller Fälle besteht als Hintergrundsleiden vaskulärer Genese ein Hypertonus (Durchschnittsalter dieser Patienten: 67 Jahre) [6]. In äquilibriometrischen Untersuchungen an diesen Patienten finden sich überwiegend zentrale Gleichgewichtsstörungen, wobei häufig eine hirnstamminduzierte zentrale

Nystagmusdestabilisierung vom Typ der vertebro-basilären Insuffizienz vorliegt. Mit Hilfe der Lower Body Negative Pressure Chamber (LBNP)-Technik (s. unten) gelingt es, beim gesunden Probanden dem zirkulierenden Blutvolumen hämodynamisch relevante Volumina zu entziehen und damit unter anderem auch im vertebro-basilären Bereich eine quantifiziert reproduzierbare Mangelperfusion zu erzeugen [10]. In unserer Arbeitsgruppe werden unter derartigen Versuchsbedingungen wesentliche Parameter dieser experimentellen vertebro-basilären Insuffizienz quantitativ erfaßt und zur Beurteilung von Therapieeffekten herangezogen. In dieser Doppelblindstudie wurde an gesunden Versuchspersonen der Einfluß von Ginkgo-biloba-Extrakt (EGb 761) als Infusion bzw. Perfusion mit physiologischer Kochsalzlösung auf zentrale Dysäquilibriumzustände vom Typ der Basilarinsuffizienz gegen reine physiologische Kochsalzlösung als Placebo getestet.

Methodik und Probanden

Untersuchung mit der Lower Body Negative Pressure Chamber (LBNP)-Technik

Bei allen Probanden wurde zunächst eine neurootologische Anamnese (Fragebogen NODEC) erhoben, die insbesondere Aussagen zu Schwindel, Hörstörungen, Ohrgeräuschen, Nausea und anderen Kopfsinnesstörungen beinhaltet.

Danach werden an den Versuchspersonen in Horizontallage (Spontannystagmus) bzw. in einer gegenüber der Horizontalen um 30° angehobenen Lage (kalorischer Nystagmus) über entsprechende Elektroden mit einem Mehrkanalschreiber folgende bioelektrische Signale abgeleitet und hinsichtlich der Nystagmusschläge ausgewertet:

– Augenbewegungen beider Augen horizontal,
– Augenbewegungen des rechten Auges horizontal,
– Augenbewegungen des linken Auges horizontal,
– Augenbewegungen des rechten Auges vertikal,
– Augenbewegungen des linken Auges vertikal.

Die Steuerung der Augenbewegung erfolgt mit Hilfe eines horizontalen Blickpendelfolgetests mit Blicksprüngen über ± 20° erfaßt. Die kalorische Vestibularisprüfung erfolgt über Spülung mittels Spülkatheter in den Gehörgängen des Probanden (30 ml Wasser von 30° bzw. 44° während jeweils 30 Sekunden kontinuierlich injiziert). Nystagmus und ENG werden von der 30. bis 150. Sekunde nach Spülbeginn registriert. Darüber hinaus werden zusätzlich ein EKG (Einthoven I) aufgezeichnet und der systolische und diastolische Blutdruck überwacht. Diese apparativen Untersuchungen (Leermessung) werden wiederholt, nachdem den Probanden die Lower Body Negative Pressure Chamber (LBNP) angelegt wurde. Dazu werden die beiden unteren Extremitäten in große Kunststoffröhren gesteckt, die in der Leistengegend mit Plastiklaschen und Klebestreifen abgedichtet werden. Über ein Unterdruck-Schlauch-System, das mit der zentralen Sauganlage der Klinik verbunden ist, wird ein am Manometer kontrollierter Unterdruck von 50 cm Wassersäule erzeugt und während der gesamten Untersuchung beibehalten.

Probanden unter Gingo-biloba-Infusion

Nach diesen Voruntersuchungen erhielten 12 Probanden randomisiert doppelblind jeweils 10 Tage lang zunächst nur physiologische Kochsalzlösung (250 ml täglich) und nach einer Therapiepause von mindestens 1 Woche dann 300 mg Extractum Ginkgo-biloba, Prüfname Cerekan, gelöst in 250 ml physiologischer Kochsalzlösung) über 20 min., auch 10 Tage lang, infundiert. 12 weitere Probanden wurden in umgekehrter Reihenfolge behandelt.
   Am letzten Behandlungstag wurden eine Stunde nach Ende der Infusion die oben zitierten apparativen Untersuchungen wiederholt.

Probanden unter Ginkgo-biloba-Perfusion

Wie in der Diskussion ausgeführt, hatte schon die alleinige Infusion von isotonischer NaCl-Lösung deutliche, die Wirkung der LBNP verstärkende Effekte im Sinne einer Hirnstammdestabilisierung zur Folge. Deshalb haben wir uns in einer zweiten Versuchsserie dafür entschieden, 200 mg Extractum Ginkgo-biloba nur mit 50 ml physiologischer Kochsalzlösung verdünnt mittels Infusionspumpe (IVAC 531–1) während 1/2 Stunde zu injizieren. Nach der entsprechenden Leeruntersuchung und der Wiederholung mit der LBNP-Technik wurden 6 Probanden (4 M, 2 F, Durchschnittsalter 25,6 ± 1,6 Jahre) innerhalb von drei Wochen 5mal mit diesen Perfusionen behandelt (Abstand zwischen den einzelnen Perfusionen: 3 – 4 Tage).
   Die Abschlußuntersuchung zur Definition des Einflusses von Ginkgobiloba wurde darüber hinaus nicht am Tag der letzten Perfusion, sondern jeweils erst am folgenden Tag durchgeführt.

Versuchsauswertung

Alle Untersuchungsergebnisse wurden mit dem EXCEL^{TM}-System auf Macintosh^{TM} Plus-Computer ausgewertet. Aus den Aufzeichnungen wurden vermessen bzw. errechnet:
- die zentrale Nystagmusfrequenz, d. h. die Nystagmusschlagrate während 30 Sekunden im Kulminationsintervall (Spontannystagmus, kalorische Vestibularisreaktion),

- die zentrale Nystagmusamplitude, d. h. die gemittelte Nystagmusamplitude im Kulminationsintervall (pro Grad Augenbewegung, für Spontannystagmus und kalorische Vestibularisreaktion),
- die mittlere Kulminationszeit vom Beginn der Spülung bis zum Scheitelpunkt der Kulmination (in Sekunden, kalorische Vestibularisreaktion),
- der Quotient aus Frequenz und Amplitude im Kulminationsbereich als Parameter, der für die Beurteilung der Destabilisierung des zentralen mesenzephalen Nystagmusschalters besonders aussagekräftig ist [4].

Statistische Auswertungen wurden mit dem StatView-Programm nach Prüfung der Normalverteilung vorgenommen. Berücksichtigt wurde der t-test für verbundene Stichproben.

Ergebnisse

Deutliche Änderungen der gemessenen Parameter zeigen sich beim Vergleich zwischen Ergebnissen aus der Registrierung des Spontan- und des kalorisch induzierten Nystagmus insbesondere bei der Warm-Kalt-Spülung. Deshalb werden im folgenden nur unsere Beobachtungen unter diesen Versuchsbedingungen dargestellt.

Bei den jungen gesunden Probanden fanden wir im EKG bei ca. 50 % einen diskreten Pulsanstieg und eine Reduktion der Blutdruckamplitude bei der Mehrzahl der Probanden im Sinne einer regulatorischen Gegensteuerung auf die versuchsinduzierten Orthostasebedingungen. Tabelle 1 zeigt die Ergebnisse aus den Messungen unter Kochsalz- bzw. Ginkgo-biloba-Infusionen, Tabelle 2 stellt die Resultate unter Ginkgo-biloba-Perfusionen dar.

Aus Tabelle 1 geht hervor, daß die Infusion von physiologischer Kochsalzlösung sowohl bei den Mittelwerten der Amplituden als auch bei den Mittelwerten des Quotienten unerwarteterweise zu einer Verstärkung des LBNP-Orthostaseverhaltens führt. In beiden Fällen kehrt eine Behandlung mit Ginkgo-biloba-Infusionen die Verhältnisse um (p jeweils $< 0,05$), darüber hinaus wird dadurch die mittlere Kumulationszeit leicht angehoben ($p < 0,05$). Tabelle 2 zeigt, daß sich unter LBNP-Bedingungen die Nystagmusfrequenz erhöht. Ginkgo-biloba bremst diese Enthemmung sehr wirksam, was auch an den Einzeldarstellungen der Abb. 1 nachvollzogen werden kann. Die Nystagmusamplituden verhalten sich heterogen, dadurch ergeben sich auch keine rechnerischen Signifikanzen. Gegenüber LBNP-Bedingungen werden bei drei Probanden die Amplituden durch EGb 761-Perfusionen erheblich gesteigert. Der Quotient Frequenz/Amplitude stellt sich bei allen Probanden unter LBNP-Bedingungen einheitlich ansteigend dar. In fünf Fällen bewirkt die Ginkgo-biloba-Perfusion eine Umkehr der Situation im Sinne eines Abfalls, z. T. unter das des Ausgangsniveaus der Leermessung

Tabelle 1. Ergebnisse der Beobachtungen vor und nach 10tägiger Infusionsbehandlung mit physiologischer Kochsalzlösung bzw. Ginkgo biloba dargestellt als Mittelwerte (± Standardabweichung) von allen Probanden ($n = 24$) aus der kalorischen Nystagmusprüfung

Versuchsabschnitt	Mittlere Nystagmusfrequenz (Schläge/30 s)	Mittlere Nystagmusamplitude (* Augenbewegung)	Mittlere Kumulationszeit	Mittelwert des Quotienten Frequenz/Amplitude
Leermessung	24,55 (17,56)	20,53 (9,62)	65,00 (13,98)	1,35 (1,13)
LBNP[a] vor Behandlung	25,98 (12,17)	20,17 (9,52)	70,94 (13,31)	1,61[d] (1,19)
LBNP[a] nach Behandlung mit physiologischer Kochsalzlösung	23,16 (12,26)	16,07[b] (7,92)	66,82[b] (14,40)	1,72 (1,07)
LBNP[a] nach Behandlung mit Ginkgo biloba-Infusionen	22,25 (12,70)	23,29[c] (17,99)	73,85[c] (12,20)	1,33[c] (1,04)

[a] LBNP, Lower-body-negative-pressure-chamber-Technik
 Signifikanzen:
[b] $p < 0,05$ gegenüber LBNP-Messung
[c] $p < 0,05$ gegenüber Ergebnissen unter Kochsalzlösung
[d] $p < 0,05$ gegenüber Leermessung

Tabelle 2. Ergebnisse der Beobachtungen vor und nach 5maliger Perfusionsbehandlung mit Ginkgo biloba dargestellt als Mittelwert (± Standardabweichung) von allen Probanden ($n = 6$) aus der kalorischen Nystagmusprüfung

Versuchsabschnitt	Mittlere Nystagmusfrequenz (Schläge/30 s)	Mittlere Nystagmusamplitude (* Augenbewegung)	Mittlere Kumulationszeit	Mittelwert des Quotienten Frequenz/Amplitude
Leermessung	13,4 (5,8)	15,0 (3,4)	84,6 (14,4)	0,98 (0,64)
LBNP[a] vor Behandlung	24,5[b] (8,2)	20,0 (10,1)	100,0 (13,1)	1,38[b] (0,72)
LBNP[a] nach Behandlung mit Ginkgo biloba-Perfusionen	13,7[d] (6,1)	22,8 (11,1)	102,9 (15,5)	0,86[c] (0,79)

[a] LBNP, Lower-body-negative-pressure-chamber-Technik
 Signifikanzen:
[b] $p < 0,010$ gegenüber Leermessung
[c] $p < 0,050$ gegenüber LBNP-Messung
[d] $p < 0,001$ gegenüber LBNP-Messung

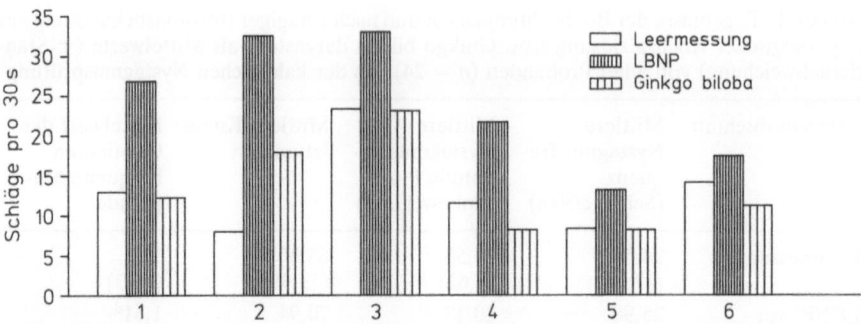

Abb. 1. Zentrale Nystagmusfrequenz bei 6 Probanden bei der Leermessung mit Unterdruck und nach Infusion von Ginkgo biloba mit Unterdruck

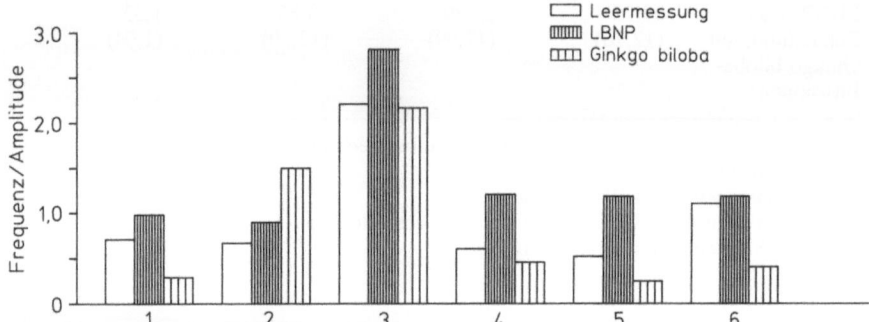

Abb. 2. Quotient aus zentraler Nystagmusfrequenz und Amplitude bei 6 Probanden bei der Leermessung mit Unterdruck und nach Infusion von Ginkgo biloba mit Unterdruck

(Abb. 2). Diese Veränderungen sind gegenüber den Werten unter LBNP-Bedingungen vor Behandlung signifikant ($p < 0,05$).

Diskussion

Mikrozirkulationsbedingte Gleichgewichtsstörungen und ihre therapeutischen Konsequenzen können nur dann quantitativ erfaßt werden, wenn entsprechende neurootologische Prüfmethoden zur Verfügung stehen. Hier besteht Handlungsbedarf. Mit unserer LBNP-Methodik induzieren wir bei Gesunden einen Orthostasemechanismus ähnlich dem, wie er als Orthostasetaumeligkeit bei wachhabenden Soldaten bekannt ist. Diese hypovolämische Hirnstammdestabilisation vom Typ der Basilarinsuffizienz mit zentralen Dysäquilibriumszuständen überwachen wir dann quantitativ durch Messung entsprechender Parameter der Gleichgewichtsregulation. Damit lassen sich auch pharmakologische Beeinflussungen der Regelkreise darstellen.

Die Gleichgewichtsregulation erfolgt überwiegend in Hirnabschnitten im Bereich der hinteren Schädelgrube, die ebenso wie beide Innenohren arteriell im wesentlichen über die Vertebralarterien und die A. basilaris versorgt werden. Hofferberth [9] hat mit Okklusionsversuchen bei Tieren gezeigt, daß durch Einschieben eines Ballonkatheters in die A. basilaris ein zentrales Nystagmusdestabilisierungsverhalten ausgelöst werden kann. Aust [2] hat mit der LBNP-Technik bei gesunden Versuchspersonen Blut in den unteren Körperteilen gebunden und unter diesen Versuchsbedingungen eine Hirnstammdestabilisierung durch Messung der Nystagmusparameter nachgewiesen.

Unsere Studie hat gezeigt, daß Infusionen mit Ginkgo-biloba den meßbaren Nystagmusderegulationseffekt unter LBNP-Bedingungen ausgleichen können.

Im vorliegenden Experiment wurde aber auch sichtbar, daß Kochsalzinfusionen von 250 ml täglich den Orthostasemechanismus unter LBNP-Bedingungen verstärken (Absinken des Mittelwerts der Amplituden, Ansteigen des Quotienten Frequenz/Amplitude). Zur Erklärung bieten sich die Ergebnisse im Tierexperiment von Sakamaki et al. [12] an. Intravenöse Kochsalzgabe über 24 Stunden bei Kaninchen steigert im Vergleich zu Kontrollen die Empfindlichkeit dieser Tiere gegen Noradrenalin. Der mittlere arterielle Druck in den großen Arterien stieg, der totale periphere Gefäßwiderstand sank. Mittels Bluttransfusionen von kochsalzbehandelten auf Normaltiere ließ sich diese Empfindlichkeitssteigerung übertragen. In Anlehnung an die pharmakologische Literatur [8] könnte es sich um einen Kallikrein-Bradykinin-vermittelten Effekt handeln. Aus den überschießenden Destabilisierungs-Reaktionen unter Kochsalz an unseren Probanden schließen wir, daß auch hier eine Verminderung des peripheren Gefäßwiderstandes ursächlich beteiligt sein könnte.

Unsere positiven Befunde zur klinischen Wirksamkeit von Ginkgo-biloba passen gut zu Ergebnissen vorangegangener pharmakologischer Studien. Auguet et al. [1] konnten zeigen, daß Ginkgo-biloba vaskuläre Fehlreaktionen auf arteriellem und venösem Niveau korrigiert. Das adrenerge vasoregulierende System und das Gefäßendothel sind Hauptangriffsorte für den Extrakt. Chabrier et al. [3] weisen auf die Schutzwirkung des Ginkgo-Extraktes für die Blut-Hirn-Schranke hin, der in niedrigen Dosen unter ischämischen Bedingungen die Synthese von PGI_2 und PGE_2 bremst und somit der nachfolgenden Vasoparalyse entgegenwirkt. Etienne et al. [7] beschreiben die antiödematöse Wirkung von Ginkgo-biloba-Extrakt bei einer mit Triethylzinn erzeugten Hirnschwellung an der Ratte. Unter dieser Behandlung verschwinden bei den Tieren neurologische Ausfälle, die begleitenden Ionenstörungen im Hirngewebe bessern sich. Pincemail et al. [11] belegen in mehreren Versuchsmodellen die Radikalfängereigenschaften von Ginkgo-biloba.

Zusammenfassend läßt sich Ginkgo-biloba-Extrakt feststellen, daß der untersuchte Ginkgo-biloba-Extrakt normalisierend in die durch komplexe Faktoren (LBNP, Kochsalzinfusionen) dysregulierten Schaltkreise der

Gleichgewichtsfunktion im Stammhirn eingreift. Wegen des für uns überrraschenden zusätzlichen Effektes einer Infusion von physiologischer Kochsalzlösung, der noch genauer interpretiert werden muß, empfehlen wir die volumenreduzierte protrahierte Perfusionsbehandlung.

Literatur

1. Auguet, M., Delaflotte, S., Hellgouarch, A., Clostre, F. (1986) Bases pharmacologiques de l'impact vasculaire de l'extrait de Ginkgo biloba. La Presse Médicale 15 (31): 1524–1528
2. Aust, G., Stauder, B. (1979) Die kalorische Nystagmusreaktion unter Orthostasebelastung. Arch. Ohr-, Nas.- und Kehlk. Heilk. 223, 2–4: 348
3. Chabrier, P. E., Roubert, P. (1986) Effet de l'extrait de Ginkgo biloba sur la barrière hémo-encéphalique. La Presse Médicale 15 (31): 1498–1501
4. Claussen, C.-F. (1969) Das Frequenzmaximum des kalorisch ausgelösten Nystagmus, als Kennlinienfunktion des geprüften Vestibularorgans. Acta Otolaryngol. 67: 639
5. Claussen, C.-F. (1981) Symptomatik, Diagnostik, Therapie. Ein Leitfaden für Klinik und Praxis. Edition m+p Dr. Werner Rudat, Hamburg, Neu-Isenburg
6. Deeg, P. (1986) Differential diagnosis of cardiovascular vertigo. Proc. of the XIIIth. Sc. Meet. of the NES. Exc. Medica, Amsterdam-New York-Oxford
7. Etienne, A., Hecquet, F., Clostre, F. (1986) Mécanismes d'action de l'extrait de Ginkgo biloba sur l'oedème cérébral expérimental. La Presse Médicale 15 (31): 1506–1510
8. Goodman-Gilman, A., Goodman, L. S., Rall, T. W., Murad, F. (1985) The pharmacological basis for therapeutics, 7th Edition. Mac Millan Publishing Cie., New York, Toronto, London
9. Hofferberth, B. (1985) Otoneurologische Befunde bei vertebrobasilärer Insuffizienz. Klinische und experimentelle Untersuchungen. Thieme, Stuttgart, New York
10. Murray, R. H., Thompson, L. J. et al. (1986) Hemodynamic effects of graded hypovolemia and vasopressor syncope induced by lower body negative pressure. Am. Heart J. 76: 799–811
11. Pincemail, J., Deby, C. (1986) Propriétés antiradicalaires de l'extrait de Ginkgo biloba. La Presse Médicale 15 (31): 1475–1479
12. Sakamaki, T., Johnson, J. A., Zeigler, D. W., Koivunen, D. G., Sirapaisarnpipat, S., Fowler, W. L., Payne, C. G. (1984) Pressor hyperresponsiveness in saline-infused rabbits. Hypertension 6: 503–510

Vergleichsstudie zwischen Rökan und Nicergolin bei akutem cochleärem Hörsturz

Dubreuil C.

Zusammenfassung

Ischämie und die konsekutiven metabolischen Störungen scheinen die ätiologischen Faktoren des akuten Hörsturzes zu sein. Die Prognose hängt entscheidend von einer früh einsetzenden Therapie ab. Diese Vergleichsstudie zwischen Rökan und einem gängigen α-Blocker (Nicergolin) belegt für beide Therapieformen eine deutliche funktionelle Normalisierung. Die Therapieerfolge in der Rökan-Gruppe waren gegenüber der Referenzsubstanz eindeutig überlegen.

Schlüsselwörter: Akuter Hörsturz, Ischämie, Rökan, Nicergolin.

Ziel dieser Studie war es, die Wirksamkeit des standardisierten Ginkgobiloba-Extrakts 761 (Rökan) beim akuten Hörsturz mit derjenigen eines in dieser Indikation häufig eingesetzten α-Blockers (Nicergolin) zu vergleichen.

Methodik

Auswahlkriterien

Voraussetzung für die Aufnahme in die Studie war ein akuter cochleärer Hörsturz, seit weniger als einer Woche bestehend, wobei es sich sowohl um einen idiopathischen Hörsturz als auch um einen Hörsturz nach Schall- oder Barotrauma handeln konnte. Ausgeschlossen waren Hörstürze mit progredientem Verlauf und solche bakterieller, toxischer, neoplastischer und iatrogener Genese, weiterhin Hörstürze bei Erkrankungen des zentralen Nervensystems sowie traumatische Hörstürze durch unmittelbare Schädigung der Anatomie (Schläfenbeinfraktur, Fremdkörper, Trommelfellriß). Außerdem wurden Patienten mit unbedingt notwendigen, aber möglicherweise interferierenden Medikationen ausgeschlossen.

Beurteilungskriterien

Vor Beginn der Studie wurden sämtliche Patienten einer umfassenden initialen HNO-Untersuchung unterzogen: Klinischer und neurootologischer Befund, Impedanzmessung, Elektronystagmographie mit kalorischer Prüfung und akustisch evozierten Potentialen, die zur Überprüfung der Aufnahmekriterien und zur Bestätigung der Diagnose erforderlich waren.

Die Verlaufskontrolle sowie die Beurteilung der therapeutischen Wirksamkeit erfolgte mittels Tonaudiometrie, ergänzt durch die Sprachaudiometrie. Während der stationären Behandlung, d. h. bis zum 10. Tag, wurden die Audiogramme alle 2 Tage erstellt. Durch eine letzte Kontrolluntersuchung nach 30 Tagen Behandlung wurde die Stabilisierung der erzielten Ergebnisse überprüft. Bei gleichzeitigem Schwindel oder Labyrinthschäden wurden die kalorischen Prüfungen am Behandlungsende wiederholt.

Prüfungsablauf

Nach Überprüfung der Einschlußkriterien erhielt jeder Patient eine Beobachtungsnummer, von der die jeweilige Therapieform abhing. Die Zuordnung zur Behandlungsart erfolgte vor Studienbeginn durch Randomisation nach einer Zufallstabelle. Vor Aufnahme in die Studie wurde den Patienten der Prüfungsablauf in seinen wesentlichen Zügen erläutert und ihre Zustimmung eingeholt.

Die Patienten wurden entweder mit dem standardisierten Ginkgobiloba-Extrakt 761 (2 × 4 ml/d) oder mit Nicergolin (3 × 2 Tbl./d) therapiert. Die Behandlungsdauer betrug 30 Tage. Es gab keine Zusatzbehandlung mit Kortikoiden, Antikoagulantien, keine Überdruckkammer oder vasoaktive Behandlung.

Patientengut

20 Patienten wurden in die Studie aufgenommen und in zwei Gruppen aufgeteilt. Es gab insgesamt 2 Drop-outs (1 in jeder Gruppe) wegen Nichteinhaltung des Protokolls (in einem Fall verzögerter Behandlungsbeginn, im anderen unerlaubte Zusatzmedikation). Beide Gruppen waren sowohl hinsichtlich der klinischen als auch der audiometrischen Daten strukturgleich.

Bei Aufnahme in die Studie betrug der mittels Tonaudiometrie objektivierte durchschnittliche globale Hörverlust über alle getesteten Frequenzen in der Rökan-Gruppe: 385,5 ± 38,9 dB, d. h. ein durchschnittlicher Hörverlust von 64,25 dB in den 6 getesteten Frequenzen, in der Nicergolin-Gruppe: 369,9 ± 22,9 dB, d. h. ein durchschnittlicher Hörverlust von 61,65 dB in den 6 getesteten Frequenzen.

Das Durchschnittsalter betrug in der Rökan-Gruppe 48 Jahre und in der Nicergolin-Gruppe 51,1 Jahre.

Ergebnisse

Tonaudiometrie

Es handelte sich hierbei um die Hauptuntersuchung zur Verlaufskontrolle bei Patienten mit akutem cochleärem Hörsturz. Tabelle 1 stellt die Ergebnisse für die an den Untersuchungstagen 10 und 30 getesteten Frequenzen dar. Daraus wird ersichtlich, daß bei allen Patienten zum Zeitpunkt der Aufnahme in die Studie ein schwerer Hörsturz mit einem durchschnittlichen Hörverlust von mehr als 60 dB pro Frequenz vorlag.

Am 10. Tag weichen beide Kollektive erheblich voneinander ab (Abb. 1) : Der Hörgewinn beträgt im Rökan-Kollektiv 30 dB und im Nicergolin-Kollektiv lediglich 21 dB.

Tabelle 1. Entwicklung der Tonaudiometrie nach Frequenzen und Behandlungsart (9 Fälle pro Kollektiv) zu den verschiedenen Untersuchungen: Gewinn am 10. und 30. Tag in den verschiedenen Frequenzen. Totalverlust im gesamten Frequenzbereich; durchschnittlicher Verlust pro Frequenz

Behandlungsart	Frequenz	Audiogramm (dB)			Gewinn am T 10	Gewinn am T 30
		T0	T 10	T 30		
Rökan	250 Hz	− 53,3	− 30,0	− 28,3	+ 23,3 db	+ 25 db
	500 Hz	− 57,8	− 27,2	− 25,5	+ 30,6 db	+ 32,3 db
	1000 Hz	− 62,2	− 33,9	− 30,5	+ 28,3 db	+ 31,7 db
	2000 Hz	− 64,4	− 33,9	− 31,1	+ 30,5 db	+ 33,3 db
	4000 Hz	− 66,7	− 33,9	− 30,5	+ 32,8 db	+ 36,2 db
	8000 Hz	− 81,1	− 48,9	− 35	+ 32,2 db	+ 46,1 db
	Gesamtverlust	−385,5	−207,8	−180,9	+177,7 db	+204,6 db
	Ø Verlust pro Frequenz	− 64,2 pro Frequenz	− 34,6 pro Frequenz	− 30,1 pro Frequenz	+ 30 db pro Frequenz	+ 34,1 db pro Frequenz
Nicergolin	250 Hz	− 40,5	− 27,2	− 28,3	+ 13,3 db	+ 12,2 db
	500 Hz	− 48,3	− 32,8	− 30,5	+ 15,5 db	+ 17,8 db
	1000 Hz	− 55,5	− 32,8	− 32,8	+ 22,7 db	+ 22,7 db
	2000 Hz	− 61,1	− 35,6	− 36,7	+ 25,5 db	+ 24,4 db
	4000 Hz	− 76,7	− 50,5	− 46,7	+ 26,2 db	+ 30 db
	8000 Hz	− 87,8	− 63,9	− 56,7	+ 23,9 db	+ 31,1 db
	Gesamtverlust	−369,9	−242,8	−231,7	+127,1 db	+138,2 db
	Ø Verlust pro Frequenz	− 61,6 pro Frequenz	− 40,4 pro Frequenz	− 38,6 pro Frequenz	+ 21,2 db pro Frequenz	+ 23 db pro Frequenz

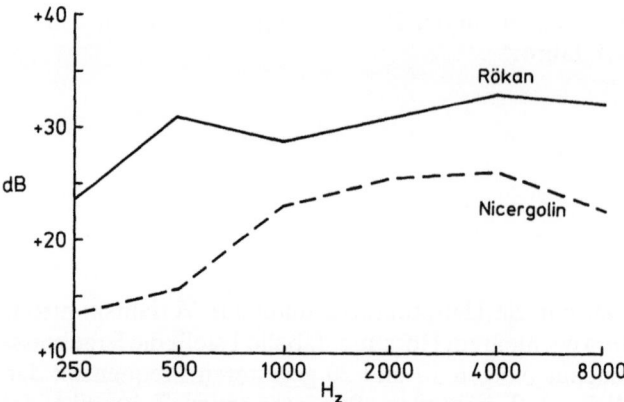

Abb. 1. Durchschnittlicher Hörgewinn am 10. Tag

Diese Hörverbesserung nimmt in der Rökan-Gruppe kontinuierlich zu. Am 30. Tag beträgt der durchschnittliche Hörgewinn bei 34 dB pro Frequenz (Nicergolin-Gruppe 23 dB).

Die relative Besserung in bezug auf den initialen Hörverlust bestätigt die Rohdaten (Tabelle 2, Abb. 2).

Die Ergebnisse sind im Rökan-Kollektiv deutlich besser als im α-blocker-Kollektiv. Darüber hinaus nimmt der funktionelle Gewinn im Rökan-Kollektiv zwischen den beiden Untersuchungstagen 10 und 30 kontinuierlich zu, was bei α-blocker-Behandlung nicht erreicht wurde. In der Rökan-Gruppe war der totale Hörgewinn nach einmonatiger Behandlung 67 dB höher als in der Nicergolin-Gruppe: Der Unterschied betrug 6 bis 15 dB, je nach Frequenz (Tabelle 3).

Tabelle 2. Relative Verbesserung pro Frequenz am 30. Tag und durchschnittliche relative Verbesserung am 10. bzw. 30. Tag in bezug auf den Aufnahmebefund in beiden Gruppen

Frequenz	Relative Besserung am 30. Tag	
	Rökan	NCG
250 Hz	38,9 %	22,6 %
500 Hz	52,3 %	34,4 %
1000 Hz	49,4 %	39,1 %
2000 Hz	49,7 %	39,4 %
4000 Hz	53,6 %	41 %
8000 Hz	58,6 %	39,1 %
Relative Gesamtverbesserung		
Ø am 10. Tag	47,5 %	35,5 %
Ø am 30. Tag	52,3 %	37,8 %

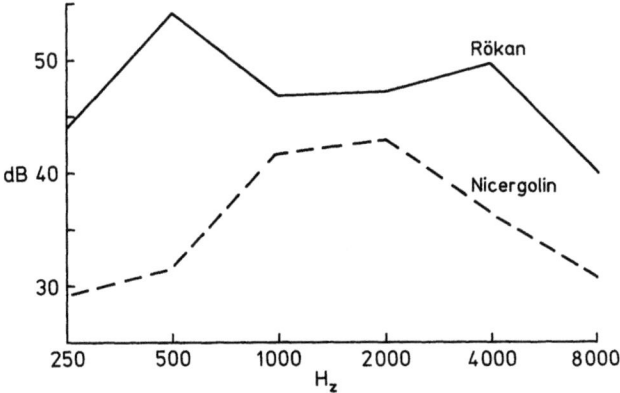

Abb. 2. Relative Verbesserung am 10. Tag

Tabelle 3. Therapeutische Wirksamkeit. Gewinn pro Frequenz für die 2 untersuchten Behandlungsarten und Gewinndifferenz pro Frequenz zwischen beiden Gruppen bei der Audiometrie

Frequenz	Gewinn 30. T Rökan	Gewinn 30. T NCG	Vergleich Rökan/NCG
250 Hz	+ 25 db	+ 12,2 db	+12,8 db
500 Hz	+ 32,3 db	+ 17,8 db	+14,5 db
1000 Hz	+ 31,7 db	+ 22,8 db	+ 8,9 db
2000 Hz	+ 33,3 db	+ 24,4 db	+ 8,9 db
4000 Hz	+ 36,2 db	+ 30 db	+ 6,2 db
8000 Hz	+ 46,1 db	+ 31,1 db	+15 db
Gesamt	+204,6 db	+138,3 db	+66,3 db

Sprachaudiometrie

Bei der Analyse der Sprachaudiometrie wurden folgende 3 Parameter untersucht:

– Sprachverständnisschwelle bei 50%,
– Kurvenverlauf,
– Verzerrungen.

Bei der Aufnahme wurde sie zur Bestätigung des Schweregrades des Hörsturzes und zur Auffindung eventueller Verzerrungen herangezogen. Am Studienende waren die Verzerrungen in beiden Kollektiven fast vollständig verschwunden; die Analyse der Sprachverständnisschwelle bei 50% ergibt folgende Durchschnittswerte: Rökan-Gruppe 33,7 dB; Nicergolin-Gruppe 42 dB. Dies bestätigt die Ergebnisse der Tonaudiometrie, wonach die Hörschwelle bei 30,1 dB in der Rökan-Gruppe und bei 38,6 dB in der Nicergolin-Gruppe lag.

Der Vergleich beider Kollektive unter Verwendung objektiver und zuverlässiger Kriterien ergibt also eine Überlegenheit der Rökan-Behandlung. Von wesentlicher Bedeutung erscheint die Fortsetzung der Rökan-Behandlung über mehrere Wochen, da der Hörgewinn zwischem dem 10. und dem 30. Tag weiterhin zunimmt, was für die Therapie mit Nicergolin nicht beobachtet wurde.

HNO-Begleitsymptomatik

Labyrinth-Prüfungen: Bei der Vestibularis-Untersuchung und den kalorischen Prüfungen konnte bei sämtlichen Patienten des Rökan-Kollektivs (9/9) eine Normalisierung der Testergebnisse am Studienende festgestellt werden; in der α-blocker-Gruppe sprechen die Testbefunde bei 1/3 der Fälle (3/9) weiterhin für ein Fortbestehen der Störungen.

Bezüglich der Ohrgeräusche konnten sämtliche Patienten der Rökan-Gruppe mit Ausnahme von 2 Fällen (1 Teilbesserung, 1 Nonresponder) von ihren Beschwerden befreit werden. In der Nicergolin-Gruppe waren am Ende der Behandlung 2 Patienten beschwerdefrei, in 3 Fällen war der Zustand unverändert und in 2 nur teilweise gebessert.

Gesamturteil

Nach 30tägiger Behandlung stellt sich hinsichtlich der klinischen Befunde, der Ergebnisse bei den spezifischen diagnostischen Verfahren sowie der geschilderten Symptomatik ein weitaus größerer Prozentsatz sehr guter Ergebnisse in der Rökan-Gruppe (sehr gut: n = 7; mäßig: n = 1; Nonresponder: n = 1) als in der α-blocker-Gruppe (sehr gut: n = 3; mäßig: n = 2; Nonresponder: n = 4) heraus.

Verträglichkeit

Die Verträglichkeit war in beiden Gruppen ausgezeichnet. Besonderes Gewicht wurde auf die Überwachung der Aggregationsneigung der Thrombocyten (Aggregationsmessung mittels PRP-Methode) gelegt; bei der initialen Untersuchung am ersten Tag der stationären Aufnahme wurde keine gesteigerte Thrombozyten-Aggregation festgestellt.

Schlußfolgerung

Beim akuten idiopathischen Hörsturz sowie beim Schall- und Barotrauma ist die Ischämie ein bedeutender pathogenetischer Faktor. Die eindeutig positiven Therapieerfolge mit dem standardisierten Ginkgo-biloba-Extrakt 761 sind durch das komplexe Wirkprofil zu erklären. Dazu gehören positive hämodynamische Effekte, insbesondere im Bereich der gestörten Mikrozirkulation ischämischer Gewebsbezirke, metabolische Effekte, auf denen die Cytoprotektion bei Anoxie beruhen, und membranäre Effekte.

Diese an einer homogenen Patientengruppe mit akutem cochleärem Hörsturz durchgeführte Vergleichsstudie dokumentiert die therapeutische Überlegenheit des standardisierten Ginkgo-biloba-Extrakts 761 (Rökan) gegenüber einer Therapie mit α-blockern. In den meisten Fällen wurde eine Besserung bereits am 10. Tag beobachtet, wobei die Behandlung im Hinblick auf einen dauerhaften Erfolg jedoch über mehrere Wochen fortgeführt werden sollte.

Literatur beim Verfasser

Doppelblinde placebokontrollierte Multicenterstudie über die Behandlung von Gleichgewichtsstörungen mit Rökan

CANTENOT F., KOSKAS H., PIÉRART H.

Zusammenfassung

In drei Studienzentren wurden 70 Patienten mit idiopathischem akutem Vertigo in einer doppelblinden Studie entweder mit Ginkgo-biloba-Extrakt 761 (Rökan) oder Placebo behandelt. Der Therapieerfolg unter Rökan war in bezug auf Intensität sowie Häufigkeit und Dauer der Schwindelanfälle statistisch signifikant. Am Studienende waren in der Rökan-Gruppe 47% der Patienten asymptomatisch gegenüber 18% in der Placebogruppe.

Schlüsselwörter: Idiopathischer akuter Vertigo, Gleichgewichtsstörung, Rökan.

Die häufigste Ursache des peripheren und zentralen akuten Vertigo ist eine Ischämie in bestimmten Strukturen des Cerebrums oder Vestibularapparats. Die hämodynamischen und rheologischen Effekte des standardisierten Ginkgo-biloba-Extrakts 761 (Rökan), insbesondere bei Störungen der Mikrozirkulation, sind in der Literatur beschrieben. Die Wirksamkeit von Rökan bei akutem Hörsturz wurde vorangehend in verschiedenen klinischen Studien dokumentiert. In dieser doppelblinden randomisierten Multicenterstudie sollte die Wirksamkeit bei akutem Vertigo, einem stark subjektiven Symptomenkomplex, untersucht werden.

Methodik

Studiendesign und Prüfzentren

In die vorliegende Studie wurden 70 Patienten aus insgesamt 3 Prüfzentren mit bestehender Schwindelsymptomatik aufgenommen.

Auswahlkriterien

Aufnahmebedingung war ein klinisch bestätigtes Schwindelsyndrom, das nicht länger als zwei Jahre bestehen durfte. Ausgeschlossen wurden Patienten mit paroxysmalem Schwindel (M. Ménière) oder sekundärem Schwindel bei orthostatischer Hypotonie, Höhenschwindel, hämatologischen, metabolischen oder neurologischen Störungen. Weiterhin waren ausgeschlossen Patienten mit Schwindelsyndromen entzündlicher, infektiöser, traumatischer und toxischer Genese oder infolge von Tumoren, Sehstörungen oder gestörter Tiefensensibilität. Nicht aufgenommen wurden außerdem Patienten mit Erkrankungen, die die Auswertung der Ergebnisse hätten verfälschen können, sowie solche mit möglicherweise interferierenden Begleitmedikationen.

Die Diagnose wurde anhand des klinischen Befunds von einem HNO-Arzt gestellt. Erfaßt wurden Schwindelcharakteristik und -auslösung sowie eventuelle Begleitsymptome wie Ohrgeräusche, Schwerhörigkeit, Übelkeit, Kopfschmerzen etc. Die klinische und apparative Diagnostik umfaßte eine komplette otoneurologische Untersuchung sowie ein Elektronystagmogramm mit kalorischer Prüfung und Tonaudiometrie.

Wirksamkeitskriterien

Die Beurteilung der therapeutischen Wirksamkeit erfolgte nach folgenden Kriterien:

- Intensität, Frequenz und Dauer der Schwindelanfälle;
- quantitative Bewertung der subjektiven Beeinträchtigung mittels visueller Analogskala durch den Patienten bei jeder Untersuchung, Bewertung von 0 (keine Symptome) bis 100 (extrem);
- neurootologische Untersuchung mit Beurteilung von Index-Abweichung, Romberg-Test, Babinski-Weill-Prüfung (sternartiges blindes Gehen) und pathologischem Nystagmus;
- Beurteilung durch den Untersucher in bezug auf Besserung des Allgemeinzustandes des Patienten im Vergleich zum Zeitraum vor Therapiebeginn nach folgendem Schema: völliges Verschwinden des Schwindels (0), deutliche Besserung (1), leichte Besserung (2), Stabilisierung (3), Verschlechterung (4).

Versuchsablauf

Nach Überprüfung der Ein- und Ausschlußkriterien erhielten die Patienten eine Zahl für die Zuordnung zu einer der beiden Behandlungsgruppen. Die Aufteilung der Gruppen erfolgte vor Therapiebeginn nach dem Zufallsprinzip (Zufallszahlen-Tafel). Die Studie wurde den Patienten vor Beginn erläutert und dann das Einverständnis zur Teilnahme eingeholt. Bestehende Behandlungen mit absoluter Indikation wurden nur dann akzeptiert, wenn diese schon länger als 3 Monate bestanden. Art und Dosierung wurden im Patientenbogen vermerkt.

Prüfpräparate

Die Patienten erhielten entweder den standardisierten Ginkgo-biloba-Extrakt 761 (Rökan) oder ein identisch aussehendes Placebo. Die Dosis betrug 2 x 2 ml/d, entsprechend 160 mg/d Rökan.

Kontrolluntersuchungen

Kontrolluntersuchungen wurden 30, 60 und 90 Tage nach Therapiebeginn durchgeführt. Bei jeder Untersuchung wurde die Compliance des Patienten überprüft. Vor Aufnahme in die Studie und am Versuchsende wurden folgende Laborparameter bestimmt: Blutbild, Harnsäure, Transaminasen, Cholesterin, Triglyzeride, Kreatinin.

Patientengut

Von den 70 in die Studie aufgenommenen Patienten, erschienen 3 nicht mehr zu den Kontrolluntersuchungen (2 aus der Placebo- und 1 aus der Verum-Gruppe). Die Analyse der Ergebnisse stützt sich daher auf 67 Beobachtungen, 34 in der Rökan-Gruppe und 33 in der Placebo-Gruppe. Die Patientencharakteristiken sind in Tabelle 1 zusammengefaßt. Auffällig ist, daß bei 70% der Patienten keine Anamnese bezüglich HNO-Erkrankungen bestand.

Tabelle 1. Patientengut

Charakteristika	Rökan	Placebo
Patienten (n)	34	33
Alter	52 ± 2,5 Jahre	46,4 ± 2,4 Jahre
Geschlecht	16 m., 18 w.	18 m., 15 w.
HNO-Anamnese		
– Schalltrauma	6	5
– Barotrauma	0	1
– Infektiöse Pathologie	3	0
– Trommelfellriß	1	1
– Ototoxische Läsion	1	1
Sonstige Anamnese		
– Zervikaltrauma	7	6

Tabelle 2 zeigt die bei der Befragung erfaßten Parameter der Gleichgewichtsstörungen; die Schwindelsymptome sind meist kurz zurückliegend (4 Monate) und werden in den meisten Fällen durch Körper- und Kopfbewegungen ausgelöst (59/67). In mehr als zwei Drittel aller Fälle handelt es sich um einen intermittierenden Drehschwindel, der von Hypakusis, Ohrgeräuschen und/oder neurovegetativen Symptomen begleitet ist (Übelkeit, Erbrechen, Kopfschmerzen). In 50% der Fälle hatte sich die Symptomatik vor Aufnahme in die Studie kontinuierlich verschlechtert, in 50% war sie stabil (Tabelle 3). Anhand der klinischen Untersuchung war eine ätiopathogenetische Zuordnung der Schwindelsymptomatik nicht möglich (Tabelle 4). Die subjektive Beeinträchtigung war initial in beiden Behandlungsgruppen vergleichbar. Die angegebenen Werte auf der visuellen Analogskala betrugen in der Rökan-Gruppe 53,1 ± 3,4 und in der Placebogruppe 52 ± 4,2.

Tabelle 2. Parameter der Gleichgewichtsstörungen bei Studienbeginn (charakteristische Merkmale, Auslösung und Begleitsymptomatik)

Vergleichsparameter	Rökan	Placebo
Bestehen der Symptome (in Wochen)	19 ± 6,2 Wochen	22,7 ± 6,4 Wochen
Patienten (n)	34	33
Schwindelauslösung durch		
– Körperbewegung	13	16
– Kopfbewegung	19	11
Schwindelart		
– Drehschwindel	20	29
– Schwankschwindel	14	6
– Dauer-/intermittierender Schwindel	3/27	5/27
Begleitsymptome		
– Hypakusis	20	15
– Ohrgeräusche	20	17
– Kopfschmerzen	4	6
– Übelkeit/Erbrechen	20	17
Subjektive Beeinträchtigung bei Aufnahme (visuelle Analogskala, 0–100 mm)	62 ± 3,7 mm	67 ± 4,4 mm

Tabelle 3. Entwicklung der Schwindelsymptomatik vor Studienbeginn

Parameter	Rökan	Placebo
Patienten (n)	34	33
Verschlechterung	15	16
Stabilisierung	18	15
Verbesserung	1	1
Keine Angaben	–	–

Tabelle 4. Neurootologische Untersuchung vor und nach Behandlung

Durchgeführte Untersuchungen	Rökan		Placebo	
	J0	J90	J0	J90
Indexabweichung				
– harmonische Abweichung	4	0	9	2
– dysharmonische Abweichung	2	0	1	0
Babinski-Weil-Prüfung				
– systematisierte Abweichung	2	0	4	0
– schwankende Abweichung	6	3	5	2
Romberg-Test				
– Neigung	9	2	13	3
Horizontaler Nystagmus	8	1	9	1

Ergebnisse

Vertigo

Alle Parameter (Intensität, Frequenz und Dauer des Schwindels) wurden in bezug auf die vorangegangene Untersuchung folgendermaßen bewertet: beschwerdefrei (0), verringert (1), stabilisiert (2), verschlechtert (3). Die Mittelwerte der Ergebnisse sind in Abb. 1 dargestellt. Diese zeigen, daß die Schwindelsymptomatik in der Rökan-Gruppe deutlicher gebessert wurde als in der Vergleichsgruppe.

Der Gesamtscore am Studienende, von 0 (asymptomatisch) bis 9 (verschlechtert), faßt die in den drei Untersuchungen erzielten Ergebnisse

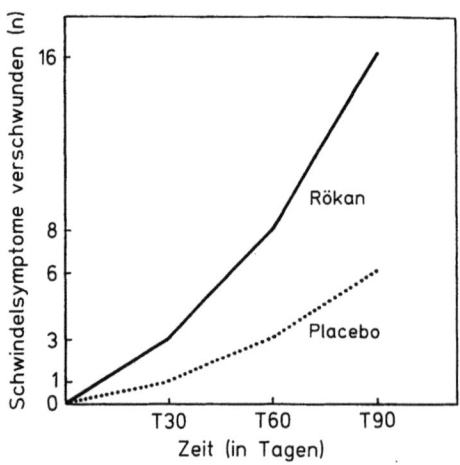

Abb. 1. Responderrate in den beiden Behandlungsgruppen nach 90tägiger Behandlung, 47% Responder in der Rökan-Gruppe gegenüber 18% in der Placebogruppe

Tabelle 5. Beurteilung des Therapieerfolgs bei den Kontrolluntersuchungen nach 30, 60 und 90 Behandlungstagen; *0* (asymptomatisch) bis *3* (verschlechtert); Variationsbreite des Gesamtergebnisses von *0–9*

Durchschnittliche Gesamtpunktzahl	Rökan	Placebo	Signifikanz
Intensität	3,37	4,46	p = 0,02
Häufigkeit	3,24	4,2	p = 0,02
Dauer	3,33	4,5	p = 0,03

zusammen (Tabelle 5). In bezug auf Intensität, Frequenz und Dauer des Schwindels war die positive Wirkung von Rökan auf den Krankheitsverlauf statistisch signifikant (Student-t-Test: p < 0,05).

Visuelle Analogskala

Diese Skala, die vom Patienten bei jeder Untersuchung ausgefüllt wurde, erlaubte eine Beurteilung der subjektiven Beeinträchtigung. Die relative Besserung wird in% ausgedrückt. Sie entspricht der Differenz zwischen den Meßwerten zum Zeitpunkt t (nach 30, 60, 90 Tagen) und vor Therapiebeginn, dividiert durch die Meßwerte vor Therapiebeginn (Tabelle 6).

Die subjektive Besserung wird in der Rökan-Gruppe schon im ersten Monat als sehr hoch beurteilt und verstärkt sich noch im Laufe der folgenden Monate. Nach Studienende beträgt sie 75%. Die Differenz zur Placebo-Gruppe ist hochsignifikant (Vergleich der Prozentwerte, Student-t-Test).

Begleitsymptomatik

Die Begleitsymptomatik des Schwindels (Hypakusis, Ohrgeräusche, Kopfschmerzen, Schwindel) wurde im Beobachtungszeitraum durch beide Behandlungsformen nicht modifiziert.

Tabelle 6. Visuelle Analogskala zur subjektiven Beeinträchtigung. Die Ergebnisse entsprechen der relativen Besserung im Vergleich zu den Ausgangswerten

Meßzeitpunkt	Rökan	Placebo	Signifikanz (Student-t-Test)
T30	43,4%	− 5,7%	0,02
T60	60,1%	15,7%	0,01
T90	74,7%	18,3%	0,01

Apparative Diagnostik

Im initialen Elektronystagmogramm zeigten sich bei den kalorischen Prüfungen bei 50% der Patienten Störungen (Rökan 16/34, Placebo 19/33). Beide Behandlungsgruppen waren in dieser Hinsicht vergleichbar ($X^2 = 1,33$ 1 ddl).

Nach Studienabschluß ergaben sich folgende Befunde: In der Rökan-Gruppe Normalisierung in 80% der Fälle (27/33), in der Placebogruppe Normalisierung in 57% der Fälle (19/33). Diese Differenz ist statistisch signifikant ($X^2 = 3,33$ 1 ddl; $p = 0,06$). Bei der Tonaudiometrie ergab sich im Beobachtungszeitraum in beiden Gruppen keine wesentliche Änderung.

Diskussion

Die Responderrate (Zahl der normalisierten Fälle, Abb. 1) war in der Rökan-Gruppe bei jeder Untersuchung signifikant höher und lag am Versuchsende bei 47% gegenüber 18% in der Vergleichsgruppe. Auch die Gesamtbeurteilung durch den HNO-Arzt verdeutlicht den unterschiedlichen Krankheitsverlauf in den beiden Behandlungsgruppen (Tabelle 7). Unter Rökan ist die Zahl der gesunden oder deutlich gebesserten Patienten zweimal höher als unter Placebo und liegt am Studienende bei 85% ($p < 0,001$). Die Verträglichkeit von Rökan erwies sich in jeder Hinsicht als sehr gut.

Schlußfolgerung

Gleichgewichtsstörungen sind in der HNO- oder Allgemeinarztpraxis ein häufiges Problem. Meist bleibt die Ätiologie unklar und auch der Schweregrad der Erkrankung läßt sich durch funktionelle Untersuchungen nur schwer bestimmen. Das einzige Instrument zur Beurteilung des Krankheitsverlaufes bleibt oft das subjektive Beschwerdebild.

Tabelle 7. Gesamtbeurteilung des Therapieerfolges durch den Arzt nach Studienende

Beurteilung	Rökan	Placebo
Verschlechterung	0	1
Stabilisierung	0	14
Leichte Besserung	5	4
Deutliche Besserung	13	8
Verschwinden	16	6
Patienten (*n*)	34	33

Die Ergebnisse dieser doppelblinden placebokontrollierten Multicenterstudie mit einer 3monatigen Behandlungsdauer belegen die positiven Therapieeffekte des standardisierten Ginkgo-biloba-Extraktes 761; sowohl aus der Sicht des Patienten als auch des Arztes wurde bei 85% der Patienten eine eindeutige Besserung festgestellt.

Literatur beim Verfasser

Die Therapie neurologischer Vertigosyndrome beim hirnorganischen Psychosyndrom mit Rökan

HOFFERBERTH B.

Zusammenfassung

Nahezu 15 % aller tödlich verlaufenden Erkrankungen in der Bundesrepublik resultieren aus Hirnleistungsstörungen [9]. Seit der ersten Namensgebung „organisches Psychosyndrom" für mnestische Störungen aufgrund chronischen Alkoholismus vor rund 60 Jahren durch Bleuler [13] wurde dieser Begriff sehr rasch auf die Beschreibung vielfältiger Hirnstörungen auf organisch-psychischer Grundlage ausgeweitet. Die moderne Differentialdiagnose erlaubt es heute, die Ursachen von Hirnleistungsstörungen wie, etwa vaskulärer Stenosen, genauer zu erforschen, was paradoxerweise dazu führte, daß die semantische Problematik sich weiter vergrößerte. Ungeachtet dessen gibt es typische Symptome des HOPS wie etwa Schwindel, Kopfschmerzen, Merkfähigkeits-, Konzentrations- und Orientierungsstörungen, die zum Teil subjektiv beobachtbar, zum Teil quantitativ – auch im Rahmen von Therapiestudien – meßbar sind. In der vorliegenden Studie sollte die Wirksamkeit des standardisierten Ginkgo-biloba-Extrakts 761 beim hirnorganischen Psychosyndrom untersucht werden. Hierbei wurden in parallelen Untersuchungen sowohl spezifische Leistungen der Patienten als auch partiell vom Patienten willkürlich beeinflußbare Parameter – z. B. Sakkaden – gemessen.

Schlüsselwörter: Hirnorganisches Psychosyndrom, Vertigo, Rökan.

Prüfpräparat

Untersucht wurde das Präparat Ginkgo-biloba-Extrakt 761 (Rökan) in Drageeform. Dies ist ein hochgereinigter standardisierter Extrakt, der nach einem speziellen Verfahren aus getrockneten Blättern von Ginkgo biloba hergestellt wird. Als Placebo wurden Dragees auf Lactosebasis mit äußerlich identischem Aussehen verwendet.

In der Literatur wurden für Rökan hämodynamische, rheologische und metabolische Wirkungen beschrieben [1, 2, 3, 10, 12, 15, 20]

Material und Methodik

In die Studie aufgenommen wurden Patienten mit hirnorganischem Psychosyndrom. Als Beurteilungskriterien zur Aufnahme- und Verlaufskontrolle dienten neben der allgemeinen Anamnese, dem klinischen Befund, der Hachinsky-Ischämie-Skala folgende in Tabelle 1 aufgezeigten Untersuchungskriterien. Zur Aufnahme in die Studie mußten mindestens 2 Meßwerte der in Tabelle 1 aufgeführten Parameter im pathologischen Bereich liegen.

Von der Studie ausgeschlossen waren Patienten mit nicht erlaubten Zusatzmedikationen (vasoaktive Medikamente, ZNS-Stimulantien, Tranquilizer, Stoffwechselpräparate, Anti-Histaminika, Calcium-Antagonisten, Thrombozyten-Aggregations-Hemmer, Antikoagulantien) sowie Personen mit akuter Herzerkrankung, nicht einstellbarem Hypertonus, Hypotonus (RR syst. < 120 mm Hg systolisch, nicht einstellbarem Diabetes mellitus, schweren Leber- und Nierenstörungen sowie Erkrankungen des Verdauungssystems. Insgesamt 24 Patienten beiderlei Geschlechts im Alter zwischen 50 und 70 Jahren, welche die Einschlußkriterien erfüllten, wurden auf zwei Kollektive zu je 12 Personen randomisiert. Nach einer zweiwöchigen Placebo-Wash-out-Phase erhielt die 1. Gruppe 3 × täglich 40 mg Ginkgo-biloba-Extrakt 761 (= 120 mg/d), und die 2. Gruppe 3 × täglich Placebo über einen Zeitraum von 8 Wochen. Die Studie wurde doppelblind durchgeführt.

Tabelle 1. Quantitative Untersuchungsverfahren

Methodik	Pathologische Bereiche
Quantitatives EEG (Ableitung C_z-O_1/O_2) (Theta-Wellenanteil)	>70 %
Wiener Determinationstest[a]	
Stufe 10	RR < 160
Stufe 12	< 168
Stufe 15	< 175
Sakkadentest	
– Latenz	>250 ms
– maximale Geschwindigkeit	<250°/s
– Dauer	>150 s
Zahlenverbindungstest	>28 s

[a] Beim Wiener Determinationstest handelt es sich um einen klassischen Reaktionstest. Der Patient muß unter 9 verschiedenen zufällig angebotenen Reizen (verschiedene Farben, je ein hoher oder ein tiefer Ton) den jeweils richtigen durch entsprechende Reaktionen (manuell oder Fußpedal) als erkannt anzeigen. Die Anzahl richtiger Antworten (RR) in 3 Geschwindigkeitsstufen (10, 12, 15) der Reizangebote wird automatisch aufgezeichnet

Die klinischen und neurologischen Untersuchungen wurden nach 0, 4 und 8 Wochen, das quantitative EEG nach 8 Wochen wiederholt. Zusätzlich erfolgte nach 4 und 8 Wochen Therapie eine Einschätzung des Behandlungserfolges von Arzt und Patienten. Zur statistischen Auswertung dienten der t-Test für unabhängige und verbundene Stichproben sowie der χ^2-Test.

Ergebnisse

Die Daten aller in die Studie aufgenommenen Patienten konnten ausgewertet werden. Beide Kollektive waren hinsichtlich Alter und Geschlechtsverteilung vergleichbar (Tabelle 2).

Innerhalb der zweiwöchigen Placebo-Wash-out-Phase zeigten sich im Mittel in keiner Gruppe relevante Änderungen der Meßparameter (Abb. 1 – 8).

Bereits nach vierwöchiger Therapie mit Rökan konnten jedoch sowohl in den Sakkadentests als auch bei der psychometrischen Untersuchung hochsignifikante Unterschiede gegenüber der Placebobehandlung beobachtet werden. Die Sakkadendauer verminderte sich in der Verumgruppe im Mittel von 151 auf 113 msec (p = 0,003), während sich im Placebokollektiv keine signifikante Änderung zeigte (p = 0,87). Ebenso verringerte sich die Latenz der schnellen Augenbewegungen von 233 auf 187 msec, bei gleichfalls stationären Werten im Vergleichskollektiv. Parallel dazu stieg die Anzahl der richtigen Reaktionen im Wiener Determinationsgerät nur in der Rökan-Gruppe über alle Schwierigkeitsstufen hochsignifikant an.

Bei den entsprechenden Reaktionstests wurde in der Verumgruppe bereits nach 4 Wochen die Normbereichsgrenze überschritten, bei den Sakkadenwerten scheint sich der positive Trend auch nach 8 Wochen fortzusetzen. Diese doppelblind ermittelten Therapieerfolge mit Rökan korrelierten eindeutig sowohl mit einem Abnehmen der benötigten Zeit im Zahlenverbindungstest als auch mit einer Verringerung des Theta-Anteils im quantitativen EEG nach 8 Wochen.

Tabelle 2. Basisdaten der Patientenkollektive

	Rökan (n = 12)	Placebo (n = 12)
Alter (Jahre)	64,1 ± 4,9	63,9 ± 3,3
Streuung	53–69 Jahre	59–68 Jahre
Geschlecht	7 m. 5 w.	8 m. 4 w.

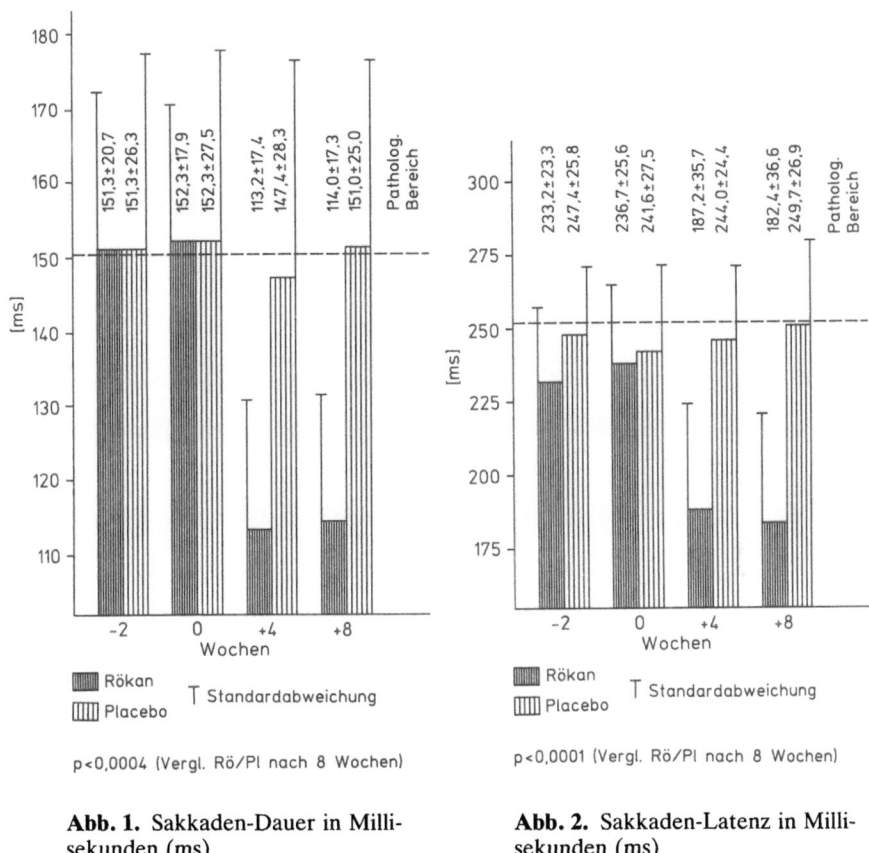

Abb. 1. Sakkaden-Dauer in Millisekunden (ms)

Abb. 2. Sakkaden-Latenz in Millisekunden (ms)

An unerwünschten Arzneimittelwirkungen wurde in der Verumgruppe zweimal über Übelkeit und einmal über leichte Knöchelödeme geklagt, wobei außer einem zeitlichen kein weiterer Zusammenhang feststellbar war. Gleiches gilt auch für einen Fall von Übelkeit und einen Fall von deutlichem Blutdruckanstieg in der Placebogruppe. Diese Nebenwirkungen führten aber in keinem Fall zu einem Therapieabbruch.

Diskussion

Die vorliegende randomisierte, doppelblind durchgeführte Studie zeigt eine bei allen untersuchten Parametern gleichermaßen hochsignifikante Wirk-

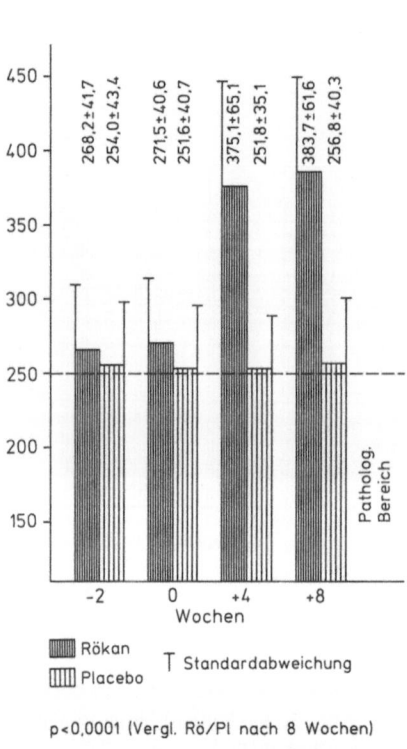
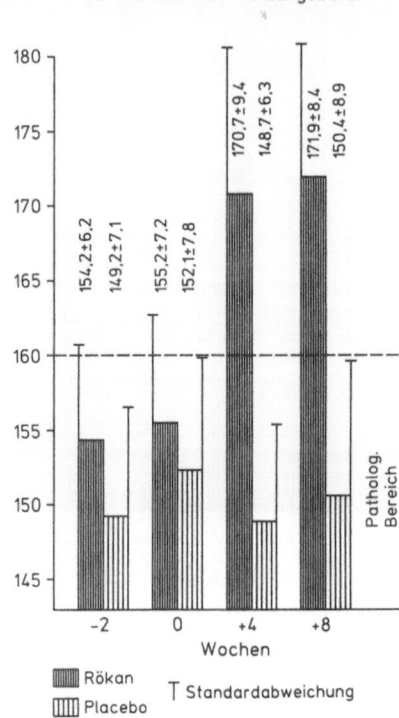

Abb. 3. Sakkaden-Geschwindigkeit (Grad/s.)

Abb. 4. Wiener Determinationstest (Version 10)

samkeit von Rökan gegenüber Placebo. Beeindruckend hierbei ist die Kongruenz der erzielten Meßergebnisse sowohl bei den elektrophysiologischen Untersuchungen als auch bei den Reaktions- und Konzentrationstests. Bei allen Ergebnissen zeigt sich ein Therapieerfolg im Rökan-Kollektiv, während die Meßwerte bei Placebo stationär geblieben sind.

Die klinische Wirksamkeit des standardisierten Ginkgo-biloba-Extrakts 761 bei HOPS und Vertigo-Symptomen ist auch in früheren Studien [4, 5, 7, 11] anhand vielfältiger Untersuchungsmethoden nachgewiesen worden. Dieli (1981) zeigte z. B. anhand psychometrischer Verfahren eine Überlegenheit von Rökan gegenüber Placebo; Claussen (1985) benutzte die Cranio-Corpo-Graphie zur Beurteilung von Lateralschwankungsbreiten bei

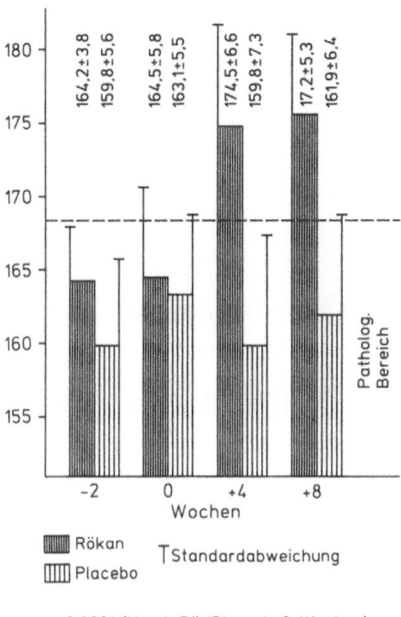

Abb. 5. Wiener Determinationstest (Version 12)

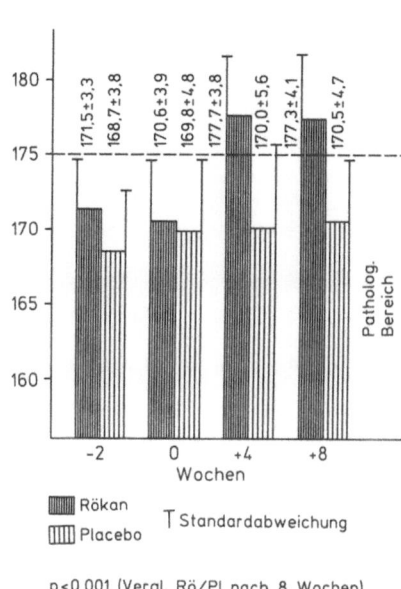

Abb. 6. Wiener Determinationstest (Version 15)

Schwindel-Patienten und fand gleichermaßen eine signifikante Wirksamkeit. An dieser Stelle stellt sich gerade beim hirnorganischen Psychosyndrom die Frage nach der Wirkungsweise von Rökan. Offensichtlich spielen multiple rheologische, hämodynamische und metabolische Faktoren ineinander. Zu letzterem Aspekt gab es in jüngster Zeit eindeutige Untersuchungen [8, 18]. Neben der Wirkung auf den Sauerstoff- und Glucose-Metabolismus ließ sich auch ein eindeutig positiver Effekt auf den Neuromediator-Stoffwechsel nachweisen [17, 19]. Darüber hinaus besitzt Ginkgo-biloba-Extrakt 761 Radikalfänger-Eigenschaften [6, 16]. Hierauf beruhen unter anderem die membranstabilisierenden Effekte, worauf letztlich wieder einige rheologische, hämodynamische und metabolische Wirkungen zurückgeführt werden. Aus klinischer Sicht kann der standardisierte Ginkgo-biloba-Extrakt 761 als echte therapeutische Alternative beim hirnorganischen Psychosyndrom angesehen werden.

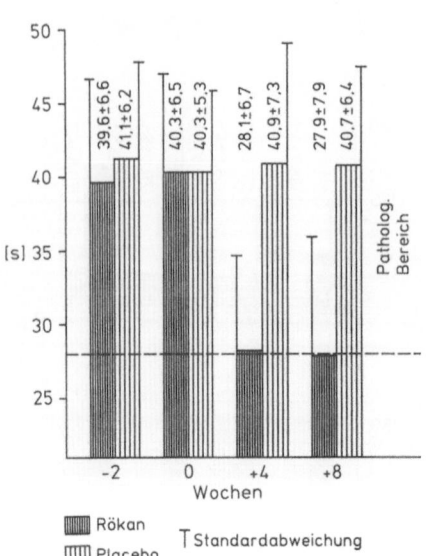

Abb. 7. Zahlenverbindungstest

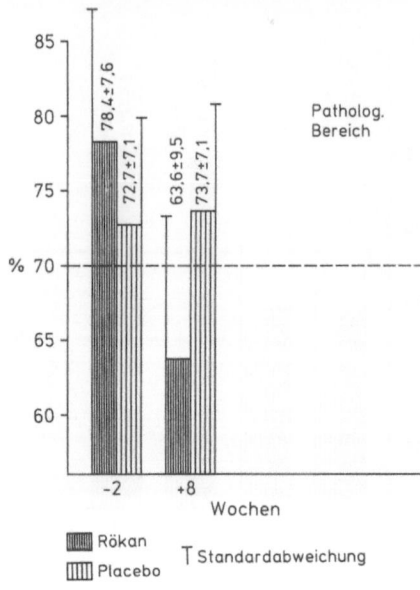

Abb. 8. Theta-Anteil im quantifizierten EEG

Literatur

1. Boismare, F. (1976) Etude de l'action hémodynamique de l'extrait concentré de Ginkgo biloba comparée à celle du gaz carbonique chez le sujet jeune et chez le sujet sénile. L'Ouest Méd. 29 : 747–749
2. Borzeix, M. G., Labos, M., Hartl, C. (1980) Recherches sur l'action antiagrégante de l'extrait de Ginkgo biloba. Activité au niveau des artères et des veines chez le lapin. Sem. Hôpit. Paris 56 : 393–398
3. Cahn, J., Borzeix, M. G., Akimjak, J. P. (1977) Action du tanakan sur l'oedème cérébral chez le rat. Comparaison avec la DHET (hydergine) (unveröffentlichter Bericht)
4. Claussen, C. F., Claussen, E. (1981) Eine Vergleichsstudie zur Behandlung von Schwindel und Tinnitus mit Rökan. Verh. der Gesellschaft für Neurootologie und Äquilibriometrie e. V. VIII, 471- 485
5. Claussen, C. F., Kirtane, M. V. (1985) Randomisierte Doppelblindstudie zur Wirkung von Extractum Ginkgo biloba bei Schwindel und Gangunsicherheit des älteren Menschen. In : C. F. Claussen (Hrsg.) : Presbyvertigo, Presbyataxie, Presbytinnitus, Springer-Verlag, Berlin, Heidelberg, New York, Tokyo, S. 103–115
6. Deby, C., Pincemail, J. (1980) Toxicité de l'oxygéne, radicaux libres et moyens de défense. Presse Méd., 15, 1468–1474

7. Dieli, G., La Mantia,V., Saetta, M., Costanzo, E. (1981) Studio clinico in doppio cieco del tanakan nell'insufficienza cerebrale cronica. Il Lavoro Neuro Psichiatrico, 68, 3–15
8. Etienne, A., Hequet, F., Clostre, F. (1986) Mécanismes d'action de l'extrait de Ginkgo biloba sur l'oedème cérébral expérimental. Presse Méd., 15, 1506–1510
9. Fischer, B., Ungerer, D. (1982) Diagnostische Crux : Differentialdiagnose „Depression – beginnende sowie chronische zerebro-vaskuläre Insuffizienz" (Psychoorganisches Syndrom). In : B. Fischer, S. Lehrl (Hrsg.) : Dritte Klausenbacher Gesprächsrunde, Pharmazeutische Verlagsgesellschaft München, 1982, 12–23
10. Galley, P., Safi, N. (1977) Tanakan et cerveau sénile. Etude radiocirculographique. Bordeaux Méd. 10 : 171–176
11. Geßner, B.,Voelp, A., Klasser, M. (1985) Study of the long-term action of a Ginkgo biloba extract on vigilance and mental performance as determined by means of quantitative pharmaco-EEG and psychometric measurements. Arzneim. Forsch./Drug Res. 35, 1459–65
12. Heiss,W. D., Zeiler, K. (1978) Medikamentöse Beeinflussung der Hirndurchblutung. Pharmakotherapie 1 : 137–144
13. Kinzel,W. (1984) Zum Begriff des sogenannten organischen Psychosyndroms. In : B. Fischer, S. Lehrl (Hrsg.) : Fünfte Klausenbacher Gesprächsrunde, Gunter Narr Verlag, Tübingen, 1984, 59–69
14. Le Poncin-Lafitte, M., Rapin, J., Rapin, J. R. (1980) Effects of Ginkgo biloba on changes induced by quantitative cerebral microembolization in rats. Arch. Int. Pharmacodyn. 243 : 236–244
15. Marcy, R. (1980) Expertise pharmacologique – tanakan injectable. Résumé tanakan, Caen, France
16. Pincemail, J., Deby, C. (1986) Propriétés antiradicales de l'extrait de Ginkgo biloba. Presse Méd. 15, 1475–1479
17. Racagni, G., Brunello, N., Paoletti, R. (1986) Variations des neuromédiateurs lors du vieillissement cérébral. Presse Méd. 15, 1488–1490
18. Rapin, J. R., Le Poncin Lafitte, M. (1986) Consommation cérébrale du glucose. Effet de l'extrait de Ginkgo biloba. Presse Méd., 15: 1494–1497
19. Taylor, J. E. (1986) Liaisons des neuromédiateurs à leurs récepteurs dans le cerveau de rats. Effet de l'administration chronique de l'extrait de Ginkgo biloba. Presse Méd., 15: 1491–1493
20. Tea, S., Celsis, P., Clanet, M., Marc-Vergnes, J.-P. (1979) Effets clinique, hémodynamique et métaboliques de l'extrait de Ginkgo biloba en pathologie vasculaire cérébrale. Gaz. Méd. France, 86 : 4149–52

Cross-over-Studie zur Behandlung der vertebro-basilären Insuffizienz mit Rökan

NATALI R., RACHINEL J., POUYAT P. M.

Zusammenfassung

In einer Cross-over-Studie an 20 Patienten mit vertebro-basilärer Insuffizienz wurde die Wirksamkeit von Ginkgo-biloba-Extrakt 761 (Rökan) in bezug auf die Symptome Vertigo, Tinnitus und Hypakusis untersucht und mit derjenigen von Cinnarizin verglichen. Die Gesamt-Responderrate für Rökan betrug 60%.

Schlüsselwörter: Vertebro-basiläre Insuffizienz, Vertigo, Tinnitus, Hypakusis, Rökan, Cinnarizin.

Nachdem mit dem standardisierten Ginkgo-biloba-Extrakt 761 (Rökan) bei Hypakusie, Tinnitus und Schwindelsymptomatik positive Ergebnisse erzielt worden waren, sollte die Wirksamkeit des Präparates bei vertebro-basilärer Insuffizienz im Vergleich zu Cinnarizin untersucht werden.

Methodik

Patientengut

Aufgenommen wurden Patienten der HNO-Ambulanz mit Hörverlust, Ohrensausen und gelegentlichen Schwindelzuständen, wenn eine vaskuläre Ätiologie ganz oder teilweise anzunehmen war. Die Studie umfaßte 20 Patienten (10 Frauen und 10 Männer) im Durchschnittsalter von 60 Jahren; 4 Patienten waren über 70 Jahre und 4 weitere über 80 Jahre alt. Die Patienten wurden in drei verschiedene Krankheitsgruppen eingeteilt:

- organisch bedingte Läsionen, die durch die vaskuläre Komponente lediglich verstärkt wurden (6 Fälle von Altersschwerhörigkeit und 5 Fälle von Schallempfindungsschwerhörigkeit);
- ausgeprägte Gefäßschäden infolge arterieller Hypertonie oder vertebro-basilärer Insuffizienz (3 Fälle);
- Zustand nach frischem Trauma, Hörsturz und damit zusammenhängende posttraumatische Ausfallserscheinungen (5 Fälle).

Studiendesign

Es handelte sich um eine Cross-over-Studie. Im Verlauf der Untersuchung erhielt jeder Patient beide Medikationen nacheinander, jedoch in unterschiedlicher Reihenfolge. Um jegliche Interaktion zu vermeiden, wurde zwischen die beiden Behandlungsperioden eine Wash-out-Phase von durchschnittlich einem Monat eingeschaltet. Die Reihenfolge des Eintritts in die Studie wurde durch Zufallsauswahl bestimmt. Diese Regel wurde bis zum 13. Patienten eingehalten. Danach wurde in Anbetracht der Ergebnisse immer zuerst Cinnarizin verabreicht, weil Interferenzen aufgrund der einmonatigen Therapiepause zwischen den beiden Behandlungsphasen unwahrscheinlich sind.

Die Dosierung betrug 3 × 2 ml/d Cinnarizin bzw. 3 × 1 ml/d Rökan.

Jede Therapiephase dauerte 1 oder 2 Monate. Während einer einmonatigen Wash-out-Phase wurde jegliche Medikation abgesetzt, danach folgte die zweite Therapiephase. In 13 Fällen wurde die Behandlung mit Cinnarizin und in 7 Fällen mit Rökan begonnen.

Diagnostik

Vor und nach jeder Behandlungsphase wurden eine Labyrinth-Untersuchung durchgeführt und ein Audiogramm, gegebenenfalls auch ein Elektronystagmogramm aufgezeichnet. Dabei wurden Typ und Ausmaß des Funktionsdefizits beurteilt:

Hörverlust

In bezug auf den Hörverlust und die dominierende Symptomatik wurden die Patienten in zwei Gruppen eingeteilt:
– mittelgradige Schwerhörigkeit: Defizit bis maximal 30 Dezibel unter der üblichen Sprechfrequenz (9 Fälle);
– erhebliche Schwerhörigkeit: Defizit von mehr als 30 Dezibel (9 Fälle, davon 5 70 Jahre), in einem Fall sogar mehr als 60 Dezibel.

Ohrgeräusche

Bei zwei 83- und 73jährigen Patienten waren Ohrgeräusche das einzige Symptom. Außerdem waren schwere Schwindelanfälle bei zwei Patienten zu verzeichnen.

Ergebnisse

In jeder Behandlungsphase wurde die Wirksamkeit in bezug auf die Schwere der Symptomatik vor Beginn der Behandlung beurteilt.

Gehör

- Sehr gut (+++): bedeutende klinische Hörverbesserung und Sprachverständnissteigerung, Gewinn von mehr als 10 Dezibel bei der tonalen Audiometrie;
- Gut (++): eindeutige klinische Hörverbesserung und Verständnissteigerung, Gewinn bis 10 Dezibel;
- Mäßig (+): leichte klinische Besserung bei unveränderten Audiometrie-Kurven;
- Nonresponder (-): stationärer Zustand oder progrediente Symptomatik.

Ohrgeräusche

- Sehr gut (+++): Verschwinden;
- Gut (++): deutliche Senkung der Schwellenfrequenz;
- Nonresponder (-): stationärer Zustand oder progrediente Symptomatik.

Schwindel

- Sehr gut (+++): bedeutende Verbesserung oder Normalisierung im Elektronystagmogramm;
- Gut (++): klinische Besserung, aber nur geringfügige ENG-Änderungen.

Tabelle 1. Hypakusis: Ergebnisse der Behandlung mit Rökan

Grad der Schwerhörigkeit	Fälle n	Hörverbesserung (Dezibel)			
		Sehr gut (>10 dB)	Gut (≤10 dB)	Mäßig	Fehlend
Mäßig	9	3	–	2	4
Hoch	9	–	2	6	1
Total	18	17 %	11 %	44 %	28 %
		28 %			

Ergebnisse nach der Symptomatik

Hörverlust

Ohrgeräusche

Tabelle 2. Hypakusis: Ergebnisse der Behandlung mit Cinnarizin

Grad der Schwerhörigkeit	Fälle n	Hörverbesserung (Dezibel)			
		Sehr gut (>10 dB)	Gut (≤10 dB)	Mäßig	Fehlend
Mäßig	10	–	1	6	3
Hoch	8	–	–	6	2
Total	18	–	5,5 %	66,7 %	27,8 %

Tabelle 3. Ohrgeräusche: Ergebnisse der Behandlung mit Rökan

Intensität der Ohrgeräusche	Fälle n	Ergebnisse			
		Sehr gut (>10 dB)	Gut (≤10 dB)	Mäßig	Fehlend
Mäßig	5	3	–	1	1
Hoch	8	2	5	–	1
Total	13	38,5 %	38,5 %	7,7 %	15,3 %
77 %					

Tabelle 4. Ohrgeräusche: Ergebnisse der Behandlung mit Cinnarizin

Intensität der Ohrgeräusche	Fälle n	Ergebnisse			
		Sehr gut (>10 dB)	Gut (≤10 dB)	Mäßig	Fehlend
Mäßig	6	–	–	2	4
Hoch	7	–	–	–	7
Total	13	–	–	15,4 %	84,6 %

Schwindel

Zwei Patienten hatten einen im Elektronystagmogramm bestätigten Schwindel. Eine einmonatige Therapie mit Cinnarizin in der ersten Behandlungsphase erbrachte keinerlei Besserung. Unter Behandlung mit Rökan dagegen normalisierte sich der Befund in einem Fall und besserte sich deutlich im zweiten.

Gesamtergebnisse

Der Therapieerfolg wurde für jeden Patienten individuell bewertet, wobei dem anfänglichen Schweregrad der Symptome Rechnung getragen wurde.

Vergleichende klinische Prüfung von Cinnarizin und Rökan im Cross-over-Versuch

Unter Rökan-Behandlung wurden 12 von 20 Patienten, d. h. 60% der Fälle, gebessert. Davon waren 50% sehr gute und 50% gute Resultate. Die Nonresponderrate betrug 20%. Unter der Behandlung mit Cinnarizin wurde nur ein Therapieerfolg beobachtet; bei 12 von 20 Patienten (60%) waren die Behandlungsergebnisse ungenügend, es wurden 35% Therapieversager festgestellt

Diskussion und Schlußfolgerung

Die Resultate dieser Cross-over-Studie bestätigen vorangegangene Studien mit Rökan; dies betrifft sowohl die Gesamtergebnisse als auch die Verbesserung der einzelnen Symptome. Interaktionen zwischen den beiden Therapieformen aufgrund von Überhängeffekten sind wegen der Länge der Wash-out-Phase unwahrscheinlich.

Bei Schwindelzuständen vaskulärer Genese und bei neurosensorischen Störungen im höheren Alter können mit vasoaktiven Medikationen sehr beachtliche Erfolge erzielt werden. Bei Patienten mit Altersschwerhörigkeit waren die Ergebnisse der Rökan-Behandlung weniger deutlich. Von 20 im Cross-over-Versuch behandelten Patienten war Rökan in 19 Fällen überlegen.

Literatur beim Verfasser

Elektronystagmographisch und klinisch dokumentierte Therapieerfahrungen mit Rökan bei Vertigo

SCHWERDTFEGER F.

Zusammenfassung

50 Patienten (17 Männer, 33 Frauen, Durchschnittsalter 43 Jahre) mit Vertigo wurden zunächst zwei Monate offen mit standardisiertem Ginkgo-biloba-Extrakt (Rökan) (120 mg/d, 3 × täglich in fester oraler Form) und anschließend im Doppelblindverfahren weitere zwei Monate entweder mit Placebo oder mit Rökan 3 × ½ (60 mg/d) behandelt. Die Patienten wurden vor der Therapie sowie nach 2 und 4 Monaten neurootologisch untersucht, insbesondere wurden Elektronystagmogramme bei der kalorimetrischen und der Drehstuhluntersuchung aufgezeichnet und im Schmetterlings- bzw. L-Schema nach Claussen ausgewertet. Nach 2monatiger Therapie mit Rökan war das Ergebnis in 66% der Fälle gut bis sehr gut. Schwindelsymptome bei nachgewiesenem HWS-Syndrom oder bei peripherer Mangeldurchblutung des Innenohres ließen sich besonders positiv beeinflussen. Nach 4monatiger Therapie wurde eine weitere deutliche Verbesserung beobachtet, während sich der klinische Befund unter Placebo bei mehr als 50 % der Patienten verschlechterte. Die Verträglichkeit war sehr gut.

Schlüsselwörter: Vertigo, Elektronystagmographie, Drehstuhluntersuchung, Rökan

Schwindel ist sowohl in der allgemeinen Sprechstunde als auch in der HNO-Praxis ein häufiges Symptom [2]. Die Schwindeltherapie nimmt deshalb einen erheblichen Stellenwert im Behandlungsarsenal des niedergelassenen Arztes ein. Schwindel kann viele Ursachen haben; er kann sowohl vom Gleichgewichtsorgan, vom optischen System, von Halsrezeptoren, von zervikalen Läsionen, von Störungen in der Informationsverarbeitung des zentralen Nervensystems als auch durch Allgemeinerkrankungen, insbesondere Kreislaufstörungen, Hyper- und Hypotonie, Intoxikationen und Infektionen ausgelöst werden. Psychogener Schwindel ist in einigen Fällen möglich. Eine kausale Therapie bei Gleichgewichtsstörungen ist aufgrund der unterschiedlichen Ätiologie nur selten verfügbar; bei den angewandten Medikamenten handelt es sich vorwiegend um vasoaktive Substanzen, Antihistaminika und Nervenbe-ruhigungsmittel; auch homöopathische Zubereitungen werden eingesetzt.

Die Nystagmographie ist eine in bezug auf Therapie-Wirksamkeitsprüfungen objektive Untersuchungsmethode. Darüber hinaus ermöglicht sie quantitative und qualitative Vergleiche mit anderen Untersuchungsmethoden [7]. Mittels der Elektronystagmographie werden noch kleinste Unregelmäßigkeiten des Nystagmus erfaßt. Dies gilt insbesondere für im EEG sonst stumme Störungen wie die zentrale Nystagmusschrift [11]. In einer zweiphasigen Studie, einer offenen und einer doppelblinden Studienphase, wurde die Wirksamkeit des standardisierten Ginkgo-biloba-Extrakts 761 (Rökan) bei der Schwindeltherapie mittels Elektronystagmographie und anderer neurootologischer Untersuchungsmethoden untersucht.

Die Wirksamkeit von Rökan bei cerebrovaskulärer Insuffizienz mit Nachlassen von Intelligenz und Gedächtnis [1, 9, 10] sowie bei peripherer Mangeldurchblutung [4, 6, 12] ist gut dokumentiert.

Patientenkollektiv und Behandlungsplan

In die Studie wurden 50 Patienten (17 Männer, 33 Frauen; Alter 17–63 Jahre, Durchschnittsalter 42,7 ± 13,2 Jahre) aufgenommen. Eine Aufschlüsselung dieser Gruppe nach Diagnosen zeigt Tabelle 1.

Tabelle 1. Diagnosen, Geschlecht und Durchschnittsalter der mit Rökan behandelten Patienten

	Patienten			Durchschnittsalter (Jahre)
	Gesamt n	♂ n	♀ n	
Schwindel bei zerebrovaskulären Durchblutungsstörungen	16	5	11	44,8 ± 14,0
Schwindel bei peripherer Mangeldurchblutung (Innenohr)	11	2	9	41,9 ± 13,6
Schwindel bei nachgewiesenem HWS-Syndrom	7	3	4	46,4 ± 15,2
Schwindel nach Unfall oder Verletzung im Kopfbereich	7	3	4	39,6 ± 11,6
Schwindel bei Infektionen oder toxischem Einfluß	5	2	3	34,2 ± 10,9
Schwindel bei Menière-Erkrankungen	2	2	–	45,0 ± 21,2
Schwindel bei sonstigen neurootologischen Erkrankungen	2	–	2	46,5 ± 3,5
Gesamt	50	17	33	42,7 ± 13,2

Rökan wurde bei Schwindel und Gleichgewichtsstörungen verabreicht, wenn sich bei der Erstuntersuchung im Schmetterlings- oder L-Schema nach Claussen pathologische Befunde aus den elektronystagmographischen Aufzeichnungen ableiten ließen.

Versuchsphase I (offener Versuch)

In der Reihenfolge ihrer Aufnahme in die Sprechstunde erhielten alle Patienten mit Schwindelsymptomatik Rökan in fester oraler Form. Tagesdosierung: 120 mg Ginkgo-biloba-Extrakt 761, aufgeteilt auf 3 Einzeldosen zu 40 mg. Behandlungsdauer: 2 Monate. Am Ende der Versuchsphase I wurden die Patienten einer kompletten Zwischenuntersuchung unterzogen.

Versuchsphase II (doppelblind)

Im Anschluß an die Zwischenuntersuchung wurde von jedem Patienten das Einverständnis zur Teilnahme am Versuchsfortgang eingeholt. Die Aufteilung in die beiden Behandlungsgruppen erfolgte nach einem Zufallscode. Verabreicht wurden:
- entweder Rökan 3 × ½, d.h. 3 Einheiten zu jeweils 20 mg Ginkgo-biloba-Extrakt 761 (= 60 mg/d)
- oder Placebodragees mit äußerlich identischem Aspekt.

Tagesdosierung: 3 × 1 Einheit. Die Behandlungsdauer betrug 2 Monate. Die Studie wurde mit einer identischen Abschlußuntersuchung der Patienten beendet. 50 Patienten konnten so vor und nach einer zweimonatigen Behandlung (Phase I) mit Rökan eingehend untersucht und hinsichtlich des Therapieerfolges beurteilt werden. Ein Patient verstarb direkt nach Beendigung des ersten Therapieabschnittes (2. Hirninfarkt); er wurde aus der Gesamtbeurteilung herausgenommen und durch einen anderen Patienten ersetzt. In der zweiten Versuchsphase wurde das Placebo zweimal wegen deutlicher Verschlechterung des Zustandes und zweimal wegen notwendiger Operationen (Sakkulotomie, Kleinhirnbrückenwinkeltumor) vorzeitig abgesetzt; je ein Patient kam nicht zur Abschlußuntersuchung bzw. verweigerte seine Mitarbeit bei der Endkontrolle.

Zusatzbehandlungen gleicher Zielrichtung waren nicht erlaubt; 26 Patienten waren vorher wegen ihrer Schwindelerscheinungen mit verschiedenen anderen Substanzen ohne jeglichen oder ohne wesentlichen Erfolg therapiert worden. Alle Patienten mit Herz- und Kreislaufstörungen oder Diabetes mellitus standen zusätzlich beim Internisten oder Allgemeinarzt unter Beobachtung, so daß von einer relativ konstanten Basisbehandlung während der Versuchszeit ausgegangen werden konnte.

Untersuchungsmethodik

Jede Untersuchung begann mit einer ausführlichen Befragung. Wegen der Verständnisprobleme bei Begriffen wie „Schwindel" und „Gleichgewichtsstörungen" wurden neben allgemeiner Aussprache standardisierte Fragebögen verwendet.

Vor Versuchsbeginn, am Ende der ersten Behandlungsperiode (nach 2 Monaten) und nach Versuchsabschluß (nach 4 Monaten) wurden bei jedem Patienten:

- ein Elektronystagmogramm unter kalorimetrischer Untersuchung (44°C bzw. 30°C warmes Wasser unter Standardbedingungen in beide Ohren)
- ein Elektronystagmogramm im rotatorischen Intensitätsdämpfungstest (Toennies-Drehstuhl)

aufgezeichnet.

Die Blickfolgebewegungen sowie der horizontale und vertikale optokinetische Nystagmus wurden gleichzeitig kontrolliert. Auf eine spätere Wiederholung der Tests wurde dann verzichtet, wenn die vorhergehende Untersuchung ein absolut normales Ergebnis erbrachte und klinisch kein Hinweis auf eine Verschlechterung bestand. Alle Befunde wurden dokumentiert. Zur Auswertung der elektronystagmographischen Ergebnisse unter Kalorimetrie diente das Schmetterlingsschema nach Claussen ([3], Abb. 1).

Die Ergebnisse des rotatorischen Intensitätsdämpfungstests wurden auf dem L-Schema nach Claussen ([3], Abb. 2) erfaßt. Hier wurden zusätzlich zur Frequenz nach Decher [5] auch die Winkelgeschwindigkeit der langsamen Phase sowie die Nystagmusdauer beurteilt.

Der Gesamtzustand des Äquilibriums und der muskulären Koordination wurde bei jedem Untersuchungsabschnitt durch folgende neurologische bzw. neurootologische Prüfungen charakterisiert:

- Untersuchung auf Spontannystagmus (Methode Frenzel-Stenger [13] mit Frenzel-Leuchtbrille, auch unter Luftanhalten und festem Lidschluß (Kornhuber [8]);
- Finger-Nase-Zeigeversuch;
- Prüfung auf Adiadochokinese;
- Hautantsche Probe: Bei geschlossenen Augen und nach vorn gestreckten Armen wird der Kopf ruckartig nach rechts bzw. nach links abgewinkelt; beobachtet wird eine eventuelle (pathologische) einseitige Armsenkung;
- Rebound-Effekt: Am seitlich erhobenen Oberarm mit nach oben abgewinkeltem Unterarm und geballter Faust wird kräftig gezogen. Beobachtet wird, ob bei plötzlichem Nachlassen des Zuges die Faust gegen den Kopf schlägt oder ob der Patient diese Reaktionsbewegung noch bremsen kann;
- Gangabweichung;

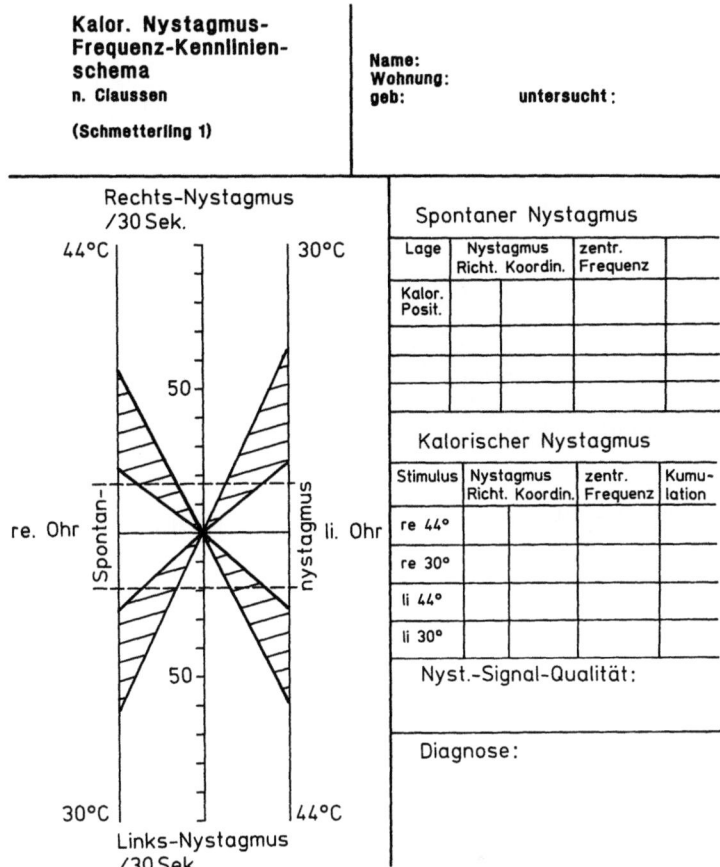

Abb. 1. Schmetterlingsschema nach Claussen zur Auswertung elektronystagmographischer Befunde bei Kalorimetrie

- Unterberger Trettest;
- Romberg-Test:
  a) mit Jendrassik-Handgriff
  b) ohne Jendrassik-Handgriff;
- Geruchs- und Geschmacksprüfung
  a) nach Holthais
  b) nach Börnstein;
- Kopfschüttelversuch.

Für jeden Patienten wird ein Eintonschwellenaudiogramm aufgezeichnet, das bei Bedarf durch Sprachaudiogramm und Impedanzmessung ergänzt wird.

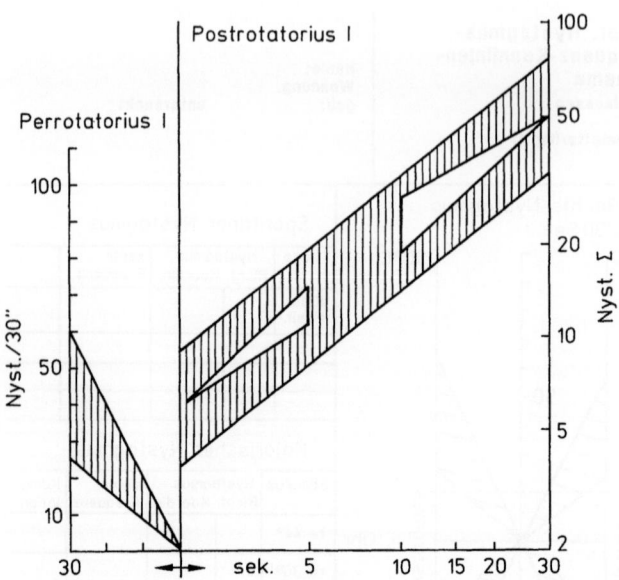

Nystagmus	Rechtsgerichtet (———)			Linksgerichtet (– – – –)		
	Phasen	Schlagzahl	Schlagsumme	Phasen	Schlagzahl	Schlagsumme
Perrotatorius						
Postrotatorius 0.– 5. Sek. 6.– 10. Sek. 11.– 15. Sek. 16.– 20. Sek. 21.– 25. Sek. 26.– 30. Sek.						
Spontan- nystagmus						

Abb. 2. L-Schema nach Claussen zur Auswertung elektronystagmographischer Befunde beim rotatorischen Intensitätsdämpfungstest

Beurteilungskriterien

Im Vordergrund stand die Beurteilung der ENG-Kurven. Als pathologisch wurden die Befunde dann eingestuft, wenn die Maßzahlen für die Einzel- und/oder Gesamtamplituden und/oder Frequenzen und/oder die Ergebnisse in den einzelnen Zeitabschnitten des Postrotatorius I zwischen rechts und links um mindestens 20 % voneinander abwichen, wobei zusätzlich die Seite der Händigkeit des Patienten bei jeder Kurveninterpretation mit berücksichtigt wurde. Bei Patienten mit cerebrovaskulären Störungen wurde besonders

auf die Nystagmusschrift, insbesondere auf eine sogenannte zentrale Nystagmusschrift, geachtet.
Selbstverständlich gehören zur Bewertung eines Falles auch die Ergebnisse aller sonstigen neurologischen und neurootologischen Tests sowie die subjektiven Angaben des Patienten. HWS-Syndrome wurden stets röntgenologisch abgeklärt. Die davon betroffenen Patienten zeigten klinisch immer pathologische Befunde.

Bewertungsskala

Versuchsphase I
Als sehr guter Behandlungserfolg wird bewertet, wenn am Ende der Behandlungsperiode:

- im ENG unter Kalorimetrie die Hemmung bzw. Untererregbarkeit in den Normbereich zurückkehrt; dasselbe gilt für eine ursprünglich diagnostizierte Übererregbarkeit (Schmetterlingsschema nach Claussen);
- im Rotatoriustest Einzel- und Gesamtamplituden wieder kleiner werden und sie damit, ebenso wie die Frequenzen und die Nystagmusdauer, in den Normbereich zurückkehren (L-Schema nach Claussen).

Guter Erfolg wird vermerkt, wenn sich die Befunde zwar nicht normalisieren, aber eine deutliche Tendenz in diese Richtung aus den Formblättern ablesbar ist.
Mäßiger Erfolg wird notiert, wenn die Änderungstendenz nur geringfügig ist oder sich bei kombiniert zentralperipheren Störungen die Behandlung nur auf einer Ebene auswirkt.
Nonresponder sind stationär oder progredient.
Parallel zur objektiv meßbaren muß auch eine subjektiv empfundene Besserung eintreten.

Versuchsphase II
Hier wird vermerkt, ob unter der jeweiligen Behandlung:

- eine zusätzliche objektiv meßbare Verbesserung,
- ein gleichbleibender Zustand,
- eine Progredienz gegenüber der Zwischenuntersuchung

erkennbar ist.

Ergebnisse und Diskussion

Tabelle 2 zeigt, daß bei 50 Patienten am Ende der Phase I unter Rökan (3mal täglich 1 Dragee, 2 Monate lang) in allen Patientengruppen mit Schwindelsymptomatik in mehr als 50 % der Fälle sehr gute und gute Ergebnisse

Tabelle 2. Ergebnisse der Behandlung von Schwindelsymptomen mit Rökan (3mal 1 Dragee, 2 Monate lang). Aufschlüsselung nach Hauptursachen

Einheit	n	Sehr gut n	[%]	Gut n	[%]	Mäßig n	[%]	Versager n	[%]
Schwindel bei zerebrovaskulären Durchblutungsstörungen	16	2	(13)	6	(38)	7	(44)	1	(6)
Schwindel bei peripherer Mangeldurchblutung (Innenohr)	11	3	(27)	6	(55)	1	(9)	1	(9)
Schwindel bei nachgewiesenem HWS-Syndrom	7	1	(14)	6	(86)				
Schwindel nach Unfall oder Verletzung im Kopfbereich	7	1	(14)	4	(57)	1	(14)	1	(14)
Schwindel bei Infektionen oder toxischem Einfluß	5	1	(20)	2	(40)			2	(40)
Schwindel bei Menièrescher Erkrankung oder Verdacht	2							2	(100)
Sonstige Schwindelformen	2			1	(50)	1	(50)		
Gesamt	50	8	(16)	25	(50)	10	(20)	7	(14)

erreicht wurden. Ausgenommen hiervon sind lediglich Menièresche Erkrankungen (2 Fälle) und zwei Fälle mit speziellen Grunderkrankungen (Kinetose, Kleinhirnbrückenwinkeltumor). Demgegenüber reagiert Schwindel bei peripherer Mangeldurchblutung des Ohrbereichs und bei nachgewiesenem HWS-Syndrom nach diesen Befunden besonders gut auf Rökan; hier übersteigen die Quoten sicherer Erfolge 80 %, in 14 % aller Fälle wurde der Zustand stabilisiert.

Noch deutlicher zeigte sich der Behandlungserfolg nach der doppelblind durchgeführten Versuchsphase II: bei 44 % der Patienten wurde das Erstergebnis unter Langzeitbehandlung verbessert, in 36 % der Fälle wurde das positive Erstergebnis stabilisiert. Nur 3 Patienten, alle bereits in der Phase I ohne sichtbaren Fortschritt, zeigten einen progredienten Verlauf. Umgekehrt wurde in der Placebogruppe bei 48 % der Patienten eine Verschlechterung gegenüber der Zwischenkontrolle beobachtet; zusätzlich mußte in 2 Fällen wegen gravierender Verschlechterung die Placebogabe vorzeitig abgebrochen werden.

Eine Einzelanalyse läßt erkennen, daß sich unter Langzeittherapie mit Rökan gute Ergebnisse häufig noch in sehr gute Erfolge umwandeln lassen. Von 11 Verbesserungen in der Phase II wurden entsprechend der benutzten Bewertungsskala noch 8 Fälle normalisiert und dementsprechend in Tabelle 4 in die Kategorie „sehr gut" eingeordnet. Kein gutes oder sehr gutes Zwischenergebnis entwickelte sich negativ. Im Gegensatz dazu gingen unter Placebotherapie 2 sehr gute und 7 gute Ergebnisse der initialen Rökan-Behandlung (Phase I) verloren; hinzu kommen zwei Fälle, bei denen die

Elektronystagmographisch und klinisch dokumentierte Therapieerfahrungen 237

Tabelle 3. Ergebnisse der Nachbehandlung von Schwindelsymptomen mit Rökan ½ oder Placebo (3mal täglich 1 Einheit, 2 Monate lang). Aufschlüsselung nach Hauptursachen und Veränderung gegenüber Ergebnis am Ende der Phase I

	n	Rökan ½ Verbesserte Fälle n	Entwick-lung	Unveränderte Fälle n	Entwick-lung	Verschlechterte Fälle n	Entwick-lung	Placebo Verbesserte Fälle n	Entwick-lung	Unveränderte Fälle n	Entwick-lung	Verschlechterte Fälle n	Entwick-lung	Therapie-abbruch
Schwindel bei zerebrovaskulären Durchblutungsstörungen	16	2	2 sg ↗ 2 g ↗	3	1 sg = 2 m =			1	1 g ↗ 1 m ↘	4	1 g = 2 m = 1 V =	4	1 sg ↗ 1 g ↗ 2 m ↗	1 (Pl.) 1 (½)
Schwindel bei peripherer Mangeldurchblutung (Innenohr)	11	2	2 sg ↗ 2 g ↗	2	2 sg =	1	1 V ↗ 1 V (−)	1	1 g (+) ↗ 1 g ↘			4	1 m ↗ 3 g ↗	1 (½)
Schwindel bei nachgewiesenem HWS-Syndrom	7	4	2 g ↗ 2 g(+) 2 g ↗ 2 sg ↗	1	1 sg =							2	2 g ↗	
Schwindel nach Unfall oder Verletzung im Kopfbereich	7	3	2 g ↗ 1 g(+) ↗ 1 g ↗	1	1 V =							2	1 sg ↗ 1 g ↗	1 (Pl.)
Schwindel bei Infektionen oder toxischem Einfluß	5			2	1 sg = 1 V =	1	1 V ↗ 1 V (−)	1	1 g(+) ↗ 1 g ↘					1 (Pl.)
Schwindel bei Menièrescher Erkrankung oder Verdacht	2					1	1 m ↗							1 (Pl.)
Sonstige Schwindelformen	2					1	1 V ↗							2 (Pl.)
Gesamt	50	11		9		3		3		4		12		2 (½) 6 (Pl.)

Placebophase vorzeitig wegen Zustandsverschlechterung abgebrochen werden mußte. In Tabelle 3 ist diese deutlich positive Entwicklung unter Rökan dargestellt. Im Hinblick auf die Dauer der Schwindelsymptomatik und das Alter der Patienten lassen sich in der Phase I keine Einschränkungen für eine Therapie mit Rökan erkennen (Tabellen 5 und 6).

Tabelle 4. Globalergebnisse von 25 Patienten mit Schwindelsymptomen nach 4 Monaten Behandlung mit Rökan (2 Monate) und Rökan ½ (2 Monate). Aufschlüsselung nach Hauptursachen

	n	Sehr gut n	[%]	Gut n	[%]	Mäßig n	[%]	Versager n	[%]
Schwindel bei zerebrovaskulären Durchblutungsstörungen	6	3	(50)			3[b]	(50)		
Schwindel bei peripherer Mangeldurchblutung (Innenohr)	6	5[a]	(83)					1	(17)
Schwindel bei nachgewiesenem HWS-Syndrom	5	3	(60)	2	(40)				
Schwindel nach Unfall oder Verletzung im Kopfbereich	4	2	(50)	1	(25)			1	(25)
Schwindel bei Infektionen oder toxischem Einfluß	3	1	(33)					2	(66)
Schwindel bei Menierèscher Erkrankung oder Verdacht	–								
Sonstige Schwindelformen	1							1	(100)
Gesamt	25	14	(56)	3	(12)	3	(12)	5	(20)

[a] 1mal Therapiephase II nicht angesetzt wegen völligen Verschwindens der Symptome am Ende der Phase I;
[b] Therapieabbruch in Phase II wegen Verschlechterung in einem Fall und Umsetzen auf Rökan

Tabelle 5. Ergebnisse der Behandlung von Schwindelsymptomen mit Rökan in Beziehung zur Erkrankungsdauer

Ergebnis	Dauer der Erkrankung in Monaten			Gesamt
	0–3 n	4–12 n	>12 n	n
Sehr gut	4	1	3	8
Gut	10	5	10	25
Mäßig	2	4	4	10
Versager	3	1	3	7
Gesamt	19	11	20	50

Tabelle 6. Ergebnisse der Behandlung von Schwindelsymptomen mit Rökan in Beziehung zum Alter der Patienten (Durchschnittsalter des Kollektivs: 43 Jahre)

Ergebnis	Alter in Jahren		Gesamt
	<43 n	>43 n	n
Sehr gut	5	3	8
Gut	11	14	25
Mäßig	4	6	10
Versager	5	2	7
Gesamt	25	25	50

Verträglichkeit

Rökan war in beiden Dosierungen, 3 x 40 mg/d und 3 x 20 mg/d, während der gesamten Behandlungszeit ausgezeichnet verträglich. In zwei Fällen wurde im Placebokollektiv über unerwünschte Wirkungen berichtet (einmal Herzklopfen, unspezifische Symptomatik bei später diagnostiziertem Kleinhirnbrückenwinkeltumor). Bei den Rökan-Patienten fand sich bei standardisierter Blutdruck-Messung in Ruhe und im Stehen keine Modifikation; das Körpergewicht zeigte keine Änderungstendenzen; Magen-Darm-Beschwerden wurden nicht angegeben.

Damit erwies sich Rökan zur Schwindelbehandlung als ein Mittel der Wahl. Nebenwirkungen, die bei anderen wirksamen Substanzen zu Kontraindikationen führen können (Gewichtszunahme, Ermüdung, Blutdruckbeeinflussung, Unverträglichkeit mit Alkohol u. a.) sind nach diesen Erfahrungen bei Rökan nicht zu erwarten.

Fallbeispiele

1. M. J., weiblich, Verkäuferin, 51 Jahre (Abb. 3)

Seit Jahren häufig minuten- bis stundenlang Schwankschwindelgefühl mit allgemeiner Unsicherheit. Bandscheibenleiden der Wirbelsäule, HWS-Syndrom. Sonst keine wesentlichen allgemeinen Erkrankungen. Nichtraucherin. Blutdruck 135/90 mmHg nach Ruhe, unverändert sofort nach Aufstehen.

Erstuntersuchung: Unerregbarkeit für heiß, Untererregbarkeit für kalt in der Kalorimetrie rechts. Unerregbarkeit des Perrotatorius I rechts, Unter-

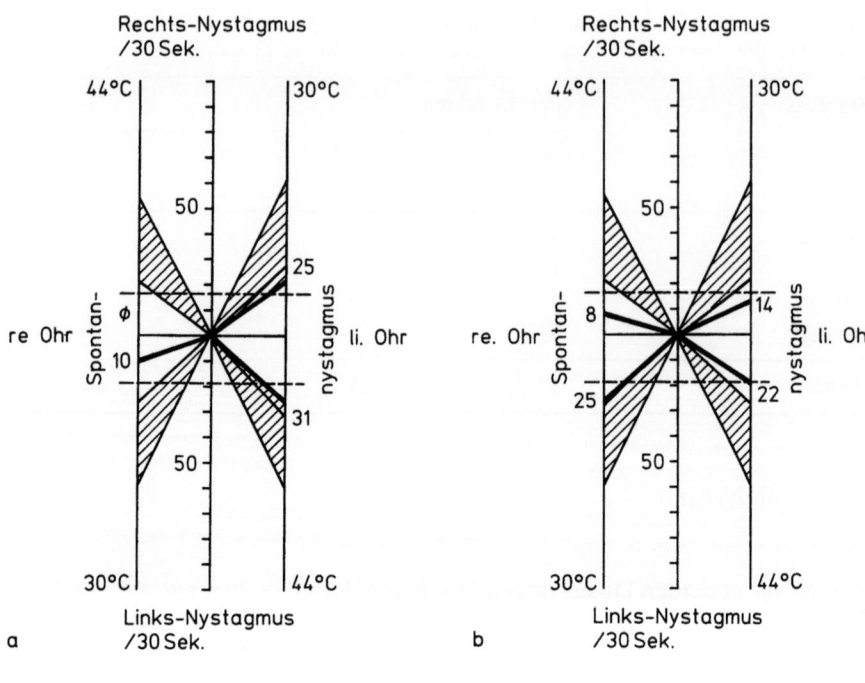
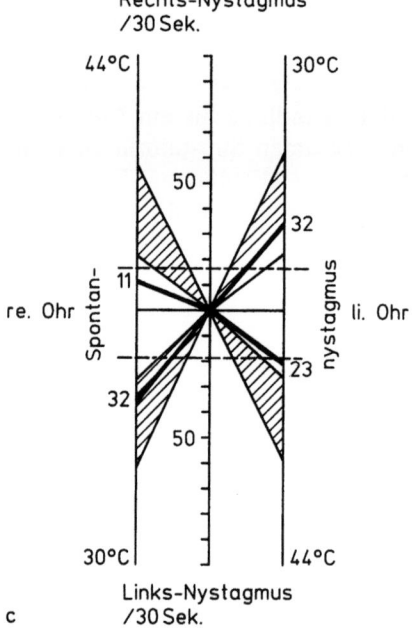

Abb. 3a-c. Schmetterlingsschemata der Patientin vor Behandlungsbeginn (*a*), nach zweimonatiger Rökan-Behandlung (*b*) und nach weiteren zwei Monaten Therapie mit der aktiven Substanz (*c*)

erregbarkeit des Postrotatorius I rechts, Moser-Test positiv. Diagnose: Peripher-zentral kombinierte Vestibularisstörung bei HWS-Syndrom (Abb. 3a und 4a).

1. Kontrolluntersuchung nach zwei Monaten Rökan-Behandlung. Untererregbarkeit für Heißwasser rechts und für Kaltwasser links in der Kalorimetrie. Perrotatorius 1 rechts jetzt noch untererregbar, sonst RIDT (rotatorischer Intensitätsdämpfungstest) normal. Subjektive Besserung (Abb. 3b und 4b).
2. Kontrolluntersuchung nach weiteren zwei Monaten Rökan-Behandlung (3 x 20 mg/d): Noch geringe Untererregbarkeit für heiß rechts in der Kalorimetrie. RIDT mit normalen Kennlinien. Subjektiv ohne Schwindelanfälle (Abb. 3c und 4c).

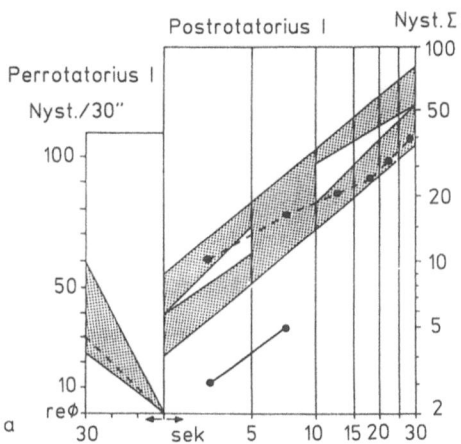

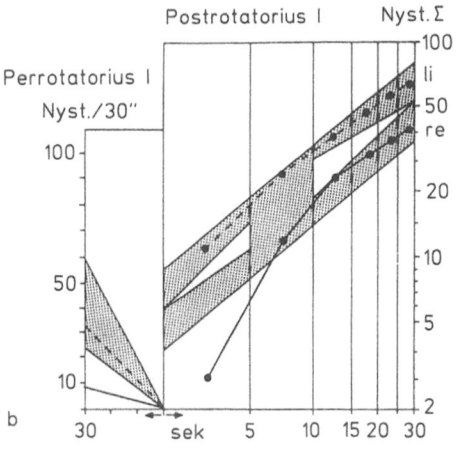

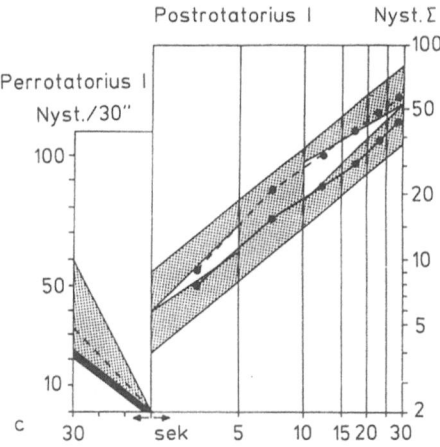

Abb. 4a-c. L-Schema derselben Patientin zu den gleichen Kontrollzeitpunkten *a*, *b* und *c*. *Durchgehende Linie* = rechtsgerichtet, *gestrichelte Linie* = linksgerichtet

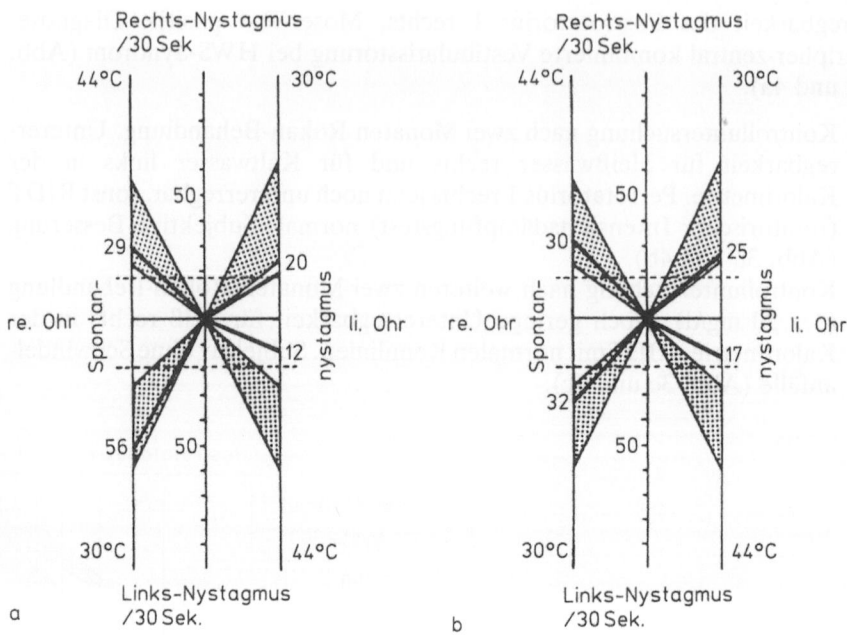
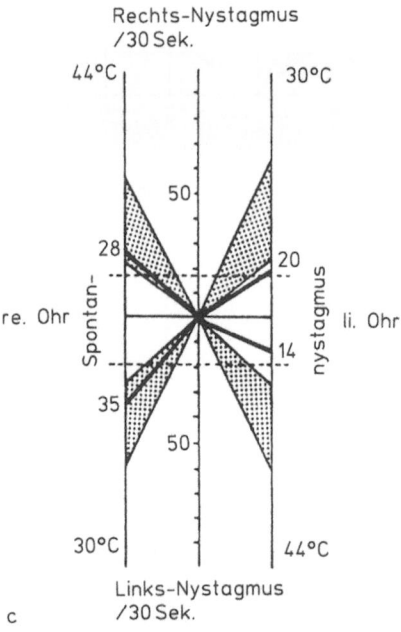

Abb. 5a-c. Schmetterlingsschemata der Patientin vor Behandlungsbeginn (a), nach zweimonatiger Rökan-Behandlung (*b*) und nach zwei weiteren Monaten Placebotherapie (*c*)

2. R. B., weiblich, Lehrerin, 31 Jahre

Seit einem Monat bis zu 10mal täglich sekundenlange Gleichgewichtsstörungen mit Fallneigung und allgemeiner Unsicherheit. Sonst keine wesentlichen allgemeinen Erkrankungen. Raucht nur gelegentlich. Blutdruck nach Ruhe 120/80 mmHg, sofort nach dem Aufstehen 110/85 mmHg.

Erstuntersuchung: Untererregbarkeit für heiß > kalt in der Kalorimetrie links, Richtungsdominanz nach links, lange Latenzzeit links. Beim RIDT positives Recruitment. Lagerungsnystagmus nach links, sonst neurootologisch unauffällig. Diagnose: Otolithenschwindel links (Abb. 5a).

1. Kontrolluntersuchung nach zweimonatiger Rökan-Behandlung: Subjektiv Verschwinden der Gleichgewichtsstörungen, Schmetterling zeigt parallel dazu deutliche Besserung (Abb. 5b).
2. Kontrolluntersuchung nach anschließender zweimonatiger Placebo-Behandlung: Fallneigung tritt wieder auf, im Schmetterling wieder Zunahme der Untererregbarkeit links (Abb. 5c).

Literatur

1. Bono, Y., Mouren, P. (1975) L'insuffisance circulatoire cérébrale et son traitement par l'extrait de Ginkgo biloba. Méditerranée Médical 3: 59–62
2. Claussen, E., Claussen, C.-F. (1976) Der Schwindel-Patient aus der Sicht der HNO-Facharzt-Praxis. Verh. GNA 5: 81–91
3. Claussen, C.-F., von Lühmann, M. (1976) Das Elektronystagmogramm und die neurootologische Kennlinien-Diagnostik, Hamburg
4. Courbier, R., Jausseran, J.-M., Reggi, M. (1977) Etude à double insu croisée du tanakan dans les artériopathies des membres inférieurs. Méditerranée Médical 126: 61–64
5. Decher, H. (1965) Vestibularis-Feindiagnostik mittels Nystagmograph. Heidelberg
6. Frileux, C., Copé, R. (1975) L'extrait concentré de Ginkgo biloba dans les troubles vasculaires périphériques. Cahiers d'Artériologie de Royat III: 117–122
7. Jongkees, L. B. W. (1979) Physiologie und Untersuchung des Vestibularissystems. In: HNO-Heilkunde in Praxis und Klinik, Band 5, Ohr I, 16/1ff, Stuttgart
8. Kornhuber, H. (1966) Physiologie und Klinik des zentralvestibulären Systems. In: HNO-Heilkunde, Band 3, Teil 3, 2150ff, Stuttgart
9. Leroy, M., Salaün, P., Chovelon, R., Bouilloux, E. (1978) Approche clinique et psychométrique en gériatrie. Méthodes d'études et choix d'une thérapeutique. Vie méd. 28: 2513–2519
10. Moreau, Ph. (1975) Un nouveau stimulant circulatoire cérébral. Nouv. Presse Méd. 4: 33
11. Moser, M. (1980) Ergebnisse der stat. Durchuntersuchung zur Abklärung neurootologischer Symptome. In: HNO, 26: 6
12. Salz, H. (1980) Zur Wirksamkeit eines Ginkgo-biloba-Präparats bei arteriellen Durchblutungsstörungen der unteren Extremitäten. Kontrollierte Doppelblind- crossover-Studie. Therapie Gegenw. 11: 1345–1356
13. Stenger, H.-H. (1979) Vestibularisuntersuchung in der Praxis. In: HNO-Heilkunde in Praxis und Klinik, Stuttgart

Randomisierte, placebokontrollierte doppelblinde Multicenterstudie zur Wirksamkeit von Rökan bei Tinnitus

MEYER B.

Zusammenfassung

In einer randomisierten, placebokontrollierten doppelblinden Multicenterstudie in 10 HNO-Facharztpraxen wurden 103 Patienten mit akutem Tinnitus untersucht. Die Wirksamkeit des standardisierten Ginkgo biloba-Extrakts 761 (Rökan) wurde in bezug auf Klang, Periodizität, Rhythmus, Intensität und Dauer der Schwindelsymptome beurteilt. Rökan verbesserte den Krankheitsverlauf unabhängig vom Initialbefund hinsichtlich dieser bestimmenden Prognoseparameter.

Schlüsselwörter: Tinnitus, Periodizität, Intensität, Rökan.

Ohrgeräusche sind ein sehr häufiges Symptom in der Allgemeinpraxis und belastend für den Patienten wie für den Arzt. Die pathophysiologischen Zusammenhänge sind häufig nicht eindeutig, so daß die Entwicklung einer kausalen Therapiestrategie schwierig ist. Der isolierte Tinnitus ist eine eher benigne Erkrankung und wird daher vor allem im allgemein- und fachärztlichen Praxisbereich angetroffen. Für eine klinische Studie über die Wirksamkeit bei akutem Tinnitus, d. h. Bestehen der Symptomatik seit weniger als einem Jahr, war daher die Konzeption als Multicenterstudie in verschiedenen Facharztpraxen naheliegend.

Ziel dieser Studie war die Quantifizierung des Therapieerfolges der Behandlung von akutem Tinnitus mit dem standardisierten Ginkgo-biloba-Extrakt 761 (Rökan), einem bei dieser Indikation häufig verschriebenen Präparat. Außerdem sollten prognostische Faktoren für ein Responderprofil erarbeitet werden

Methodik

Diese Studie wurde in 10 HNO-Facharztpraxen durchgeführt. Die Studiendauer betrug 12 Monate. Aufgenommen wurden 103 Patienten mit akutem Tinnitus, der nicht länger als 1 Jahr bestand. Nach Randomisierung erhielten die Patienten drei Monate im Doppelblindverfahren entweder den standardisierten Ginkgo-biloba-Extrakt 761 oder ein äußerlich identisches Placebo. Die Dosierung betrug 2 × 2 ml/d (= 160 mg/d Rökan). Die Patienten wurden frühestens nach einmonatiger Therapie als Nonresponder eingestuft.

In die Studie nicht aufgenommen wurden Patienten mit chirurgischer und infektiöser Indikation, akuten Erkrankungen des äußeren und mittleren Ohres (Otitis, Tubenkatarrh) und sonstigen Erkrankungen, die die Ergebnisse hätten beeinflussen können. Ausgeschlossen wurden weiterhin Patienten mit laufender Tinnitus-Behandlung und günstigem Krankheitsverlauf sowie Patienten mit möglicherweise interferierender Begleitmedikation.

Die Entwicklung der Ohrgeräusche wurde anhand folgender klinischer Kriterien beurteilt: Klang, Periodizität, Rhythmus, subjektive Beeinträchtigung, Intensität, globaler Verlauf und Zeit bis zum Verschwinden der Symptomatik. Nach Begleitsymptomen wie Schwindel und Hypakusis wurde systematisch geforscht.

Die apparative Diagnostik beinhaltete wiene initiale Tonaudiometrie, die je nach klinischem Zustand eventuell wiederholt wurde. Weitere Untersuchungen (Impedanzmessung, Elektronystagmographie) waren der Entscheidung des Arztes überlassen.

Statistik

Bei der statistischen Analyse wurde der χ^2-Test zur Bewertung der qualitativen Variablen und der Student-t-Test zur Bewertung der quantitativen Variablen angewandt. Der Einfluß der verschiedenen Parameter auf den Krankheitsverlauf wurde anhand einer abnehmenden Regression durchgeführt (2).

Ergebnisse

Nach Öffnen des Doppelblindsiegels wurden die beiden Kollektive in bezug auf die Vergleichbarkeit der Strukturmerkmale überprüft. Es wurden 161 Variablen analysiert. Der mittlere Schweregrad (Score von 1 bis 4) war in beiden Gruppen identisch, ein geringfügiger Unterschied zeigte sich jedoch bei der Verteilung innerhalb der beiden Behandlungsgruppen. In der Placebogruppe waren die Werte gleichmäßig verteilt, während in der Rökan-Gruppe eine Verteilung um die Werte 2 bis 3 beobachtet wurde. Die Intensität (Score 0 bis 3) der Ohrgeräusche wurde quantifiziert und war in beiden Gruppen vergleichbar.

Ebenfalls vergleichbar war die subjektive Beeinträchtigung durch die Krankheit (Score 0 bis 3) (Tabelle 1).

Strukturgleichheit bestand weiterhin in bezug auf die Merkmale Krankheitsdauer, Alter und Geschlecht:

Tabelle 1. Vergleich des Aufnahmebefunds der beiden Gruppen

Kriterium	Bewertung	Placebo	EGb	Statistik
Schweregrad	1 (leicht)	8	3	$\chi^2 = 8{,}956$
	2 (mäßig)	11	25	FG
	3 (belastend)	21	27	$P < 0{,}03\ 3$
	4 (schwer)	4	1	
	Durchschnitt	2,47	2,46	
Intensität	0	0	0	$\chi^2 = 0{,}708$
	1	9	9	2 FG −
	2	30	37	n. s.
	3	4	9	
Subjektive Beeinträchtigung	0	2	1	$\chi^2 = 0{,}578$
	1	16	18	FG −
	2	20	29	n. s.
	3	7	10	

- Krankheitsdauer: Rökan: 127 Tage; Placebo: 143 Tage; t = 0,67;
- Alter: Rökan: 50,97 Jahre; Placebo: 49,76 Jahre; t = 0,39 ;
- Geschlecht : Rökan: 29 Männer, 29 Frauen; Placebo: 25 Männer, 20 Frauen ($\chi^2 = 0{,}31 - 1$ FG).

Die beiden Kollektive waren ebenfalls vergleichbar hinsichtlich Rauch- und Trinkgewohnheiten sowie früherer HNO-Erkrankungen (Mittelohrerkrankung, Barotrauma, Phonotrauma, ototoxische Erkrankung) und der damit verbundenen Syndrome (z. B. Schwindel, Hypakusis). Auch die Analyse der initialen Tonaudiometrie ergab keine Differenz zwischen den beiden Behandlungsgruppen.

Analyse des Therapieerfolges

Globaler Krankheitsverlauf

Der Vergleich der beiden Behandlungsgruppen zeigte einen statistisch signifikanten Unterschied zugunsten der Rökan-Gruppe ($\chi^2 = 4{,}44 - 2$ FG, p = 0,05) (Tabelle 2).

Hinsichtlich der Zeit bis zum Verschwinden der Ohrgeräusche oder bis zu einer deutlichen Besserung war ein statistisch signifikanter Unterschied zugunsten der EGb 761-Gruppe zu beobachten, bei der der klinische Befund sehr viel schneller normalisiert wurde ($\chi^2 = 3{,}90 - 1$ FG, einseitiger Test p =

Tabelle 2. Globaler Krankheitsverlauf (*1–2* Verschlechterung, *3* unverändert, *4* leichte Besserung, *5* Besserung, *6* deutliche Besserung, *7* Therapieabbruch wegen Nebenwirkungen)

Patientenbefinden	Rökan	Placebo
1–2	0	0
3	16	14
4	6	12
5	9	7
6	22	11
7	2	1

0,03). Der Median (deutliche Besserung oder Verschwinden der Ohrgeräusche bei 50 % der Fälle) betrug in der Rökan-Gruppe 70 Tage und in der Placebo-Gruppe 119 Tage. Hinsichtlich der Abnahme der Tinnitus-Intensität zwischen erster und letzter Untersuchung zeigte sich ein statistisch signifikanter Vorteil für die Verum-Gruppe (Intensitätsunterschied: Rökan: 1,00; Placebo: 0,67; t = 1,79; einseitiger Test, p = 0,03). Bei der Verbesserung der subjektiven Symptome zwischen erster und letzter Untersuchung wurden in der Rökan-Gruppe (0,84) gegenüber der Vergleichsgruppe (0,59) deutliche Vorteile beobachtet; dieser Unterschied liegt an der Signifikanzschwelle (t = 1,38; einseitiger Test, p = 0,08).

Prognoseparameter

Mit Hilfe der statistischen Analyse wurde nachgewiesen, daß 3 Variablen einen prognostischen Wert haben: Krankheitsdauer (länger als 30 Tage, kürzer als 30 Tage), Lokalisation (unilateral, bilateral), Periodizität (permanent, intermittierend). Anhand dieser drei Variablen können 5 verschiedene Prognosegruppen aufgestellt werden (Tabelle 3).

Tabelle 3. Prognosegruppen bei Tinnitus

Prognosegruppen	Placebo	Rökan
Gruppe 1: Krankheitsverl. > 30 T, bilateral, intermittierend	50 %	75 %
Gruppe 2: Krankheitsverl. < 30 T, unilateral, permanent	66 %	75 %
Gruppe 3: Krankheitsverl. < 30 T, bilateral, permanent	33 %	80 %
Gruppe 4: Krankheitsverl. > 30 T, unilateral, permanent	29 %	46 %
Gruppe 5: Krankheitsverl. > 30 T, bilateral, permanent	11 %	20 %

Schlußfolgerung

Diese Multicenterstudie in 10 HNO-Facharztpraxen zeigt, daß die bedeutendsten Prognosefaktoren beim akuten Tinnitus Krankheitsdauer, Lokalisation und Periodizität sind. Der standardisierte Ginkgo-biloba-Extrakt 761 (Rökan) verbessert die Prognose unabhängig vom Initialbefund.

Literatur

1. Meyer, B. (1986) Etude multicentrique des acouphènes, épidémiologie et thérapeutique. Annal. ORL, 103: 185–188
2. Nakache, J. P., Gueguen, A., Piérart, H. Utilisation du modèle logistique dans l'étude de l'influence des variables initiales et du traitement sur l'évolution de l'acouphène. Revue de Statistique Appliquée (in Druck)

Rökan bei Innenohrschwerhörigkeit

SPRENGER F.-H.

Zusammenfassung

64 Patienten mit Innenohrschwerhörigkeit mit oder ohne Tinnitus wurden im Rahmen einer offenen Praxisstudie durchschnittlich neun Wochen mit dem standardisierten Ginkgo biloba-Extrakt 761 (Rökan) behandelt. Bei 59% der Patienten stellte sich ein guter bis sehr guter Behandlungserfolg ein. Bei 28% der Patienten wurde die mittlere Hörschwelle für beide Ohren um wenigstens 10 dB angehoben. Ein Drittel des Kollektivs erreichte Hörverbesserungen von 5 bis 10 dB. Zusätzliche Ohrgeräusche bei 33 Patienten waren nach der Therapie bei einem Drittel verschwunden und bei 15% verringert.

Schlüsselwörter: Innenohrschwerhörigkeit, Hörschwelle, Reintonaudiogramm, Tinnitus, Rökan.

Für die Behandlung der Innenohrschwerhörigkeit (IOS) bieten Medikamente, die über eine positive Beeinflussung der Innenohr- bzw. Hirndurchblutung eine Verbesserung der Stoffwechsellage ermöglichen und somit eine Reaktivierung der vorgeschädigten Haarzellen im Organum spirale erreichen, eine therapeutische Alternative bzw. Ergänzung zur elektrischen Hörhilfe. Zahlreiche Pharmaka sind in der Lage, an verschiedenen Punkten der Kausalkette anzugreifen, z. B. Gefäßwand, Viskosität, Plättchenaggregation und Metabolismus [1].

Ziel der Studie war die Beurteilung von Wirksamkeit und Verträglichkeit des standardisierten Ginkgo-biloba-Extrakts 761 (Rökan) bei IOS und Tinnitus. Die positiven Effekte von Rökan auf Zellmetabolismus, Sauerstoff- und Glucose-Utilisation sowie bei Schwerhörigkeit und Tinnitus wurden in pharmakologischen und klinischen Studien belegt [2–9].

In vorliegender Retrospektivstudie wurden die Meßdaten von insgesamt 64 mit Rökan behandelten Patienten (42 M, 22 F, Druchschnittsalter 56,1 ± 13,7 Jahre, Altersstreuung 19 bis 83 Jahre) mit Innenohrschwerhörigkeit verschiedener Genese mit und ohne Tinnitus ausgewertet, die in der Zeit zwischen 1982 und 1984 in einer Facharzt-Praxis für Hals-Nasen-Ohren-Krankheiten behandelt wurden. Nicht in die Studie aufgenommen wurden Patienten mit reiner Schallleitungsscherhörigkeit, die in vielen Fällen einer operativen Behandlung zugänglich ist, zumindest aber bei den meisten Patienten optimal mit einem modernen elektrischen Hörgerät versorgt werden kann.

Nach der Diagnose wurden die Patienten durchschnittlich 9 Wochen in der Regeldosierung behandelt. Andere Medikamente gleicher therapeutischer Zielsetzung waren während dieser Zeit nicht erlaubt. Eine Vor- oder Nachbehandlung mit Placebo wurde aus ethischen Gründen nicht durchgeführt. Einen Überblick über den klinischen Ausgangsbefund sowie die allgemeine Zusatzmedikation zeigt Tabelle 1.

Ausschlußkriterien

Nicht in die Studie aufgenommen wurden Patienten mit Schwerhörigkeit ohne Innenohranteil, Tumoren, Taubheit über den gesamten Frequenzbereich sowie angeborener Innenohrschwerhörigkeit.

Tabelle 1. Klinische Ausgangssituation des Patientenkollektivs ($n = 64$)

Art der Schwerhörigkeit	Begleitende otologische Erkrankungen	Wichtige generelle Begleiterkrankungen	Zusatzmedikation
Hochtoninnenohrschwerhörigkeit $n = 36$ beidseitig $n = 1$ einseitig	Chronische Otitis media $n = 1$ beidseitig $n = 1$ einseitig	Zervikalsyndrom $n = 2$	Antihypertonika $n = 6$
Hochgradige Innenohrschwerhörigkeit $n = 3$ beidseitig	Grippeotitis $n = 1$ beidseitig	Hypertonie $n = 10$	Antidiabetika $n = 1$
Mittelgradige Innenohrschwerhörigkeit $n = 13$ beidseitig $n = 1$ einseitig	Radikalhöhlenoperation $n = 1$ beidseitig $n = 2$ einseitig	Hypotonie $n = 1$	Grippemittel $n = 1$
Leichtgradige Innenohrschwerhörigkeit $n = 3$ beidseitig	Tinnitus $n = 33$	HWS-Schäden ohne Beschwerden $n = 3$	Sedativa $n = 1$
Hochgradige kombinierte Schwerhörigkeit $n = 3$ beidseitig $n = 1$ einseitig		Zustand nach Herzinfarkt $n = 1$	
Mittelgradige kombinierte Schwerhörigkeit $n = 3$ beidseitig		Kiefergelenkarthrose $n = 1$ Diabetes mellitus $n = 1$	

Untersuchungsparameter

Folgende Untersuchungen wurden durchgeführt:

- Reintonaudiogramm (Luftleitungs- und Knochenleitungsmessung);
- Befragung des Patienten zu Tinnitus, allgemeine Beurteilung von Erfolg und Verträglichkeit der Behandlung.

Ausgewertet wurde der Frequenzbereich von 500 bis 3000 Hz im Audiogramm. Dabei war die Knochenleitung, die bei IOS eine hohe Aussagekraft hat, der wichtigste Parameter.

Patientenkollektiv

8 von 64 Patienten waren vor Beginn der Studie bereits wegen Innenohrschwerhörigkeit mit verschiedenen Medikamenten vorbehandelt worden, wobei nur in einem Fall eine Hörverbesserung um bis zu 10 dB erreicht wurde. Bei 6 Patienten dieses Teilkollektivs wurden mit anschließender Rökan-Medikation Resultate zwischen 5 und 10 dB Hörgewinn erzielt, in einem Fall sogar mehr als 10 dB. Nur 2 der vorbehandelten Patienten erreichten unter Behandlung mit Rökan keine Verbesserung. 5 Patienten konnten statistisch nicht berücksichtigt werden, da sie über den größten Teil des Meßbereiches zwischen 500 und 3000 Hz taub waren.

Ergebnisse

Unabhängig vom Schweregrad der Erkrankungen und bei Untersuchung jeweils beider Ohren konnte in 28% der Fälle die Hörschwelle um mindestens 10 dB angehoben werden, davon in einem Fall sogar um mehr als 20 dB. Bei 31% der Patienten wurden Anhebungen zwischen 5 und 10 dB erzielt, bei 40% blieb die Therapie ohne Erfolg bzw. wurden leichte Verschlechterungen über den gemittelten Frequenzbereich beobachtet.

Eine größere Transparenz der Therapieergebnisse ergibt sich, wenn man bei jedem Patienten ausschließlich das stärker geschädigte Ohr auswertet. Hierbei zeigen sich in 9% der Fälle sehr gute (Höranstieg > 20 dB) und bei 37% gute Therapieergebnisse (Höranstieg 10 – 20 dB). Aus praktischen Erwägungen werden zur weiteren Beurteilung jedoch nur die über beide Ohren gemittelten Meßwerte herangezogen.

Die Auswertung der Therapieerfolge in Abhängigkeit vom Schweregrad des initialen Hörverlustes demonstriert, daß bei 13 Patienten (22%) die

Tabelle 2. Therapieergebnis in Abhängigkeit der individuellen Ausgangslage ($n = 59$)

Mittlerer Hörverlust vor Therapie in dB	Verschlechterung >5	Unverändert ±5	Therapiegewinn in dB		
			6 bis 10	11 bis 20	>20
0– 5	1	2	4	–	–
6–10	–	3	2	–	–
11–20	1	10	11	6	–
21–30	–	5	1	6	1
31–40	–	2	–	2	–
>40	–	–	–	2	–

Hörschwelle bis in den Norm-Bereich hinein angehoben werden konnte. Bei 22 Patienten (37%) mit einem mittleren Hörverlust von mehr als 11 dB verbesserte sich die Hörschwelle um 6 bis 20 dB (Tabelle 2), ohne allerdings den Normwert ganz zu erreichen.

Über Tinnitus klagten vor Therapie 33 Patienten. Am Ende der Behandlungsphase konnte bei 12 Patienten (36%) ein völliges Verschwinden festgestellt werden; bei 5 Patienten (15%) ließen zumindest die Ohrgeräusche nach.

Bei 8 tinnitusfreien Patienten korrelierte die Beschwerdefreiheit auch mit einem positiven Audiogrammbefund im Sinne einer Hörschwellenanhebung von mindestens 6 dB. Nur 4 Patienten zeigten ein alleiniges Verschwinden der Ohrgeräusche ohne relevante Audiogrammverbesserung.

Über unerwünschte Arzneimittelwirkungen wurde in zwei Fällen (leichte Müdigkeit zu Beginn der Behandlung) berichtet; beide Patienten konnten weiterbehandelt werden.

Diskussion

In der vorliegenden Retrospektivstudie wurden die Therapieergebnisse eines Patientenkollektivs mit Innenohrschwerhörigkeit, das für eine niedergelassene HNO-Praxis typisch ist, ausgewertet. Verschiedene Pharmaka sind in der Lage, die Innenohrdurchblutung zu fördern, das Hörvermögen zu verbessern oder zumindest eine Progredienz zu vermindern. Dazu gehört insbesondere der standardisierte Ginkgo-biloba-Extrakt 761 (Rökan). In einer Reihe von fundierten Studien [4, 5, 6, 7, 8] wurde gezeigt, daß mit Rökan in der Regel bei 50 bis 60% der Patienten mit Innenohrschwerhörigkeit sehr gute bis gute Resultate erzielt werden können. Diese Erfolgsquote konnte auch in den vorliegenden Ergebnissen bestätigt werden. 59% der in dieser Studie ausgewerteten Fälle zeigten einen sehr guten bis guten Behandlungserfolg.

Unter Berücksichtigung der verschiedenen Krankheitsbilder des untersuchten Patientenkollektivs zeigt sich, daß die alleinige Betrachtung des mittleren Hörgewinnes des Gesamtkollektivs den Therapieerfolg nur unzureichend darstellen kann. So leiden 37% des untersuchten Kollektivs an reiner Hochton-Innenohrschwerhörigkeit, bei 20% erstreckt sich die Schwerhörigkeit über den gesamten Frequenzbereich mit stärkeren oder geringeren Hörverlusten. Bei 7 Patienten wurde auch eine kombinierte Schwerhörigkeit diagnostiziert.

Daher erschien es sinnvoll, die Therapieergebnisse auch nach dem Schweregrad des initialen Hörverlustes aufzuschlüsseln. Hier ergeben sich besonders bei Patienten mit einem Hörverlust von mehr als 11dB deutlich positive Therapieergebnisse, wobei bei fast einem Viertel der Patienten sogar eine Hörschwellenanhebung auf Normalwerte erreicht werden konnte. Bei jedem dritten Behandelten ließ sich das mittlere Hörvermögen durch die Behandlung mit Rökan um wenigstens 6 bis 20 dB verbessern.

Tinnitus-Therapieergebnisse

Mehr als 50% der untersuchten Personen klagten zu Beginn der Therapie über Ohrgeräusche. Auch hier konnte bei mehr als der Hälfte ein völliges Verschwinden oder zumindest eine Verbesserung der Beschwerden erzielt werden. Ähnliche Ergebnisse fand auch Claussen (9) in einer Studie zur Behandlung von Schwindel und Tinnitus mit dem Prüfpräparat; dort war ein völliges Verschwinden der Tinnitus-Symptome bei mehr als 30% aller Patienten festzustellen. Die vorliegenden Ergebnisse bestätigen die therapeutische Wirksamkeit von Rökan bei Innenohrschwerhörigkeit und Tinnitus. In den Abb. 1 – 3 sind einige repräsentative Fälle dargestellt.

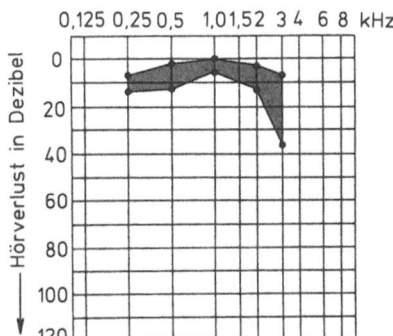 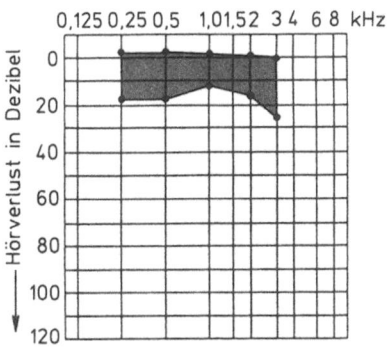

Abb. 1. 49jährige Patientin. Ausgangslage: Mittelgradige IOS beiderseits. Befund nach 69tägiger Behandlung mit Rökan (*Graufläche* = Therapieerfolg)

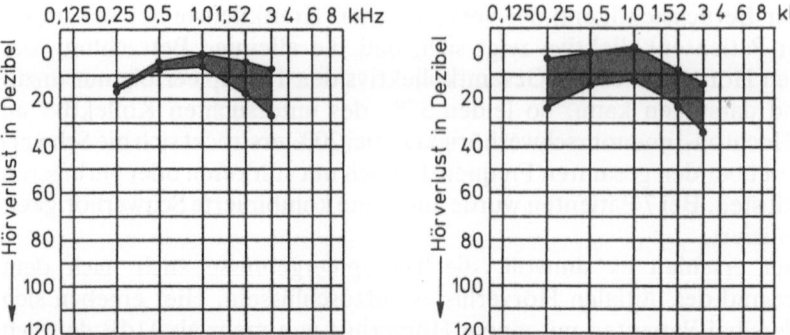

Abb. 2. 33jähriger Patient. Ausgangslage: Mittelgradige IOS beiderseits mit Hochtonabfall ab 2000 Hz. Befund nach 71tägiger Behandlung mit Rökan; optimaler Kurvenverlauf im Sprachbereich wenig unterhalb der Null-Linie mit noch geringer Hochton-IOS; Tinnitus verschwunden; allgemeines Wohlbefinden (*Graufläche* = Therapieerfolg)

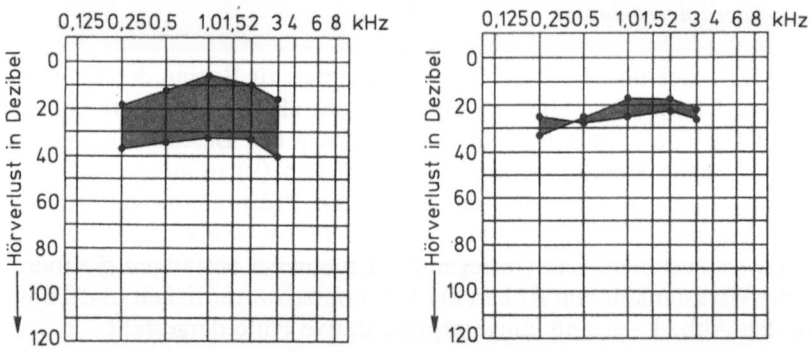

Abb. 3. 75jähriger Patient. Ausgangslage: Lästiger Tinnitus, beiderseitige mittelgradige IOS mit ca. 35 – 40 dB Hörverlust (Horgerät-Träger). Befund nach 100tägiger Behandlung mit Rökan; Tinnitus fast verschwunden; im Audiogramm: Besserung links um ca. 20 dB und rechts um 6 – 8 dB; jetzt nahezu Alterskurve (*Graufläche* = Therapieerfolg)

Literatur

1. Claussen, C.-F., Claussen. E. (1985) Differentialdiagnose und Differentialtherapie von Schwindel und Ohrensausen beim alten Menschen. In: Claussen. C.-F. (Hrsg.): Presbyvertigo, Presbyataxie, Presbytinnitus. Springer Verlag Berlin, Heidelberg, New York, Tokyo, pp. 75–101
2. Rapin, J. R. et al. (1975) Modèle expérimental d'ischémie cérébrale. Action préventive de l'extrait de Ginkgo. Sem. Hôp. Paris 55: 43
3. Tea, S. et al. (1975) Effets cliniques, hémodynamiques et métaboliques d'extrait de Ginkgo biloba en pathologie vasculaire cérébrale. Gaz. Méd. de France 86 (1975) 4149–4152
4. Lallemant, Y., Barrier, M. (1975) Etude d'un vasorégulateur d'origine végétale en thérapeutique O.R.L. Gaz. Méd. de France 82: 3153–3155

5. Guerrier,Y., Bassères, F., Artières, J. (1978) LeTanakan dans le traitement des vertiges. Les Cahiers d'O.R.L. 13: 421–428
6. Artières, J. (1978) Effets thérapeutiques du Tanakan sur les hypoacousies et les acouphènes. Lyon Méditerranée Médical XIV: 2303–15
7. Chesseboeuf, L., Hérard, J., Trévin, J. (1979) Etude comparative de deux vasorégulateurs dans les hypoacousies et les syndromes vertigineux. Médecine du Nord et de l'Est 3: 534–539
8. Natali, R., Rachinel, J., Pouyat, P. M. (1975) Essai comparatif en O.R.L. de deux médications vasoactives. Les Cahiers d'O.R.L. 14: 185–90
9. Claussen, E., Claussen, C.-F. (1981) Eine Vergleichsstudie zur Behandlung von Schwindel und Tinnitus mit Rökan.Verhandlungen der Gesellschaft für Neurootologie und Äquilibriometrie e. V. 8: 471–485

IV Retinopathie

Prospektive randomisierte Doppelblinduntersuchung mit dosisgestaffelter Rökan-Behandlung bei älteren Patienten mit chronischer zerebroretinaler Mangelversorgung

RAABE A., RAABE M., IHM P.

Zusammenfassung

Bei dem Symptomenkomplex der „chronisch zerebroretinalen Mangelversorgung" bei älteren Patienten handelt es sich um den organbezogenen ophthalmo-neurologischen Aspekt der chronisch vaskulären zerebralen Insuffizienz. Bei diesem Krankheitsbild, das durch die Komplexität der Symptome, Schwankungen im Verlauf, spontane Remissionen und unzureichende Meßmethoden bisher nur unzulänglich diagnostiziert werden konnte, liefert die automatisierte Octopus-Perimetrie ein neues wichtiges patientenschonendes Verfahren zur indirekten, nichtinvasiven Kreislaufdiagnostik bei eingeschränkter zerebroretinaler Versorgung. Mit ihrer Hilfe wurde in der vorliegenden Studie an 24 Patienten (4 Männer, 20 Frauen; 74,9 ± 6,9 Jahre) die Wirksamkeit von Ginkgo-biloba-Trockenextrakt 761 (Rökan) auf die Reversibilität von Gesichtsfeldschäden, randomisiert und doppelblind, in zwei Phasen und in zwei Dosierungen, untersucht. Zielparameter dieser Studie war die Veränderung der Leuchtdichten-Unterschiedsempfindung nach der Therapie mit Rökan. In der Gruppe B (Rökan 160 mg/Tag) zeigte sich bereits innerhalb von vier Wochen eine signifikante Zunahme der Netzhautempfindlichkeit ($p > 0,05$). Unter der Therapie mit 80 mg Rökan/Tag (Gruppe A) trat dieser Erfolg erst nach der Erhöhung auf 160 mg/Tag auf ($p < 0,01$). Die prozentuale Empfindlichkeit „geschädigter" Netzhautpunkte wurde stärker beeinflußt als die „gesunder". Auch Arzt- und Patientenurteil zum Allgemeinzustand dokumentierten nach Therapieende eine signifikante Verbesserung. Die vorliegenden Ergebnisse zeigen, daß Gesichtsfeldschäden durch chronische Mangelversorgung in beträchtlichem Maße reversibel sind. Es ließ sich weiterhin eine Dosis-Wirkungs-Beziehung für Rökan nachweisen. Diese Methode liefert eine ausreichend exakte, meßdatengestützte Verlaufsdokumentation als Basis für eine kontrollierte Therapie für diesen Symptomenkomplex.

Schlüsselwörter: Chronische zerebro-retinale Mangelversorgung, Netzhautempfindlichkeit, automatisierte Perimetrie, Rökan, Dosis-Wirkungs-Beziehung

Einleitung

Zum Alltagsbild jeder ophthalmologischen Praxis gehören heute ältere Patienten mit dem Symptomenkomplex der „chronisch zerebroretinalen Mangelversorgung". Wir verstehen darunter den organbezogenen ophthalmo-neurologischen Ausschnitt aus dem Krankheitsbild „chronische vaskuläre zerebrale Insuffizienz". Primäre Beeinträchtigungen der Sehleistung (Visus, Farberkennung, Gesichtsfeld) führen in Kombination mit unterschiedlichen Einschränkungen der zerebralen Leistungsfähigkeit zu objektivierbaren sekundären visuellen Fehlleistungen (eingeschränkte Lesedauer trotz gutem Nahvisus bis hin zu zerebral bedingten Bildfehlverwertungen und intermittierenden Doppelbildern). Konzentrationsstörungen, Gedächtnisschwäche, Vertigo, Tinnitus, Cephalgien und auch Stimmungsveränderungen sind bei diesen Patienten häufig der Ausdruck einer allgemeinen Funktionseinbuße von sensitiven Systemen und übergeordneten Strukturen..

Verlaufsschwankungen bis hin zu passageren Spontanremissionen auch in den ophthalmologischen Prüfparametern komplizieren die Situation und führen dazu, daß viele Augenärzte dieses Krankheitsbild entweder überhaupt nicht registrieren oder als altersbedingt einfach hinnehmen, weil kein zweifelsfreier Beweis seiner Therapierbarkeit erbracht werden konnte. Erstaunlich positive subjektive Patientenangaben nach Therapieversuchen drängen aber die Hypothese auf, daß die bisher benutzten Meßmethoden möglicherweise unzureichend sind.

Mit der von Fankhauser entwickelten automatisierten Perimetrie am Octopus [1] lassen sich jetzt neurovisuelle Zelleistungen mit erstaunlicher Präzision quantifizieren. Durch einen Vergleich der Meßergebnisse mit Alterssollwerten können wir damit Veränderungen des Gesichtsfeldempfindlichkeitsberges unter pathologischen Bedingungen reproduzierbar verfolgen.

Weil Leuchtdichte-Unterschiedsempfindlichkeit und Hirndurchblutung in hohem Maße zusammenhängen, haben wir 1982 [2] begonnen, die Untersuchung am Octopus 2000R als patientenschonendes Verfahren zur indirekten, nichtinvasiven Kreislaufdiagnostik bei eingeschränkter zerebroretinaler Versorgung einzusetzen. Unsere Vorstudien [3, 4, 5] und erste Publikationen anderer Autoren [6, 7] lassen erkennen, daß mit dieser Methode eine wesentlich verbesserte Krankheitserfassung mit Bestimmung des Schweregrades und eine reproduzierbare Verlaufskontrolle möglich werden. Aufgrund unserer früher publizierten Arbeitsvorstellungen (Abb. 1) haben wir in dieser randomisiert prospektiven Doppelblindstudie versucht, unsere früheren Beobachtungen zur Reversibilität von Gesichtsfeldschäden einwandfrei zu belegen. Zielkriterium hierfür war die Veränderung der Leuchtdichtenunterschiedlichkeit vor, während und nach Therapie mit zwei unterschiedlichen Rökan-Dosen. Darüber hinaus wurden aber auch wichtige objektive und subjektive Parameter explorativ an unseren Patienten erfaßt.

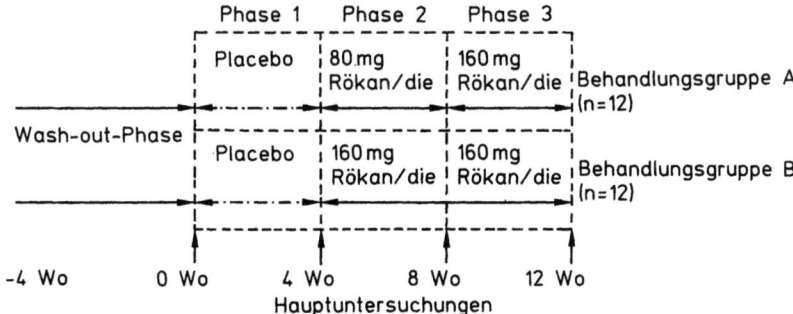

Abb. 1. Dosierungen der Prüfsubstanz und Ablauf der Studie

Material und Methode

Studiendesign

Aus unserer ophthalmologischen Routinesprechstunde wurden 24 Patienten mit chronischem Verlauf einer diffusen zerebroretinalen Insuffizienz in die Studie aufgenommen. Das Studiendesign war in der entscheidenden Prüfungsphase 2 (Woche 5–8) doppelblind (vorherige Randomisierung in Blöcken zu je 6 Patienten, Rancode, IDV-Programm), sonst einfachblind (Abb. 1).

Es wurde durch Anamnese sichergestellt, daß Personen, die Medikamente mit gleicher Zielrichtung eingenommen hatten, eine vierwöchige Wash-out-Phase durchliefen. Daran schloß sich eine 3- bis 4wöchige Behandlung mit Placebo an (Phase 1). In der doppelblinden Phase 2 (Woche 5–8) erhielten jeweils 12 Patienten entweder 80 mg (Gruppe A) oder 160 mg (Gruppe B) Rökan pro Tag. In den Wochen 9–12 (Phase 3) wurden alle Patienten auf eine Dosis von 160 mg Rökan pro Tag eingestellt. Die ursprünglich geplante Fortführung der Studie bis 26 Wochen wurde wegen abnehmender Patienten-Compliance nach der 12-Wochen-Untersuchung verworfen. Zum Zeitpunkt 0 und am Ende jeder Prüfphase wurden die Patienten einer Hauptuntersuchung unterzogen.

Prüfsubstanz

Rökan enthält als arzneilich wirksamen Stoff einen hochgereinigten, standardisierten Extrakt aus den Blättern von Ginkgo biloba L (EGb 761). Verwendet wurden die handelsübliche Festform mit 40 mg und eine Sonderanfertigung mit 20 mg Extrakt sowie ein Placebo gleichen Aussehens. Es sollten jeweils zweimal täglich 2 Einzeldosen eingenommen werden.

Patientengut

Ausgewertet wurden die Daten von 24/26 aufgenommenen Patienten (4 M, 20 F) im Alter von 74,9 ± 6,9 Jahren (60 bis 89 J.).

Einschlußkriterien

Aufgenommen wurden Patienten mit chronischer, im wesentlichen diffuser zerebroretinaler Insuffizienz, deren Empfindlichkeitsdefizit zum Zeitpunkt 0 (ED_0) größer als 5 dB war und sich während der Placebophase nicht nennenswert besserte.

Ausschlußkriterien

Nicht teilnehmen durften Patienten mit unklaren, instabilen Kreislaufverhältnissen, streng lokalisierten Gesichtsfeldausfällen, Glaukom, schweren Leber-, Nieren- und Magenstörungen oder Malabsorption und solche Patienten, die mehr als 3 Medikamente gleichzeitig einnahmen. Eventuelle internistische Begleittherapien mußten mindestens 2 Monate vor Studieneintritt begonnen, Medikamente mit gleicher Zielrichtung mindestens 4 Wochen vor Beginn der Placebophase abgesetzt worden sein. Ausgeschlossen wurden auch Patienten, die aufgrund ihrer psychischen Grundhaltung keine Gewähr für ausreichende Compliance boten und als Langzeitkranke häufig starke, irreversible Schäden hatten.

Ausgeschiedene Patienten

Ein Patient (Behandlungsgruppe B) mußte wegen mangelnder Compliance gleich zu Beginn der Behandlung, ein Patient (Behandlungsgruppe A) wegen einer erheblichen Verbesserung seiner Gesichtsfeldbefunde während der Placebophase ausscheiden. Für beide wurden Ersatzpatienten in die Studie aufgenommen.

Untersuchungen

Allgemeinzustand und Therapieerfolg

Außer einer Messung von Gewicht, Körpergröße und Blutdruck im Sitzen bei der Aufnahmeuntersuchung wurden von Arzt und Patient vor Behandlung und am Ende jeder Therapiephase der Allgemeinzustand (sehr schlecht, schlecht, mittel, gut, sehr gut) sowie nach jeder Behandlungsphase der Therapieerfolg in fünf Bewertungsstufen (deutlich verschlechtert, leicht verschlechtert, unverändert, leicht gebessert, deutlich gebessert) beurteilt.

Ophthalmologische Untersuchungen

Neben der augenärztlichen Basisuntersuchung (brechende Medien, Messung des Augeninnendrucks, korrigierter Nah- und Fernvisus) an beiden Augen wurde bei der Aufnahmeuntersuchung und nach jeder Behandlungsphase eine Kontrolle mittels automatisierter Perimetrie (s. unten) durchgeführt, Die auf den Farbtafeln nach Ishihara [8] nicht oder falsch erkannten Symbole wurden notiert.

Automatisierte Perimetrie: Die Messung erfolgte am Octopus-Perimeter 2000R, jeweils einseitig am Auge mit den klarsten brechenden Medien und den geringsten Netzhautdegenerationen, weil Patienten mit dem hier untersuchten Symptomenkomplex erfahrungsgemäß mit einer beidäugigen Untersuchung überfordert sind. Unsere Kranken werden in diese Prüfverfahren immer ausführlich eingewiesen. Wir untersuchten mit dem Programm 24 (s. Abb. 2):

- die mittlere retinale Empfindlichkeit MRE (dB) als Summe der Meßwerte, geteilt durch die Anzahl der Meßpunkte;
- das Empfindlichkeitsdefizit ED als Differenz zwischen Alterssoll MRE_s und tatsächlicher MRE, weiterhin das Empfindlichkeitsdefizit, berechnet in Prozenten des Alterssolls als Mittelwert aus $RE*100/RE_s$, wobei RE die retinale Empfindlichkeit pro Meßpunkt ist;
- der Therapieerfolg MREΔT als Differenz der mittleren retinalen Empfindlichkeit vor (MRE_0) und nach der Therapie (MRE_T).

Um bei den Prozentrechnungen Divisionen durch Null zu vermeiden, blieben jeweils 3 Meßpunkte am äußeren Rand des Gesichtsfeldes, deren Alterssoll 0 dB betrug, unberücksichtigt, so daß zur Berechnung der mittleren retinalen

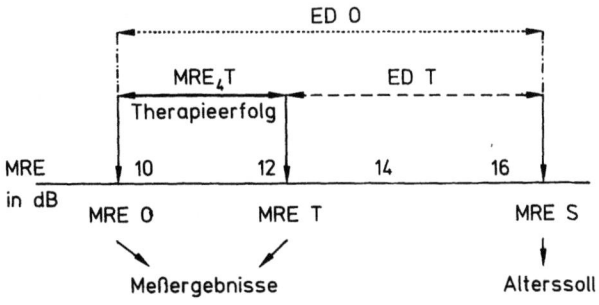

Abb. 2. Automatische Perimetrie. Darstellung der Rechengrößen

Empfindlichkeit nur 73 Meßpunkte einbezogen wurden. Ferner galt dabei die Definition, daß alle Meßpunkte mit einer Empfindlichkeit von weniger als 60 % des Alterssolls pro Meßpunkt „geschädigt" seien. Die Netzhaut jedes untersuchten Auges ließ sich damit in eine „geschädigte" und eine „gesunde" Partie unterteilen.

Subjektive Parameter

Bei jeder Hauptuntersuchung wurden Störungen von Farbkontrastwahrnehmung, Lesefähigkeit, Gedächtnis und Konzentration sowie Kopfschmerzen, Ohrensausen und Schwindel erfragt. Die angegebenen Symptome waren folgendermaßen zu klassifizieren: Nicht vorhanden, leichte Störung, schwere Störung (Score 0; 1; 2).

Statistische Auswertung

Um eine akzeptable Studiendauer zu gewährleisten, haben wir diese Doppelblindstudie mit zweimal 12 Patienten geplant. Zielparameter war die Änderung der Leuchtdichtenunterschiedsempfindung vor und nach Therapie mit Rökan. Alle Meß-, Rechen- und Beobachtungswerte wurden, soweit möglich, auf signifikante Unterschiede zwischen den Behandlungsgruppen und, innerhalb der Gruppen, auf signifikante Änderungen der Meßergebnisse im Zeitverlauf getestet (verbundener t-Test für Vergleiche innerhalb der Gruppen, unverbundener t-Test für Zwischengruppenvergleiche). Sämtliche t-Statistiken wurden, da eine Normalverteilung der Werte bei der relativ geringen Stichprobengröße nicht unbedingt vorauszusetzen war, mit einem Rangfolgetest (Wilcoxon-Mann-Whitney-U-Test bzw. Wilcoxon-Pratt-Test) überprüft. Die Scorewerte wurden gemittelt und mit RxC Felder-Tabellen (Zwischengruppenvergleiche) oder der Friedmann-Analyse (Innerhalbgruppenvergleiche) statistisch beurteilt. Als Signifikanzschwelle wurde $p < 0{,}05$ definiert.

Ergebnisse

Vergleichbarkeit der Gruppen

Beide Patientengruppen waren hinsichtlich ihrer Ausgangssituation vergleichbar für die Meßwerte Alter, Gewicht, Größe, Blutdruck im Sitzen, Augeninnendruck, korrigierter Fern- und Nahvisus und die Scores der erfragten subjektiven Parameter (hier mit Ausnahme vom Parameter „Ohrensausen", weil über dieses Symptom praktisch ausschließlich in der

Therapiegruppe A geklagt wurde). Es war kein Unterschied der Meßergebnisse der automatisierten Perimetrie nach und vor Placebo-Therapie zwischen den Gruppen festzustellen, so daß sich die unten angegebenen Werte immer auf die Ausgangssituation nach 4 Wochen am Ende der Placebo-Behandlung (Phase I) beziehen. Hinsichtlich des Schweregrades der Erkrankung lag demnach ein homogenes Patientenkollektiv vor.

Ophthalmologische Untersuchungen

Ophthalmologische Routineparameter (Tabelle 1)
Sowohl der korrigierte Fern- und Nahvisus am schlechteren Auge als auch die Erkennung der Farbtafeln verbessern sich signifikant in der Therapiegruppe 160 mg (Gruppe B), wenn auch für den Fernvisus die für eine eindeutige Visusverbesserung festgelegte Schwelle von 0,3 nicht erreicht wird. Die Zahl der im Ishihara-Test nicht oder falsch erkannten Symbole nimmt unter Hochdosierung (Gruppe B) bereits in den ersten vier Therapiewochen ab ($p < 0,01$), in der Gruppe A aber erst dann, wenn diese Patienten auch 160 mg/die Rökan erhalten ($p < 0,01$). Rökan hat auf den Augeninnendruck keinen Einfluß.

Automatisierte Perimetrie (Tabelle 2, Abb. 3 und 4)
Tabelle 2 zeigt, gemessen bzw. errechnet als ED, die individuellen Gesichtsfeld-Defekttiefen vor, während und nach der Behandlung mit Rökan. Aus Abb. 3 lassen sich die Veränderungen, dargestellt als delta-MRE, in den verschiedenen Therapiephasen ablesen. Während der Placebo-Behandlung finden sich im Kollektiv A Verschlechterungen um 0,48 und im Kollektiv B um 0,61 dB. In den ersten 4 Wochen Behandlung zeigten die Patienten der 160 mg-Gruppe (B) eine signifikante Zunahme der Netzhautempfindlichkeit ($p < 0,05$). Diese Entwicklung läßt sich im Kollektiv A mit zunächst 80 mg Tagesdosis nicht erreichen. Hingegen nimmt in der Therapiephase 3 die Netzhautempfindlichkeit der Patienten mit ursprünglich 80 mg Tagesdosis (A), die später auch 160 mg erhalten, deutlich und statistisch signifikant zu ($p < 0,01$). Das Gesamtergebnis ist in beiden Gruppen statistisch unterschiedlich zum Ausgangswert ($p < 0,01$).

Die Veränderungen bis zum Ende der Phase 2 sind für das Kollektiv B signifikant größer ($p < 0,05$), am Ende der Behandlung ist dieser Unterschied nicht mehr vorhanden ($p = 0,6$). Umgekehrt ist die Zunahme der Netzhautempfindlichkeit für das Kollektiv A in der Therapiephase 3 naturgemäß größer und statistisch signifikant unterschiedlich ($p < 0,05$) gegenüber der Vergleichsgruppe.

Obwohl es aus unserer täglichen Praxis Hinweise gibt, daß verschiedene Fundusabschnitte unterschiedlich gut ansprechen, ließ sich diese Erfahrung in unserem Kollektiv rechnerisch nicht nachvollziehen. Den eventuellen Einfluß der Therapie auf geschädigte Netzhautpunkte haben wir in einer Kontrollrechnung überprüft. Aus Abbildung 4 geht hervor, daß die prozen-

Tabelle 1. Allgemeindaten und Ergebnisse aus den ophthalmologischen Routineuntersuchungen; Gruppenmittelwerte (± Standardabweichung)

Parameter	Wochen	Therapiegruppe A, $n = 12$ (siehe Abb. 1)			Therapiegruppe B, $n = 12$ (siehe Abb. 1)		
		0	+4	+8	+12	0	+4	+8	+12
Alter		75,1 (8.2)				74,7 (5,8)			
Geschlecht		3M, 9F				1M, 11F			
Objektive									
Korr. Fernvisus am schlechteren Auge		0,5 (0,2)	0,5 (0,2)	0,6 (0,2)	0,5 (0,3)	0,5 (0,2)	0,5 (0,1)	0,6 (0,2)	0,7 (0,2) OO
Korr. Nahvisus (Nieden) am schlechteren Auge		2,8 (1,6)	2,8 (1,7)	2,3 (2,0)	2,8 (2,8)	3,4 (1,9)	3,3 (2,0)	2,6 (2,1) OOO	2,0 (1,8) O
Farbtafelerkennen[a]		2,5 (0,7)	2,5 (0,7)	1,9 (0,8)	1,3 (0,5) OO	2,2 (0,8)	2,7 (0,7)	1,5 (0,7)	1,5 (0,7) OO
Augeninnendruck (mmHg)									
rechtes Auge		17,0 (1,5)	16,9 (0,8)	16,1 (1,2)	16,5 (1,2)	16,4 (1,2)	17,3 (1,0)	16,7 (1,0)	16,6 (1,1)
linkes Auge		16,5 (2,0)	16,0 (2,1)	15,7 (2,3)	16,0 (1,7)	16,8 (1,5)	17,2 (1,0)	16,8 (0,9)	16,6 (1,0)

[a] Bewertung: 1 = 0 Fehler, 2 = 1–2 Fehler, 3 = >3 Fehler
Statistischer Vergleich gegenüber Ausgangswert (+4 Wochen): O $p \leq 0{,}05$; OO $p \leq 0{,}01$; OOO $p \leq 0{,}001$

Tabelle 2. Übersicht über die Gesichtsfelddefekttiefen (= Empfindlichkeitsdefizit ED) in dB vor Studienbeginn und nach 4, 8 und 12 Wochen

Therapiegruppe A, $n = 12$ (siehe Abb. 1)

Init.	Untersuchtes Auge	EDo	ED + 4	ED + 8	ED + 12
EB	rechts	6,00	5,73	5,63	4,51
MH	rechts	4,33	6,22	3,38	2,71
JH	rechts	5,30	7,59	5,97	5,08
EL	rechts	8,07	8,68	7,49	7,25
JR	rechts	5,08	5,38	5,64	4,64
GH	rechts	10,25	9,32	12,42	7,44
BK	rechts	13,11	13,73	15,11	8,89
OA	links	6,03	5,64	5,89	4,92
AT	links	7,29	8,55	8,59	6,08
GM	links	5,22	6,66	5,12	2,75
EO	links	14,52	14,42	15,36	12,32
MF	links	10,78	9,84	9,66	5,85
Mittelwert		8,0	8,48	8,36	6,04
Standardabweichung		3,4	3,01	4,0	2,72

Therapiegruppe B, $n = 12$ (siehe Abb. 1)

Init.	Untersuchtes Auge	EDo	ED + 4	ED + 8	ED + 12
AV	rechts	9,18	8,73	10,23	11,04
DM	rechts	7,15	6,56	6,69	5,29
SCH	rechts	3,78	5,92	4,00	2,85
WH	rechts	5,92	6,22	5,78	3,96
NA	rechts	9,90	9,70	8,77	8,16
EJ	rechts	7,89	7,70	5,90	2,66
UM	rechts	6,19	5,96	2,59	2,49
KI	rechts	15,12	14,82	7,70	7,01
GF	links	10,92	12,82	9,49	8,92
KK	links	9,75	11,41	8,85	9,27
HE	links	6,07	8,29	7,74	6,23
SU	links	6,04	7,14	4,30	2,21
Mittelwert		8,16	8,77	6,83	5,84
Standardabweichung		3,03	2,9	2,38	3,05

tuale Empfindlichkeit „geschädigter" Netzhautpunkte erheblich mehr beeinflußt wird als die „gesunder".

Subjektive Parameter

Alle erfragten Symptome mit Ausnahme von Kopfschmerzen in Gruppe B sind in beiden Behandlungsgruppen am Ende der Therapie statistisch signifikant weniger vorhanden. Für die Patienten unter 160 mg Rökan gilt das

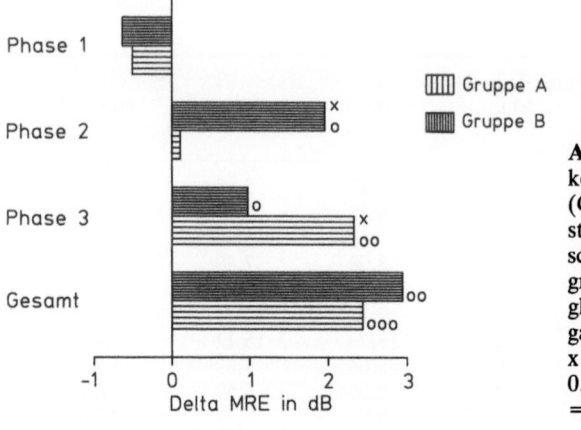

Abb. 3. Netzhautempfindlichkeit, Änderung unter Therapie (Gesamt = Phase 2 + 3). x statistischer Vergleich zwischen den beiden Behandlungsgruppen. o statistischer Vergleich gegenüber dem Ausgangswert (+4 Wochen); o bzw. x p < = 0,05; oo bzw. xx p< = 0,01; ooo bzw. xxx p< = 0,001

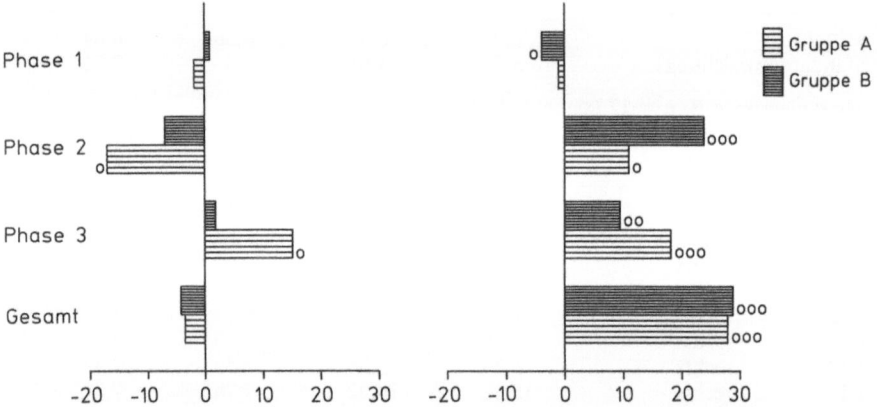

Abb. 4. Netzhautempfindlichkeit: gesunde Netzhautpunkte (linke Abbildung)/geschädigte Netzhautpunkte (rechte Abbildung); Änderung in % des Alterssollwertes (Gesamt = Phase 2 + 3). x statistischer Vergleich zwischen den beiden Behandlungsgruppen. o statistischer Vergleich gegenüber dem Ausgangswert (+4 Wochen); o bzw. x p < = 0,05; oo bzw. xx p< = 0,01; ooo bzw. xxx p< = 0,001

bereits am Ende der Behandlungsphase 2 (5–8 Wochen). Hier weist auch der Zwischengruppenvergleich für die Symptome Gedächtnis- und Konzentrationsstörungen bereits ein besseres Ergebnis in der 160 mg-Gruppe aus.

Auch die Therapiebeurteilung durch Arzt und Patient spiegelt diese Erfahrung wider. Nach der entscheidenden Behandlungsphase 2 fällt das Arzturteil zugunsten der 160 mg-Therapie aus, Unterschiede zum Ausgangswert werden von Arzt und Patient hoch eingeschätzt (p < 0,01). Das Kollektiv A (zunächst 80 mg) holt erst in der Phase 3 auf (p < 0,0001). Es bleibt darauf hinzuweisen, daß auch Arzt- und Patientenurteil zum Allgemeinzustand nach Therapieende eine signifikante Verbesserung dokumentieren (Tabelle 3).

Diskussion

Die Beachtung definierter Einschlußkriterien, eine placebokontrollierte Auswasch-Phase, bei der Fälle mit Spontanbesserung aufgrund von Eigenregulation ausgesondert wurden, ermöglichte ein homogenes Patientengut, wodurch wiederum eine gute Vergleichbarkeit der beiden Behandlungsgruppen erreicht wurde. Die so gebildeten Gruppen wurden in der folgenden doppelblinden Versuchsphase 2 mit unterschiedlich hohen Dosen von Rökan oral behandelt (s. Abb. 1). Beide Dosierungen waren in Voruntersuchungen (3) als wirksam ermittelt worden. Dieses Design haben wir aus ethischen Gründen einer durchgehend placebo-kontrollierten Prüfung vorgezogen. Außerdem hatten wir so die Möglichkeit, uns ein Bild von der Beeinflußbarkeit des Krankheitsbildes unter verschiedenen Therapiebedingungen zu machen.

Die vom Alter her vergleichbaren Patientengruppen zeigten eine Geschlechtsverteilung von 5 (Frauen) zu 1 (Männer). Aus Langzeitbeobachtungen, wo wir ähnliche Verhältnisse von 4,6 zu 1 fanden (5), schließen wir, daß Frauen zwar besonders betroffen, erkrankte Männer aber wesentlich uneinsichtiger sind, wodurch die Bevorzugung der Frauen in Langzeitkontrollen verstärkt erscheint. Wie Tabelle 1 zeigt, verbessert sich der korrigierte Fern- und Nahvisus unter der Prüfmedikation. Für die Gruppe B mit der höheren Dosierung ergibt sich ein statistisch signifikanter Unterschied gegenüber dem Ausgangswert. Obwohl sich aus dem Visusverhalten allein nur schwerlich ein sicherer therapeutischer Effekt ableiten läßt, bestätigen diese Ergebnisse Erfahrungen anderer Autoren (9, 10).

Ausgehend von unseren Erfahrungen über reversible Farbstörungen dieser Patienten haben wir als praxisnahen orientierenden Nachweis Fehlangaben durch Rot/Grün-Störungen beim Lesen der Ishihara-Tafeln protokolliert und dabei signifikante dosisabhängige Besserungen festhalten können. Dieser Test ist einfach durchführbar und erscheint uns für diese Art von Patienten sehr geeignet.

Wie aus Tabelle 2 hervorgeht, sinkt während der Placebo-Phase die MRE in beiden Gruppen fast gleich um 0,48 dB bzw. 0,61 dB. Dieser Empfindlichkeitsverlust deckt sich mit früher von uns gefundenen Werten. Solche Patienten scheinen uns während einer akuten Verschlechterungsphase aufzusuchen, so daß ihre hohe Initialverschlechterung erfaßt wird. Diese Funktionseinbuße von ca. 0,5 dB/Monat (Norm 0,1 dB/Jahr) kann deshalb auch nicht auf einen Jahreswert hochgerechnet werden. Im unbehandelten Langzeitverlauf fanden wir einen Verlust von etwa 0,15 dB/Monat.

Abbildung 3 zeigt, daß in der anschließenden doppelblinden Behandlungsphase 2 die Gruppe B mit einem signifikanten sprunghaften MRE-Anstieg (1,94 dB im Mittel) reagiert und sich damit auch im Zwischengruppenvergleich signifikant von der Gruppe A absetzt, deren Trend aus der Verschlechterungstendenz in einen leichten Zugewinn von 0,12 dB überwechselt. Wir haben bereits früher über ähnliche unterschiedliche MRE-

Tabelle 3. Erfragte subjektive Parameter: Änderungen unter Therapie; Gruppenmittelwerte (± Standardabweichungen)

Parameter	Wochen	Therapiegruppe A, $n = 12$ (siehe Abb. 1)				Therapiegruppe B, $n = 12$ (siehe Abb. 1)			
		0	+4	+8	+12	0	+4	+8	+12
Subjektive (*)									
Farbkontrast-Wahrnehmungsstörungen		1,3 (0,8)	1,4 (0,7)	0,8 (0,8)	OO 0,3 (0,7)	1,3 (0,9)	1,3 (0,7)	OO 0,3 (0,5)	OO 0,2 (0,4)
Störung der Lesefähigkeit		1,8 (0,4)	1,8 (0,4)	1,2 (0,6)	OOO 0,8 (0,6)	1,8 (0,4)	1,8 (0,4)	O 0,9 (0,5)	OOO 0,4 (0,7)
Gedächtnisstörungen		1,8 (0,4)	1,7 (0,5)	1,4 (0,5)	OO 0,8 (0,6)	1,8 (0,4)	1,8 (0,4)	x O 1,1 (0,3)	OOO 0,5 (0,5)
Konzentrationsstörungen		1,9 (0,3)	1,8 (0,4)	1,3 (0,5)	OO 0,8 (0,6)	1,3 (0,8)	1,7 (0,5)	xx O 0,8 (0,4)	OOO 0,4 (0,5)
Kopfschmerzen		0,9 (0,5)	1,2 (0,6)	0,6 (0,7)	OO 0,2 (0,4)	1,3 (0,8)	0,9 (0,7)	O 0,3 (0,5)	OO 0,2 (0,4)
Schwindel		1,2 (0,8)	1,3 (0,6)	0,8 (0,8)	OO 0,2 (0,4)	1,2 (0,8)	1,3 (0,9)	O 0,4 (0,5)	OOO 0,2 (0,4)

Urteil über den Allgemeinzustand (***)

Arzt	2,2 (0,8)	2,1 (0,8)	2,6 (1,1)	3,6 (0,5) OOO	2,2 (0,8)	2,2 (0,7)	3,1 (0,3)	3,7 (0,8) OOO
Patient	1,7 (0,5)	1,8 (0,7)	2,6 (0,7)	4,1 (0,7) OOO	1,7 (0,8)	2,0 (0,6)	3,3 (0,5)	4,0 (0,7) OO

Urteil über den Therapieerfolg (**)   x

Arzt	—	0,3 (0,4)	0,6 (1,2) O	1,7 (0,5) OOO	—	0,2 (0,4)	1,5 (0,9) OOO	1,3 (1,0) OO
Patient	—	0 (1,0)	1,0 (1,21)	1,9 (0,3) OOO	—	0,3 (0,8)	1,6 (0,7)	1,7 (1,0) OO

(*)   Bewertung: 0 = keine Störung, 1 = leichte Störung, 2 = schwere Störung
(**) Bewertung: −2 = deutlich verschlechtert, −1 = leicht verschlechtert, 0 = unverändert, +1 = leicht gebessert, +2 = deutlich gebessert
(***) Bewertung: 1 = sehr schlecht, 2 = schlecht, 3 = mittel, 4 = gut, 5 = sehr gut
x statistischer Vergleich zwischen den beiden Behandlungsgruppen
O statistischer Vergleich gegenüber Ausgangswert (+4 Wochen); O bzw. x $p \leq 0,05$; O bzw. xx $p \leq 0,01$; O bzw. xxx $p \leq 0,001$

Steigerungen unter denselben Dosisunterschieden berichtet (3). In Phase 3 wird auch in der Gruppe A jetzt hoch dosiert, was zu einem hochsignifikanten MRE-Anstieg von 2,32 dB führt. Dieser ist steiler als der, der vorher in Gruppe B unter Hochdosierung beobachtet werden konnte ($p < 0,05$ gegenüber Vergleichsgruppe). In Phase 3 gewinnt Gruppe B nur noch 0,99 dB.

In der Placebo-Phase zeigt sich, daß die Verschlechterungen insbesondere zu Lasten der bereits vorgeschädigten Meßpunkte durchschlagen (Abb. 4). Durch Therapie wird die Leistung der geschädigten Punkte besonders unter dem Einfluß der Hochdosierung erheblich gesteigert. In dieser Darstellungsform läßt sich auch der therapeutische Effekt der Niedrigdosierung aufzeigen. Bei den „gesunden" Punkten fällt eine eigenartige Unruhe der Werte auf, die mit einem Leistungskollaps nach Überanstrengung vergleichbar ist. In der Therapiephase 2 fallen sie in beiden Dosisgruppen ab. In der dritten Therapiephase steht dem ein Leistungsgewinn gegenüber.

Wir wollen dieses Phänomen noch weiter ausleuchten, glauben aber, aus unseren Beobachtungen ein Postulat für eine initiale Therapie mit hohen Dosen für die hier getesteten Patienten ableiten zu können.

Aus Tabelle 3 geht hervor, daß die subjektiven Einschätzungen typischer Krankheitssymptome alle eine statistisch signifikante Befundverbesserung aufwiesen. Dies gilt sowohl für allgemeine Beschwerden (Gedächtnis- und Konzentrationsverluste) als auch für Störungen aus dem ophthalmologischen Bereich (Farbwahrnehmung, Lesefähigkeit). Unsere Patienten litten kaum an Tinnitus. Vertigo als das andere Begleitsymptom aus dem HNO-Fachgebiet zeigt wiederum eine frühere und deutlichere Besserung in der Gruppe B.

Dem Symptom „Lesefähigkeit- und Farbwahrnehmungsstörungen" kommt für den Augenarzt bei der Erkennung dieser Art von Erkrankung eine erhebliche Bedeutung zu. Fast alle Lesefähigkeitsstörungen besserten sich wesentlich, auch Farbwahrnehmungsstörungen erholten sich deutlich, obwohl bei 50 % der Patienten schwere Anfangsstörungen vorlagen. Wenn man die Messungen von Fern- und Nahvisus zum Vergleich heranzieht, so wird deutlich, daß die subjektiv gestört empfundene Lesefähigkeit wesentlich sensibler zu reagieren scheint. Auch die subjektiven Beurteilungen des Allgemeinzustandes bzw. des Therapieerfolges durch Arzt und Patienten folgen bei vergleichbaren Ausgangslagen diesem Schema. Die Patienten schätzen sich vor Studienbeginn selbst meist schlechter ein als der Arzt, bestätigen aber nach Durchführung der Therapie einen besseren Erfolg.

Zusammenfassend läßt sich sagen, daß Gesichtsfeldschäden durch Mangelversorgung zum erheblichen Anteil reversibel sind. Aus der Studie geht hervor, daß diese Verbesserungen der Therapie mit Rökan zugeschrieben werden müssen, dessen günstiger Einfluß auf metabolische Vorgänge ja bekannt ist (11, 12). Für unseren Patiententyp ließ sich eine Dosiswirkungs-Beziehung nachweisen. Für solche Patienten sind Behandlungszeiträume von 2 Monaten und mehr erforderlich, um den Anteil des reversiblen Schadens am Gesamtschaden therapeutisch ausschöpfen zu können. Ein hochdosierter

Therapiebeginn scheint einer geringen Anfangsdosierung überlegen. Unsere Methode liefert also erstmals eine ausreichend exakte, meßdatengestützte Krankheits- und Verlaufsdokumentation als Basis einer kontrollierten Therapie. Obwohl bereits die positiven subjektiven Beurteilungsparameter, die auch in unserer Studie eine regelmäßig signifikante Besserung unter Therapie zeigen, schon allein eine Therapie solcher Symptome rechtfertigen, halten wir die Kluft zwischen subjektiven Angaben und ophthalmologischen, meßbaren Untersuchungsergebnissen jetzt für geschlossen. Die Anwendbarkeit unserer Methode ist keineswegs auf das hier untersuchte Krankheitsbild beschränkt. Wir könnten uns darüber hinaus vorstellen, daß sich unsere Methodik durch Anwendung der automatisierten Farbperimetrie weiter verbessern läßt (13).

Literatur

1. Fankhauser, F., Spahr, J., Bebie, H. (1977) Three years of experience with the Octopus automatic perimeter. Docum. Ophthal. Proc. Series 14: 7–15
2. Raabe, A., Raabe, M. (1983) Einfluß von deproteinisiertem Kälber-Hämoderivat auf das Gesichtsfeld, nachgewiesen am Octopus 2000. Vortrag auf der Jubiläumstagung: Neuere Entwicklungen in der Ophthalmologie, Universitäts-Augenklinik r. d. Isar, München
3. Raabe, A., Raabe, M. (1986) Erste Erfahrungen am Perimeter Octopus-2000-R bei älteren Patienten mit chronischer cerebro-retinaler Mangelversorgung unter Ginkgobiloba-Behandlung. Therapiewoche 36: 3157–3164
4. Raabe, A., Raabe, M. (1986) Octopus perimetry in cerebral vascular insufficiency. Excerpta Medica, Internat. Congress Series 708: 31–39
5. Raabe, A., Raabe, M. (1988) Langzeitkontrolle mittels Octopus-Perimetrie bei chronischer cerebro-retinaler Mangelversorgung. Fortschr. Ophthalmol. 85: 164–169
6. Stark, H. (1985) Untersuchungen mit dem computergesteuerten Perimeter Peritest über die Wirkung des Cosaldon A + E auf glaukamatöse Gesichtsfelddefekte
7. Grehn, F., Burkhard, G. (1988) Verfahren zur quantitativen Verlaufskontrolle computerperimetrischer Befunde bei Glaukom. Klin. Mbl. Augenheilk. 193: 493–498
8. Ishihara (1973) Farbtafel-Ausgabe
9. Lebuisson, D. A., Leroy, L., Rigal, G. (1986) Traitement des dégénérescences „maculaires séniles" par l'extrait de Ginkgo biloba. Etude à double insu face au placebo. La Presse Méd. 15, 31: 1556–1558
10. Wolf, S., Bertram, B., Schulte, K., Jung, F., Kiesewetter, H., Reim, M. (1990) Mikrozirkulation bei senilen Makulopathien: Behandlungsversuch mit Ginkgobiloba-Extrakt EGb 761. In: R. Stodtmeister, L. E. Pillunat (Hrsg.): Mikrozirkulation in Gehirn und Sinnesorganen: Grundlagen, Klinik und Forschungsergebnisse aus Biochemie, Pharmakologie, Innere Medizin, Neurologie, HNO-Heilkunde und Augenheilkunde. Enke, Stuttgart, pp. 109–113
11. Rapin, J. R., Le Poncin-Lafitte, M. (1986) Consommation cérébrale du glucose. Effet de l'extrait de Ginkgo biloba. La Presse Méd. 15, 31: 1494–1497
12. Tea, S., Celsis, P., Clanet, M., Marc-Vergnes, J. P. (1979) Effets clinique, hémodynamique et métaboliques de l'extrait de Ginkgo biloba en pathologie vasculaire cérébrale. Gazette Méd. de France 86, 35: 4149–4152
13. Krastel, H., Jaeger, W., Huber, S., Braun, S. (1986) Rasterperimetrie mit Farbreizen. Fortschr. Ophthalmol. 83: 690–701

Behandlung von Störungen der retinalen Mikrozirkulation bei senilen Makulopathien mit Rökan

WOLF S., BERTRAM B., SCHULTE K., JUNG F., KIESEWETTER H., REIM M.

Einleitung

Degenerative Makulaveränderungen treten in jedem Lebensabschnitt auf. Sie häufen sich jedoch mit zunehmendem Alter. Neben Katarakt und Glaukom gehören sie bei älteren Menschen zu den häufigsten Augenerkrankungen. Bei 80jährigen fand Kronzweig [24] in ca. 40% der Fälle degenerative Makulaveränderungen. Mit steigender Lebenserwartung in den letzten Jahrzehnten wird die Zahl dieser Patienten immer größer. Die degenerativen Veränderungen in den verschiedenen Gewebsschichten des Makulabereichs sind teilweise Folgen eines primären Kapillarschadens. Ob die Arteriosklerose der Gefäße der Choriokapillaris die alleinige Ursache der Makuladegenerationen ist, wird immer wieder kontrovers diskutiert [12, 14, 22, 28]. Favorisiert werden als weitere Ursachen eine Abflußstörung in den Vortexvenen mit der Folge eines subretinalen Ödems [10] sowie eine subretinale Neovaskularisation durch die Freisetzung angiogener Faktoren. In der vorliegenden Untersuchung wurde im Rahmen einer offenen Vergleichsprüfung bei 10 Patienten über 24 Wochen die Wirksamkeit von Ginkgobiloba-Extrakt 761 (Rökan) auf die Progredienz der senilen Makulopathie untersucht. Die folgenden Parameter gingen in die Bewertung ein: Visus, Gesichtsfeld, Arm-Retina-Zeit, arteriovenöse Passagezeit, Erythrozytenaggregation, Erythrozytenrigidität, Plasmaviskosität.

Schlüsselwörter: Senile Makulopathie, Mikrozirkulationsstörung, Visus, Gesichtsfeld, Arm-Retina-Zeit, Erythrozytenrigidität, Rökan.

Patienten und Methoden

Die Untersuchung wurde als offene Vergleichsstudie gegen Placebo durchgeführt. Vor einer 6wöchigen Run-in-Phase wurde eine Erstuntersuchung durchgeführt und eine bestehende Medikation abgesetzt. Danach, zum Beginn der Therapiephase, erhielten 10 Patienten mit seniler Makulopathie 3 x 40 mg/d Ginkgo-biloba-Extrakt (Rökan) über 24 Wochen. Es handelte sich um 3 weibliche und 7 männliche Patienten im Alter von 55 bis 83 Jahren (mittleres Alter: 70 ± 9 Jahre). Zur Abschätzung des natürlichen Krankheitsverlaufs bei Patienten mit seniler Makulopathie erhielten 10 Patienten für 24 Wochen ein Placebo. Es handelte sich um 4 weibliche und 6 männliche Patienten im Alter von 41 bis 80 Jahren (mittleres Alter: 67 ± 12 Jahre).

Neben einer kompletten klinisch-ophthalmologischen Untersuchung inklusive automatischer Perimetrie (Octopus 2000; Programm 31 [8]) erfolgte die Messung der retinalen Durchblutung mit Hilfe der Video-Fluoreszenzangiographie [30]. Gleichzeitig wurden zur Bestimmung der Fließfähigkeit des Blutes die Plasmaviskosität, Hämatokrit, Erythrozytenaggregation und -rigidität bestimmt. Alle Parameter wurden vor Beginn der Untersuchung, nach 12 sowie nach 24 Wochen gemessen. Tabelle 1 zeigt Meßparameter, Meßmethoden, verwendete Symbole und Referenzbereiche der verwendeten Meßverfahren.

Der Test auf Normalverteilung wird nach Kolmogoroff-Smirnow durchgeführt. Normalverteilte Stichproben werden mit Mittelwert (Mw) und Standardabweichung (s) in der Form Mw ± s, nicht normalverteilte Stichproben mit Median (Md) und Perzentilen (2,5%-Perzentil und 97,5%-Perzentil) in der Form Md (2,5%P-97,5%P) beschrieben. Für den statistischen Vergleich verbundener Stichproben wird der Test nach Wilcoxon-Wilcox herangezogen. Als Signifikanzschranke gilt das 5%-Niveau.

Tabelle 1. Untersuchungsverfahren und Referenzbereiche

Meßparameter	Meßmethode	Referenzbereich		Literatur
Visus	DIN 58220	1,0	[-]	[6]
Gesichtsfeld	Octopus 2000	–	[dB]	[8]
Arm-Retina-Zeit	Videofluoreszenzangiographie	4,6–17,8	[s]	[30]
Arterio-venöse Passagezeit	Videofluoreszenzangiographie	0,7–2,2	[s]	[30]
Hämatokrit	Impedanzmethode	m: 39–52 w: 34–50	[%] [%]	[14, 16]
Erythrozytenaggregation	Minierythrozytenaggregometer	8–21	[-]	[14, 17]
Erythrozytenrigidität	Erythrozytenrigidometer	0,83–1,19	[-]	[14, 27]
Plasmaviskosität	Kapillarschlauchplasmaviskosimeter	1,14–1,34	[mPas]	[14, 15]

Ergebnisse

Lage- und Streugrößen der gemessenen Parameter für die beiden Patientengruppen zu Beginn der Behandlungsphase sind in Tabelle 2 dargestellt. Zu diesem Zeitpunkt unterschieden sich beide Gruppen hinsichtlich der untersuchten Parameter nicht signifikant. Vor Therapiebeginn zeigte sich in beiden Gruppen sowohl ein rheologisches Defizit (signifikant erhöhte Plasmaviskosität und mäßig erhöhte Erythrozytenaggregation gegenüber gleichaltrigen Gesunden) als auch eine deutlich ausgeprägte retinale Mikrozirkulationsstörung. Lage- und Streugrößen der gemessenen Parameter zu den Zeitpunkten vor und nach 6 Monaten Therapie mit den Ergebnissen der Prüfstatistik für die mit Rökan behandelten Patienten sind in Tabelle 3 zusammengestellt.

Nach der 6monatigen Einnahme von Rökan kam es zu einer signifikanten Verbesserung des Visus. Der Median des Visus (des untersuchten Auges) hatte bei diesen Patienten nach 6 Monaten von 0,5 auf 0,65 zugenommen. Bei 6 Patienten stellte sich eine geringe Visussteigerung und bei 4 Patienten eine Stabilisierung der zentralen Sehschärfe ein. Neben der Stabilisierung der Sehschärfe in der mit Rökan behandelten Gruppe konnte eine signifikante Verringerung der arterio-venösen Passagezeit nachgewiesen werden; die Ergebnisse der retinalen Videofluoreszenzangiographie zeigt Abb. 1. Die arterio-venöse Passagezeit nahm signifikant im Mittel von 3,32 ± 0,5 s auf 2,48 ± 0,5 s ab. Die übrigen untersuchten Parameter änderten sich im Beobachtungszeitraum nicht.

In Tabelle 4 sind die Ergebnisse für die mit einem Placebo behandelte Patientengruppe zu den beiden Untersuchungszeitpunkten dargestellt. In dieser Patientengruppe änderte sich im Beobachtungszeitraum keiner der untersuchten Parameter signifikant.

Tabelle 2. Meßparameter zu Beginn der Behandlungsphase für die beiden Patientengruppen

Parameter		Rökan	Placebo
Visus (betroff. Auge)	[–]	0,5 (0,3–0,8)	0,40 (0,1–0,8)
Gesichtsfeldverlust	[dB]	5,19 ± 3,00	6,24 ± 3,00
Tensio	[mmHg]	15,30 ± 1,71	14,30 ± 2,71
Arm-Retina-Zeit	[s]	14,00 ± 2,10	12,80 ± 3,60
Arteriovenöse Passagezeit	[s]	3,32 ± 0,50	2,84 ± 0,60
Hämatokrit	[%]	41,30 ± 4,50	42,70 ± 2,50
Erythrozytenaggregation	[–]	16,10 ± 4,10	18,30 ± 3,00
Erythrozytenrigidität	[–]	1,02 ± 0,18	1,03 ± 0,06
Plasmaviskosität	[mPas]	1,39 ± 0,08	1,40 ± 0,09

Tabelle 3. Meßparameter zu den Zeitpunkten vor und nach 6 Monaten Therapie für die mit Rökan behandelten Patienten mit seniler Makulopathie

Parameter		Vor Therapie	Nach 6 Monaten	
Visus (betroff. Auge)	[–]	0,50 (0,3–0,8)	0,65 (0,4–1,0)	$p < 0,05$
Gesichtsfeldverlust	[dB]	5,19 ± 3,00	6,51 ± 3,80	ns
Tensio	[mmHg]	15,30 ± 1,71	15,50 ± 1,65	ns
Arm-Retina-Zeit	[s]	14,00 ± 2,10	14,20 ± 2,80	ns
Arteriovenöse Passagezeit	[s]	3,32 ± 0,50	2,48 ± 0,50	$p < 0,05$
Hämatokrit	[%]	41,30 ± 4,50	42,70 ± 5,00	ns
Erythrozytenaggregation	[–]	16,10 ± 4,10	16,40 ± 2,40	ns
Erythrozytenrigidität	[–]	1,02 ± 0,18	1,00 ± 0,27	ns
Plasmaviskosität	[mPas]	1,39 ± 0,08	1,36 ± 0,08	ns

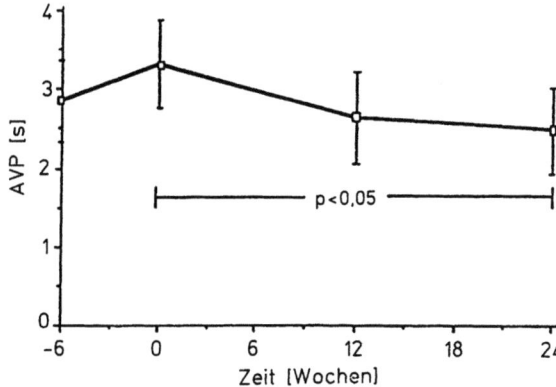

Abb. 1. Entwicklung der arteriovenösen Passagezeit im Beobachtungszeitraum

Tabelle 4. Meßparameter zu den Zeitpunkten vor und nach 6 Monaten für die mit Placebo behandelten Patienten mit seniler Makulopathie

Parameter		Vor Therapie	Nach 6 Monaten	
Visus (betroff. Auge)	[–]	0,4 (0,1–0,8)	0,4 (0,01–0,8)	ns
Gesichtsfeldverlust	[dB]	6,24 ± 3,00	7,01 ± 3,80	ns
Tensio	[mmHg]	14,30 ± 2,71	16,10 ± 1,66	ns
Arm-Retina-Zeit	[s]	12,80 ± 3,60	12,20 ± 4,70	ns
Arteriovenöse Passagezeit	[s]	2,74 ± 0,60	2,45 ± 0,60	ns
Hämatokrit	[%]	42,70 ± 2,50	44,10 ± 3,40	ns
Erythrozytenaggregation	[–]	18,30 ± 3,00	16,60 ± 2,10	ns
Erythrozytenrigidität	[–]	1,03 ± 0,06	1,02 ± 0,04	ns
Plasmaviskosität	[mPas]	1,40 ± 0,09	1,36 ± 0,06	ns

Diskussion

Die große Zahl der Therapieversuche bei Patienten mit seniler Makuladegeneration mit nur geringem oder keinem Erfolg zeigt, daß die medikamentöse Behandlung der senilen Makulopathie immer noch problematisch ist. Dies ist letztlich darauf zurückzuführen, daß die Ätiologie der Erkrankung bisher nicht geklärt werden konnte.

Nach ersten Untersuchungen im Tiermodell [4, 7, 26] wurde Ginkgo biloba Extrakt auch bei Patienten mit okulären Durchblutungsstörungen eingesetzt [21]. Die von Lebuisson et al. [20] in einer placebo-kontrollierten Doppelblindstudie bei 10 Patienten mit seniler Makuladegeneration erzielten Ergebnisse (signifikante Verbesserung des ophthalmologischen Scores, bei tendenzieller Verbesserung von Visus und Gesichtsfeld) stimmen im wesentlichen mit den Befunden dieser Studie überein. So konnte bei 6 Patienten eine geringe Visussteigerung und bei 4 Patienten eine Stabilisierung der zentralen Sehschärfe erreicht werden. Neben der Stabilisierung der Sehschärfe zeigte sich eine signifikante Verkürzung der arterio-venösen Passagezeit. Die initial deutlich verlängerte arterio-venöse Passagezeit deutet auf eine retinale Mikrozirkulationsstörung hin. Möglicherweise ist sie Folge eines subretinalen Ödems, das sich nach Friedman durch eine Abflußstauung der Vortexvenen bilden kann [10]. Die Verkürzung der arterio-venösen Passagezeit nach der 6monatigen Behandlung zeigt den positiven Effekt dieses Ginkgo-biloba-Extraktes auf die retinale Mikrozirkulation, wenn auch eine vollständige Normalisierung der retinalen Durchblutung nicht erzielt werden konnte.

Die Zunahme des retinalen Blutflusses ist nicht auf einen rheologischen Effekt zurückzuführen, sondern wahrscheinlich auf eine Gefäßwirkung. Vasoregulative Eigenschaften konnten in vitro an Gefäßsegmenten [2, 3] bzw. im Tierversuch [26] insbesondere unter präischämischen Bedingungen bereits nachgewiesen werden [1, 5]. Da es in der unbehandelten Gruppe, im Gegensatz zu der mit Rökan behandelten Gruppe, zu keiner relevanten Änderung des Visus und der retinalen Hämodynamik kam, scheint eine Therapie mit Rökan den Krankheitsverlauf positiv zu beeinflussen. Zur Klärung des Wirkmechanismus, insbesondere zur Absicherung der klinischen Wirksamkeit bei der senilen Makulopathie, sind jedoch weitere kontrollierte Studien erforderlich.

Literatur

1. Allard, M. (1985) Traitement des troubles du vieillissement par l'extrait de Ginkgo biloba. De la pharmacologie à la clinique. Presse Méd. 15: 1540–1545
2. Auguet, M., Clostre, F. (1983) Effects of an extract of Ginkgo biloba and diverse substances on the phasic and tonic components of the contraction of an isolated aorta. Gen. Pharmac. 14: 277–280

3. Chabrier, P. E., Roubert, P. (1988) Effect of Ginkgo biloba extract on the blood-brain barrier. In: E. W. Fünfgeld (Ed.): Rökan (Ginkgo biloba) – Recent results in pharmacology and clinic. Springer, Berlin, pp. 117–125
4. Clairambault, P., Magnier, B., Droy-Lefaix, M. T., Magnier, M., Pairault, C. (1988) Effet de l'extrait de Ginkgo biloba sur les lésions induites par une photocoagulation au laser à l'argon sur la rétine de lapin. Sem. Hôp. Paris 62: 57–59
5. Clostre, F. (1988) From the body to the cellular membranes: The different levels of pharmacological action of Ginkgo biloba. In: E. W. Fünfgeld (Ed.): Rökan (Ginkgo biloba) – Recent results in pharmacology and clinic. Springer, Berlin, pp. 180–188
6. DIN 58220
7. Doly, M., Droy-Lefaix, M. T., Bonhomme, B., Braquet, P. (1986) Effet de l'extrait de Ginkgo biloba sur l'électrophysiologie de la rétine isolée de rat diabétique. Presse Méd. 15: 1480–1483
8. Flammer, J. (1986) The concept of visual field indices. Graefe's Arch. Clin. Exp. Ophthalmol. 224: 389–392
9. François, J. (1977) L'hérédité dégénérescences maculaires séniles. Ophthalmologica (Basel) 175: 67–72
10. Friedman, E. (1987) Scleral rigidity, venous obstruction and age-related macular degeneration: a working hypothesis. In: BenEzra D., Ryan S. J., Glaser, B. M., Murphy, R. P. M. (Eds.): Ocular circulation and neovascularisation. Nijhoff/Dr. W. Junk Publishers, pp. 197–204
11. Green, W., Gass, J. D. M. (1971) Senile disciform degeneration of the macula. Arch. Ophthal. 86: 487
12. Hasegawa, Y., Hayashi, K., Tokoro, T., De Laey, J. J. (1988) Klinische Anwendung von Indozyanin-grün-Angiographie zur Diagnose choroidaler neovaskulärer Erkrankungen. Fortschr. Ophthalmol. 85: 410–412
13. Heinrich, P. (1973) Zur senilen Maculadegeneration. Klin. Mbl. Augenheilk. 162: 3–26
14. Jung, F., Kiesewetter, H., Roggenkamp, H. G., Nüttgens, H. P., Ringelstein, E. B., Gerhards, M., Kotitschke, E., Wenzel, H., Zeller, H. (1986) Bestimmung der Referenzbereiche rheologischer Parameter: Studie an 653 zufällig ausgewählten Probanden im Kreis Aachen. Klin. Wochenschr. 64: 357–381
15. Jung, F., Roggenkamp, H. G., Schneider, R., Kiesewetter, H. (1983) Das Kapillarschlauch-Plasmaviskosimeter. Ein neues Meßgerät zur Quantifizierung der Blutplasmaviskosität. Biomed. Technik 28: 249–252
16. Kiesewetter, H., Lazar, H., Radtke, H., Thielen, W. (1982) Hämatokritbestimmung durch Impedanzmessung. Biomed. Technik 27: 171–175
17. Kiesewetter, H., Radtke, H., Schneider, R., Mußler, K., Scheffler, A., Schmid-Schönbein, H. (1982) Das Mini-Erythrozyten-Aggregometer: Ein neues Gerät zur schnellen Quantifizierung des Ausmaßes der Erythrozytenaggregation. Biomed. Technik 27, 9: 209–213
18. König, F., Sourbrane, G., Coscas, G. (1984) Aspects angiographiques de la dégénérescence maculaire sénile: Evolution spontanée. J. Fr. Ophtalmol. 72: 93–98
19. Kronzweig, A. L. (1951) Pathology of eye in old age. Changes attributed to the aging process. Trans. Amer. J. Ophthal. 58: 261–267
20. Lebuisson, D. A., Leroy, L., Rigal, G. (1988) Treatment of senile macular degeneration with Ginkgo biloba extract. In: Fünfgeld, E. W. (Ed.): Rökan (Ginkgo biloba) – Recent results in pharmacology and clinic. Springer, Berlin: 231–236
21. Merté, H.-J., Merkle, W. (1980) Langzeitbehandlung mit Rökan bei Durchblutungsstörungen von Netzhaut und Sehnerv. Klin. Monatsbl. Augenheilk. 177: 577–583
22. Niesel, P. (1980) Hämodynamik des uvealen und des retinalen Kreislaufs und die diagnostischen Möglichkeiten. Ophthalmologica (Basel) 180: 101–109
23. Orth, D. H., Patz, A., Flower, R. W. (1976) Potential clinical applications of indocyanine green choroidal angiography – preliminary report. Eye Ear Nose and Throat Monthly 55: 15–28

24. Perdriel, G. (1984) Les dégénérescences maculaires séniles et leur traitement. J. Fr. Ophthalmol. 72: 89–91
25. Prünte, C., Niesel, P. (1988) Quantification of choroidal flood-flow parameters using indocyanine green video-fluorescence angiography and statistical picture analysis. Graefe's Arch. Ophthalmol. 226: 55–58
26. Reuse-Blom, S., Drieu, K. (1986) Effet de l'extrait de Ginkgo biloba sur le spasme artériolaire chez le lapin. Presse Méd. 15: 397–400
27. Roggenkamp, H. G., Jung, F., Kiesewetter, H. (1982) Ein Gerät zur elektrischen Messung der Verformbarkeit von Erythrozyten. Biomed. Technik 28: 100–104
28. Steinbach, P. D. (1970) Über die Benachteiligung der Netzhautkapillaren bei der senilen Maculadegeneration (fluoreszenzangiographische Untersuchung). Klin. Monatsbl. Augenheilk. 156: 710–715
29. Streiff, E. B., Babel, J. (1963) Gérontologie et gériatrie du fond de l'oeil. In: Proc. Ophthal., vol. 13. Karger, Basel, New York
30. Wolf, S., Jung, F., Kiesewetter, H., Körber, N., Reim, M. (1989) Video fluorescein angiography: Method and clinical application. Graefe's Arch. Clin. Exp. Ophthalmol. 227: 145–151

Wirkung von Rökan auf die Mikrozirkulation der Retina

SARACCO J. B., ESTACHY G.

Zusammenfassung

In einer einjährigen offenen Studie an 50 Patienten wurde die Wirksamkeit des standardisierten Ginkgo biloba-Extrakts (Rökan) bei der chronisch gestörten Mikrozirkulation der Retina überprüft. Das Kollektiv umfaßte 20 Patienten mit chronischem Weitwinkelglaukom, 20 mit seniler oder präseniler Makuladegeneration und 10 mit diabetischer Retinopathie. Beurteilungskriterien waren: Gesichtsfeld, Augenhintergrund und Angiofluoroskopie. Bei den Patienten mit Makulopathie und diabetischer Retinopathie wurden deutlich positive Befunde registriert. Der Gesamterfolg erwies sich durch 58 % subjektive und objektive Verbesserungen. Die Verträglichkeit war sehr gut.

Schlüsselwörter: Mikrozirkulation der Retina, Makuladegeneration, diabetische Retinopathie, Glaukom, Gesichtsfeld, Augenhintergrund, Rökan.

Bei degenerativen Gefäßerkrankungen sind dem Kliniker durch die bloße Beobachtung der Gefäße des Augenhintergrunds die pathologischen Veränderungen direkt sichtbar. Die Gefäße des Augenhintergrunds sind repräsentativ für das gesamte, insbesondere für das cerebrale Gefäßsystem. Der Ophthalmologe kann daher Frühstadien von pathologischen Veränderungen bei Patienten erkennen, die noch keine Funktionsausfälle haben und nur wegen der ersten Altersbrille in die Sprechstunde kommen. In anderen Fällen sucht der Patient wegen eines Rückgangs der Sehschärfe die Sprechstunde auf. Auch hier können mit Hilfe der Augenhintergrundsuntersuchung degenerative senile oder präsenile Läsionen der Makula aufgedeckt werden, die sehr häufig mit Störungen der retinalen Mikrozirkulation im arteriellen Schenkel verbunden sind. Diese Mikroangiopathie wird auch beim Diabetes mellitus beobachtet. Alle Komplikationen der diabetischen Retinopathie sind durch Störungen der Mikrozirkulation bedingt. Patienten mit chronischem Glaukom reagieren ebenfalls gegenüber hämodynamischen Veränderungen sehr empfindlich. Die arterielle Mikrozirkulation in der Papille ist aufgrund des intraokulären Überdrucks bereits stark verändert. Diese Störung wird durch Verminderung von Compliance und Lumen der terminalen Arteriolen verstärkt.

Die vorliegende Studie untersucht die Wirksamkeit des standardisierten Ginkgo biloba-Extrakts 761 (Rökan) bei ophthalmologischen Indikationen, die bisher in begrenzterem Rahmen Gegenstand klinischer Untersuchungen gewesen sind [2, 10]. Über das Präparat Rökan sind in der Literatur Veröffentlichungen von Autoren verschiedener Fachrichtungen erschienen [1, 2, 3, 5]. Aufgrund pharmakologischer und pharmakoklinischer Arbeiten [4, 9] ist anzunehmen, daß Rökan rheologische und metabolische Effekte besitzt, die insbesondere im Bereich der Kapillardurchblutung und der Blutversorgung des Hirngewebes nachgewiesen werden konnten.

Methodik

Patientengut

Um eine einseitige Auswahl der Patienten zu vermeiden, wurden alle Patienten mit chronischem Glaukom, Makuladegeneration oder diabetischer Retinopathie in diese klinische Prüfung einbezogen, und zwar in der Reihenfolge ihres Erscheinens in der Ambulanz. Das Patientenkollektiv läßt sich deshalb in drei Gruppen einteilen:

- Die erste Gruppe umfaßte 20 Patienten (7 Männer, 13 Frauen) mit chronischem Weitwinkelglaukom (Stadien II und III nach Richardson), die durch alleinige medikamentöse Behandlung nur schwer im normalen Druckbereich zu halten waren. Diese Patienten hatten bereits eine Papillenveränderung und eine deutliche Gesichtsfeldeinengung. Das Alter lag zwischen 30 und 83 (Mittel 66) Jahren.
- Die zweite Gruppe bestand aus 20 Patienten (11 Männer, 9 Frauen) mit seniler oder präseniler Makuladegeneration und konsekutiven deutlichen Funktionsdefiziten. Das Alter lag zwischen 30 und 84 (Mittelwert 65) Jahren.
- Die dritte Gruppe bestand aus 10 Diabetikern (5 Männern und 5 Frauen) mit beginnender Mikroangiopathie und Retinopathie Stadium II – III nach

Tabelle 1. Gruppierung der Patienten nach Alter und Diagnosen

Alter (Jahre)	Diagnosen			Gesamt
	Chronisches Glaukom	Makula-degeneration	Diabetische Retinopathie	
30–50	1	4	2	7
50–70	12	8	6	26
70–84	7	8	2	17
Gesamt	20	20	10	50

Alaerts und Slosse. Das Alter lag zwischen 30 und 81 (Mittelwert 56,5) Jahren.

Insgesamt wurden 50 Patienten (23 Männer, 27 Frauen) im Alter zwischen 30 und 84 (Mittelwert 63,5) Jahren, in die Studie aufgenommen. Die Verteilung der Patienten nach Alter und Diagnose ist aus Tabelle 1 ersichtlich.

Diagnose und Beurteilungskriterien

Um den Therapieerfolg in bezug auf die Mikrozirkulation der Retina und der Papille zu beurteilen, wurden folgende funktionellen Tests und apparativen Untersuchungen vor, während und nach der Behandlung durchgeführt.

Gesichtsfeld

- Gruppe 1: dynamische Perimetrie mit der Halbkugel nach Goldmann und statische zirkuläre Perimetrie auf dem 15. Breitengrad nach der Methode von A. G. Ourgaud [6, 7] mit dem Analysator von Friedmann.
- Gruppen 2 und 3: ebene Gesichtsfeldmessung mit drei Leuchtdichten, mit dem Kampimeter von Jayle und Mossé.

Augenhintergrund

Retinographie im rot-freien Licht und in Farbe der Papillengegend (Gruppe 1), der Makula (Gruppe 2) und des hinteren Augenpols (Gruppe 3).

Angiofluoroskopie

Mit ihrer Hilfe war bei allen drei Gruppen eine klassische, statische Untersuchung möglich. In einer dynamisch-angioskopischen Untersuchung konnten außerdem bei den Patienten der 1. Gruppe die Arm-Retina-Zeit und die Retina-Durchflußzeit gemessen werden.

Dosierung und Behandlungsdauer

Rökan wurde in folgender Dosierung verordnet: 3 x 1 ml/d p. o. vor den Mahlzeiten. Diese Behandlung wurde mit Ausnahme von zwei Behandlungs-

Abbrüchen während 6 bis 20 Monaten durchgeführt. In den einzelnen Indikationen dauerte die Behandlung: 6 – 20 Monate (Mittelwert 14) bei Glaukom, 6 – 12 Monate (Mittelwert 9) bei Makuladegeneration und 10 – 18 Monate (Mittelwert 13) bei diabetischer Retinopathie. Die mittlere Behandlungsdauer betrug 12 Monate.

Begleitmedikation

Vorher begonnene Behandlungen (Antidiabetika, Antikoagulantien und Antihypertensiva) wurden in der Regel beibehalten. Dies galt auch für lokal applizierte Medikamente.

Ergebnisse

Bewertungsschlüssel

Der Visus-Gewinn von 1/10 bzw. die Stabilisierung des Befunds sind bei einer Makuladegeneration oder diabetischen Retinopathie bereits therapeutische Erfolge. Die Resultate wurden wie folgt eingestuft:

- Sehr gute Ergebnisse (***): Visus-Verbesserungen > 2/10; Gesichtsfeld-Verbesserung: Verschwinden oder Rückbildung von Skotomen und/oder Erweiterung der peripheren Grenzen; subjektive Besserung.
- Gute Ergebnisse (**): Visus-Verbesserung > 1/10; Gesichtsfeld unverändert oder ganz leicht verbessert; subjektive Besserung.
- Mäßige Ergebnisse (*): Visus und Gesichtsfeld nicht gebessert; Augenhintergrund stabilisiert; subjektive Besserung.
- Nonresponder: Progredienz der klinischen Symptome; Visus-Verschlechterung oder Einengung des Gesichtsfeldes; keine subjektive Besserung.

Tabelle 2. Gesamtergebnisse

Ergebnis (Zunahme des Visus)	Patienten	
	n	[%]
Sehr gut (> 2/10)	6	(58)
Gut (> 1/10)	23	
Mäßig (0–1/10)	15	(30)
Versager	6	(12)
Gesamt	50	(100)

Tabelle 3. Ergebnisse nach Indikationsgruppen

Indikationen	Zunahme Visus	Sehr gut (>2/10)	Gut (>1/10)	Mäßig (0–1/10)	Versager
Chronisches Glaukom ($n = 20$)		2	8	8	2
Makuladegeneration ($n = 20$)		2	10	5	3
Diabetische Retinopathie ($n = 10$)		2	5	2	1

Gesamtergebnisse

Die Gesamtergebnisse sämtlicher Patienten sind in Tabelle 2 und 3 zusammengefaßt.

Bei 58 % der Patienten wurde eine deutliche Besserung festgestellt; 12 % waren Nonresponder. Bei letzteren war der Krankheitsverlauf meist progredient. Das subjektive Beschwerdebild wurde unter der Therapie bei 88% der Patienten verbessert.

Analyse und Diskussion

Chronisches Glaukom (Gruppe 1)

Tabelle 4 enthält die nach dem jeweiligen Glaukom-Stadium aufgeschlüsselten Ergebnisse. Der Therapieerfolg bei Glaukom im Stadium II war am deutlichsten. Die Verbesserung oder Stabilisierung sowohl der Sehschärfe als auch des Gesichtsfeldes verliefen eindeutig. Die Sehschärfe (ggf. nach Korrektur) wurde in 10 Fällen gebessert und ging nur in 2 Fällen zurück. Bei 4 Patienten mit einer initialen Sehschärfe unter 5/10 wurden Besserungen von

Tabelle 4. Ergebnisse bei verschiedenen Glaukomstadien

Ergebnis (Zunahme Visus)	Stadien	II ($n = 9$)	III ($n = 10$)	IV ($n = 1$)
Sehr gut (>2/10)		1	1	–
Gut (>1/10)		5	2	1
Mäßig (0–1/10)		3	5	–
Versager		–	2	–

2/10 oder mehr beobachtet. Die Läsionen des Augenhintergrundes sind auffallend stationär geblieben.

Die Untersuchung des Gesichtsfeldes ergab entweder eine leichte Ausdehnung der Grenzen im Goldmann-Apparat unter gleichzeitigem Anstieg der Schwellenwerte im Friedman-Analysator oder aber meist gleichbleibende perimetrische Befunde, sowohl mit der Goldmann-Halbkugel wie auch mit der statischen Perimetrie nach A. G. Ourgaud. Zur objektiven Beurteilung dieser Ergebnisse muß berücksichtigt werden, daß bereits die Erhaltung des Gesichtsfeldes trotz eines meist über dem Normalwert liegenden Augeninnendrucks auf jeden Fall als sehr günstig angesehen werden muß. Gesichtsfeld und zirkuläre statische Perimetrie des Befunds Nr. 19 bestätigen diese Ergebnisse. Bei der 74 Jahre alten Patientin lag seit 10 Jahren ein chronisches Glaukom vor, das im Stadium III mit konservativer Therapie nur sehr schwer kontrollierbar war. Nach 14monatiger Behandlung zeigten die Gesichtsfelder eine Stabilisierung der peripheren Ausfälle. Die Isopteren sind praktisch unverändert. Das vor der Behandlung bestehende Skotom des rechten Auges verschwand. Die Aufzeichnung der zirkulären statischen Perimetrie bei 15° nsch Ourgaud [7] bestätigte die Stabilisierung der Gesichtsfeldausfälle. Sowohl links wie rechts sind die Kurven praktisch deckungsgleich (Abb. 1).

In der gleichen Patientengruppe wurden Messungen der Arm-Retina-Zeit durchgeführt. Diese Untersuchung wurde bei allen 12 Patienten unter identischen Bedingungen vom gleichen Untersucher nach einheitlicher Methodik ausgeführt (rasche Injektion, Zeitmessung mit dem Chronometer). Vor Beginn der Therapie lag die Arm-Retina-Zeit zwischen 9,5 und 16 Sekunden. Nach der Behandlung zeigte sich bei zehn dieser zwölf Patienten eine Besserung der Arm-Retina-Zeit von 0,5 bis 2 s (Mittelwert 1 s). Gleichzeitig wurde eine deutliche Besserung der Retina-Durchflußzeiten beobachtet. Diese Veränderungen bestätigen die hämodynamische Wirkung

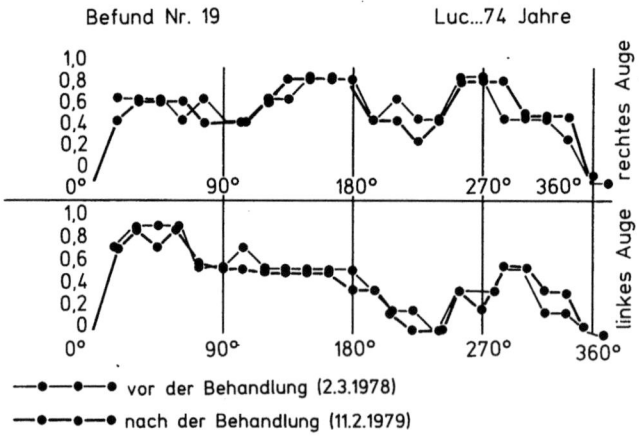

Abb. 1. Statische zirkuläre Gesichtsfeldbestimmung bei 15°

auf den Netzhautdurchfluß. Sie ist vergleichbar mit Ergebnissen bei cerebrovaskulärer Insuffizienz [8].

Makula-Degeneration (Gruppe 2)

Die 20 behandelten Makulopathien hatten unterschiedliche Ätiologien und verteilten sich auf drei Untergruppen. Wie aus Tabelle 5 hervorgeht, waren die Resultate in Abhängigkeit von der ursächlichen Erkrankung verschieden.

Bei seniler Makula-Degeneration wurde eine deutliche Wirkung der Rökan-Behandlung auf die Sehschärfe registriert. Bei diesen 11 Patienten mit einer Sehschärfe zwischen 1/10 und 4/10 ergab sich 5mal eine Besserung, 3mal eine Stabilisierung und 3mal eine Verschlechterung.

Bei den zystoiden Ödemen und zentralen Retinopathien mit überwiegender exsudativer Komponente ergab sich neben einer stabilen Visus-Verbesserung eine Besserung der Befunde bei Angiographie und Augenhintergrund.

Die Ergebnisse bei den senilen Makula-Degenerationen erscheinen auf den ersten Blick weniger überzeugend. Nur knapp die Hälfte dieser Patienten konnte gebessert werden. Doch sind die 5 Fälle mit einem Visus-Gewinn von 2/10 sowie die 3 Patienten mit Stabilisierung bei diesen Kranken mit schwerer Funktionseinschränkung ein größerer Therapieerfolg als die Restitutio ad integrum bei den zentralen serösen Retinopathien, da diese eine viel bessere Prognose haben.

Diabetische Retinopathien (Gruppe 3)

Tabelle 6 präzisiert die Ergebnisse in bezug auf das Stadium der Retinopathie (Klassifikation nach Slosse und Alaerts).

Diese Gruppe ist durch einen kleinen Stichprobenumfang charakterisiert (10). Bei 7 von 10 Fällen war das Ergebnis der Therapie mit Rökan positiv. Allerdings waren die behandelten Retinopathien von mittlerer Schwere und

Tabelle 5. Ergebnisse bei Makuladegenerationen

Ergebnis	Erkrankung	Senile Makula-Degeneration ($n = 11$)	Zystoides Netzhautödem ($n = 5$)	Seröse Retinopathie ($n = 4$)
Sehr gut		–	–	2
Gut		5	4	2
Mäßig		3	1	–
Versager		3	–	–

Tabelle 6. Ergebnisse bei diabetischen Retinopathien

Ergebnis (Zunahme Visus)	Stadium II ($n = 4$)	III ($n = 6$)
Sehr gut (>2/10)	2	–
Gut (>1/10)	1	4
Mäßig (0–1/10)	1	–
Versager	–	2

noch nicht im Endstadium. Es sei daran erinnert, daß im Stadium II am hinteren Augenpol Mikro-Aneurysmen und punktförmige Exsudate auftreten; im Stadium III kommen hämorrhagische und exsudative Läsionen hinzu. Vom Stadium IV an werden diese Läsionen durch Befall der großen Venenstämme praktisch irreversibel.

Unter Rökan wurden die Sehschärfe und das Gesichtsfeld gebessert, weniger der Augenhintergrund, der sich bei der Untersuchung meist unverändert zeigt. Bei diesen Patienten scheint Rökan vor allem positive Effekte auf das Makula-Ödem zu haben, das ein häufiges Phänomen bei diabetischer Retinopathie ist.

Verträglichkeit

Die Verträglichkeit war ausgezeichnet. Von 50 behandelten Patienten brachen nur 2 die Behandlung infolge schlechter Magen-Darm-Verträglichkeit ab. Dabei ist zu berücksichtigen, daß es sich hier um 2 Frauen handelte, die jegliche Medikation im allgemeinen nur ungern akzeptierten.

In 2 weiteren Fällen wurde vorübergehend die Dosis um die Hälfte herabgesetzt, nachdem diese Patienten ein im Kopf lokalisiertes Hitzegefühl, verbunden mit gelegentlichem Schwindel, angegeben hatten. Einen Monat später konnte die Dosierung ohne weiteres wieder auf die Norm (3 x 1 ml/d) heraufgesetzt werden.

Schlußfolgerungen

Die vorgelegte Untersuchung über die Wirkung des standardisierten Ginkgo-biloba-Extrakts 761 auf die Mikrozirkulation der Retina betraf 50 Patienten, die drei verschiedenen Indikationsgruppen angehörten: 20 chronische Weitwinkel-Glaukome, 20 Patienten mit schwerer Makulopathie und 10 Diabetiker mit mittelschwerer Retinopathie. Die Medikation wurde in einer Dosis von dreimal täglich 1 ml verordnet; die Behandlungsdauer betrug im Durchschnitt ein Jahr.

Subjektiv wie objektiv betrachtet, wurden insgesamt 58 % der Patienten durch die Behandlung deutlich gebessert. 30 % berichteten eine subjektive Zunahme; 12 % haben sich verschlechtert oder jedenfalls keine Besserung gezeigt. Analysiert man diese Ergebnisse nach Indikationen, so erscheinen sie bei den Makulopathien und bei den diabetischen Retinopathien als sehr zufriedenstellend; auch bei den Weitwinkel-Glaukomen sind sie noch sehr positiv.

Die Verträglichkeit von kann als ausgezeichnet bewertet werden. Obwohl das Präparat bei zwei etwas eigensinnigen Patientinnen abgesetzt werden mußte, wurde es in der überwiegenden Mehrzahl der Fälle bei Langzeitbehandlung vorzüglich vertragen, sowohl in bezug auf den Verdauungstrakt als auch auf das Herz-Kreislauf-System. Rökan kann somit als ein Kapillarprotektor bezeichnet werden. Bei den Mikrozirkulationsschäden des Auges ist es von therapeutischem Interesse.

Literatur

1. Bono, Y., Mouren, P. (1975) L'insuffisance circulatoire cérébrale et son traitement par l'extrait de Ginkgo biloba. Med. Méd. 61: 59–62
2. Bregeat, P., Regnault, Fr. Action du Tanakan sur la circulation oculaire (angiographie rétinienne et étude clinique) (in Druck)
3. Guerrier, Y., Bassères, F., Artières, J. (1978) Le Tanakan dans le traitement des vertiges. A propos de 26 observations. Cahiers d'ORL, 13: 421–428
4. Lagrue, G., Baillet, J., Behar, A. (1978) Activité d'un extrait végétal complexe dans les oedèmes idiopathiques orthostatiques. Sem. Hôp. Paris, 54: 214–217
5. Moreau, Ph. (1975) Un nouveau stimulant circulatoire cérébral. Nouv. Presse Méd. 33: 2401–2402
6. Ourgaud, A. G. (1979) Méthodes pratiques d'examen fonctionnel combiné. Ophtalmologica, 169: 203–233
7. Ourgaud, A. G., Metge, P., Chagnon, A. M. (1977) Périmétrie statique circulaire à 7°, 15° et 22° chen le sujet normal. B. S. O. F. 17: 295–299
8. Saracco, J. B., Fonta, D., Estachy, G. (1978) Le praticien et le fond d'oeil du diabétique. Gazette médicale de France, 85: 1363–1368
9. Tea, S., Celsis, P., Clanet, M., Marc-Vergnes, J. P. (1979) Effets clinique, hémodynamique et métaboliques de l'extrait de Ginkgo biloba en pathologie vasculaire cérébrale. Gazette Médicale de France, 86: 4149–4152
10. Insuffisances circulatoires et vasorégulation artérielle, capillaire et veineuse. Colloque pluridisciplinaire, Paris, 20 mai 1976

Behandlung der senilen Makuladegeneration mit Rökan

LEBUISSON D. A., LEROY L., RIGAL G.

Zusammenfassung

Die Makuladegeneration ist eine häufige Ursache für den Verlust des Sehvermögens. Die Genese scheint multifaktoriell bedingt. An 20 Patienten wurde in einer placebokontrollierten Doppelblindstudie die Wirksamkeit von Ginkgo biloba-Extrakt 761 (Rökan) untersucht. Beurteilungsparameter war der Fern- und Nah-Visus. Schon bei diesem relativ kleinen Stichprobenumfang war die Verbesserung der Sehschärfe in der Rökan-Gruppe statistisch signifikant. Diskutiert werden die verschiedenen zugrunde liegenden pathogenetischen Mechanismen der Makuladegeneration. Ein besonderes Augenmerk wird auf die Rolle freier Radikale gerichtet.

Schlüsselwörter: Makuladegeneration, Augenhintergrund, Visus, Gesichtsfeld, freie Radikale, Rökan.

Die senile Makuladegeneration ist ein häufiges Krankheitsbild mit meist progredientem irreversiblem Verlauf. Die Ätiologie ist multifaktoriell; daher wird ein kausaler Therapieansatz erschwert. Die protektiven Effekte des standardisierten Ginkgo-biloba-Extrakts 761 (Rökan) auf membranärer und metabolischer Ebene sind in zahlreichen Studien dokumentiert. Deshalb scheint der Einsatz von Rökan bei der senilen Makuladegeneration gerechtfertigt. Die Wirksamkeit dieses Therapiekonzepts wurde in einer placebokontrollierten Doppelblindstudie untersucht.

Studiendesign

Die vorliegende klinische Prüfung wurde an 20 ambulanten Patienten mit senilen Makulopathien durchgeführt.

Patientengut

Die Patienten (Alter > 55 Jahre) hatten eine innerhalb des letzten Jahres diagnostizierte und angiographisch gesicherte senile Makulopathie. Einziger pathologischer Befund bei der Angiographie war eine altersbedingte Arteriosklerose. Die Sehschärfe in der Ferne betrug mehr als 1/10. Ausgeschlossen wurden Patienten mit anderen Augenerkrankungen, z. B. diabetischer oder hypertensiver Retinopathie, Chorioretinitis, chronischem Glaukom oder Makulopathien anderer Ursache (angeboren, infektiös, entzündlich, myopiebedingt). Gleiches galt für Patienten mit Trübungen der brechenden Medien, bei denen keine angiographische Untersuchung durchgeführt werden konnte, sowie Patienten, bei denen eine Augenoperation oder Laser-Photokoagulation während der Studiendauer voraussehbar war. Darüber hinaus wurden Patienten ausgeschlossen, die eine medikamentöse Behandlung, welche die Studienergebnisse verfälscht hätte, nicht unterbrechen konnten, insbesondere wenn es sich dabei um Medikamente mit ähnlicher Zielrichtung (Antikoagulantien, Aggregationshemmer) handelte.

Diagnostik

Die Diagnose wurde durch den Ophthalmologen aufgrund des Augenhintergrundbefundes gestellt. Dabei wurden insbesondere die Ausdehnung von Ischämiezonen, Ödemen und Blutungen beurteilt. Mittels Fluoreszenz-Angiographie wurde die Diagnose bestätigt und die Läsionen genau analysiert. Darüber hinaus wurde für jedes Auge die korrigierte Fern- und Nahsehschärfe sowie das Gesichtsfeld nach Friedmann bestimmt. Der Krankheitsverlauf wurde mittels Fundusspiegelung, Fern- und Nahvisus sowie Gesichtsfeldbestimmung dokumentiert.

Prüfungsablauf

Nach Überprüfung der Aufnahmekriterien wurde den Patienten eine Zahl zugeteilt, mit der die Behandlung festgelegt war. Mittels einer Zufallszahlen-Tafel wurden die Patienten vor Prüfungsbeginn gleichmäßig auf beide Behandlungsgruppen verteilt. Nach Aufklärung über Ziel und Methodik der Studie wurde von jedem Kranken die Zustimmung zur Teilnahme eingeholt. Zusätzliche medikamentöse Behandlungen wurden nur dann beibehalten, wenn sie zwingend notwendig und seit mindestens drei Monaten bestanden. Die Patienten erhielten 2 x 2 ml/d Ginkgo biloba-Extrakt 761 (160 mg/d Rökan) oder ein äußerlich identisches Placebo. Die Studiendauer betrug 6 Monate. Nach Ablauf der Behandlungsphase wurden sämtliche klinischen und apparativen Prüfungen wiederholt. Zur statistischen Auswertung der Daten wurde für quantitative Variablen der t-Test nach Student und für qualitative Variablen der χ^2-Test verwendet.

Ergebnisse

Zwischen den zwei Behandlungsgruppen bestanden keine statistisch signifikanten Altersunterschiede (Rökan-Gruppe: 64,7 ± 9,5 Jahre; Placebogruppe: 67,5 ± 8 Jahre).

Fernvisus

Der Unterschied zwischen den beiden Behandlungsgruppen war nach der 6monatigen Studiendauer signifikant. In der Rökan-Gruppe wurde die Sehschärfe am stärker betroffenen Auge um 2,3/10 gebessert (p < 0,05), dagegen wurde in der Placebogruppe keine signifikante Änderung gegenüber dem initialen Befund beobachtet (Tabelle 1). Dabei hatten die Patienten der Rökan-Gruppe vor Studienbeginn eine deutlich, aber nicht signifikant schlechtere Sehschärfe als diejenigen der Placebogruppe.

Nahvisus

Die Sehschärfe in der Nähe (Skala nach Parinaud) wurde durch Rökan deutlich verbessert. Der Unterschied zwischen den beiden Behandlungsgruppen erreichte wegen des geringen Stichprobenumfangs jedoch nicht das Signifikanzniveau. Gleiches gilt für die Gesichtsfeldmessung nach Fried-

Tabelle 1. Fernvisus – Entwicklung nach 6monatiger Therapie

Behandlung	Rökan	Placebo
Patienten (n)	10	10
Bei Aufnahme stärker beeinträchtigtes Auge	3,8 ± 0,6	4,8 ± 0,9
Nach 6monatiger Behandlung	6,1 ± 0,8	5,4 ± 1,06
Gewinn	2,3 ± 0,7	0,6 ± 0,37
Signifikanz	Student-t-Test $p < 0,05$	NS
	Zwischengruppenvergleich, Student-t-Test: $p < 0,05$	

Tabelle 2. Gesamturteil der behandelnden Ärzte (*1* deutliche Verschlechterung, *2* leichte Verschlechterung, *3* Stabilisierung, *4* leichte Besserung, *5* deutliche Besserung)

Note (von 1 bis 5)	1	2	3	4	5
Placebo (n)	3	1	4	2	0
Rökan (n)	0	0	1	6	3

mann. Das Gesamturteil des Arztes in bezug auf alle erfaßten Parameter wird in Tabelle 2 wiedergegeben. Zwischen beiden Gruppen besteht ein deutlicher Unterschied zugunsten von Rökan, der Zustand von 9 der 10 Patienten wurde gebessert.

Diskussion

Diese positiven Therapieergebnisse müssen vor dem Hintergrund der pathogenetischen Mechanismen, die der senilen Makuladegeneration zugrunde liegen, interpretiert werden. Mehrere Autoren haben versucht, die einzelnen verantwortlichen Faktoren gegeneinander abzugrenzen. Beschrieben wurden subretinale Blutungen [3], Gefäßveränderungen in der Lamina choriocapillaris und der Retina [4, 7], inflammatorische Prozesse in der Chorioidea [5] und hyaline Ablagerungen [1]. Diese multiplen Phänomene scheinen die subretinale Gefäßproliferation zu verstärken. Darüber hinaus wurden exogene Faktoren, wie eine starke Einwirkung von Photonen, diskutiert. Insbesondere wurde auf die Entstehung von freien Radikalen bei Ischämie hingewiesen. Aktuelle pharmakologische Studien unterstreichen die Bedeutung von Substanzen mit Radikalfängereigenschaften [8]. Für den standardisierten Ginkgo-biloba-Extrakt 761 wurden diese membranprotektiven Eigenschaften sowie eine meßbare Wirkung auf die Physiologie der Retina belegt [2].

Schlußfolgerungen

Die Befunde dieser placebokontrollierten Doppelblindstudie belegen die Bedeutung einer Therapie mit dem standardisierten Ginkgo-biloba-Extrakt 761 (Rökan) bei der senilen Makuladegeneration. Nach einer 6monatigen Therapiephase wurde eine statistisch signifikante Verbesserung des Fernvisus beobachtet. Dies bedeutet für den Patienten eine beträchtliche Verbesserung der Lebensqualität.

Literatur

1. Coscas, G. (1984) Pathogénie de la dégénérescence maculaire sénile. Bull. Soc. Belge Ophtal., 209: 117–127
2. Doly, M., Braquet, P. (1985) Effet des radicaux libres oxygénés sur l'activité électrophysiologique de la rétine isolée du rat. J. Fr. Ophtalmol., 8: 273–277

3. Gass, J. D. M. (1967) Pathogenesis of disciform detachment of the neuro-epithelium. Am. J. Ophtalmol. 63: 573
4. Kornzweig, A. L. (1977) Changes in the choriocapillaris associated with senile macular degeneration. Annal. Ophtalmol. 9: 753–764
5. Ryan, S. J. (1980) Subretinal neo-vascularization after argon laser photocoagulation. Arch. Klin. Ophtalmol. 215: 29–42
6. Sarks, S. H. (1980) Drusen and their relationship to senile macular degeneration. Austral. J. Ophtalmol. 8: 117–130
7. Toczynski, E., Tso, M. O. M. (1976) The architecture of the choriocapillaris at the posterior pole. Am. J. Ophtalmol. 81: 428–440
8. Tso, M. (1985) Pathogenic factors of aging macular degeneration. Ophtalmology, 92: 628–635

Langzeitbehandlung mit Rökan bei Durchblutungsstörungen von Retina und Nervus opticus

MERTÉ H.-J., MERKLE W.

Zusammenfassung

46 Patienten mit vorwiegend hochgradigen, degenerativ bedingten Durchblutungsstörungen des Netzhaut-Aderhaut-Bereichs oder mit glaukomatösem Gesichtsfeldausfall wurden mit Rökan oral (160 mg/d für 4 Wochen, dann 120 mg/d für mindestens 1 Jahr) behandelt. Zur Beurteilung des Therapieerfolges wurden folgende Untersuchungen in monatlichen Abständen durchgeführt: Visus, Perimetrie, Ophthalmoskopie, Kontrolle von Puls und Blutdruck, teilweise auch Augeninnendruck, Fluoreszenzangiographie und Ophthalmodynamographie. Die erzielten Behandlungsergebnisse werden dargestellt und im Hinblick auf die in der Regel ungünstige Prognose dieser Erkrankungen diskutiert.

Schlüsselwörter: Retina, Nervus opticus, Durchblutungsstörungen, Visus, Perimetrie, Opthalmoskopie, Rökan.

In den letzten 150 Jahren hat sich die Altersstruktur in den meisten, besonders aber in den wirtschaftlich hoch entwickelten Ländern, grundlegend dahingehend geändert, daß die durchschnittliche Lebenserwartung anstieg. Mit zunehmendem Alter korreliert in der Todesursachenstatistik ein Anstieg der Gefäß- und Kreislaufkrankheiten. Im ophthalmologischen Fachgebiet resultiert daraus eine Zunahme der Anzahl von degenerativen arteriosklerotischen Durchblutungsstörungen des Netzhaut-Aderhaut-Bereiches. Auch der Formenkreis der diabetischen Mikroangiopathie erfordert in zunehmendem Maße Aufmerksamkeit, weil einerseits Fälle von manifest Erkrankten sehr viel häufiger anzutreffen und andererseits die hauptsächlichen Todesursachen des Diabetikers Gefäßkomplikationen sind.

Mit der Einführung einer vasoaktiven Therapie fand Sautter den entscheidenden therapeutischen Ansatz. Straub, Küchle, Hager, Neubauer [1–8] u. a. zeigten Konzepte zur Therapie von Angiopathien auf. Während früher bevorzugt die Vasodilatation als wichtigste Therapiemaßnahme angesehen wurde, verlagert sich heute der Schwerpunkt mehr zur Einflußnahme auf Gewebsstoffwechsel und Blutviskosität sowie auf muskulo-neurotrope Angriffspunkte der Medikation, häufig kombiniert mit einer Glykosidbehandlung des Herzens zur Steigerung des Schlagvolumens.

Bis heute gibt es in der Augenheilkunde keine exakte Methode, um den klinischen Erfolg und die Wirkung vasoaktiver Substanzen zu prüfen. Allein die mannigfaltigen Verlaufsformen sowohl der arteriosklerotischen Chorioretinopathie und der diabetischen Angiopathie als auch von kompletten und inkompletten Gefäßverschlüssen lassen die immense Schwierigkeit einer objektiven Beurteilung des Therapieerfolges erkennen. Zu kritischen Diskussionen wird also immer Anlaß sein.

Dem Bedürfnis entsprechend sind inzwischen zahlreiche neue Medikamente zur Behandlung okulärer Durchblutungsstörungen eingeführt worden, deren adäquate Wirksamkeit oft noch des Beweises bedarf.

Vor diesem Hintergrund wurde die Wirksamkeit des standardisierten Ginkgo-biloba-Extrakts 761 (Rökan) bei Durchblutungsstörungen von Netzhaut und Sehnerv in einer offenen klinischen Studie an 46 Patienten überprüft.

Aus der Vielzahl der pharmakologischen Untersuchungen (Marcy) wurde in Voruntersuchungen folgendes Wirkprofil abgeleitet, das eine funktionskoordinierte Therapie aller drei beteiligten Gefäßabschnitte verspricht:

– Im Bereich der Arterien: Muskulotrope spasmolytische Wirkung, Verbesserung des Durchflußvermögens, Hemmung der Thrombozytenaggregation, antiödematöse Wirkung (Intima-Ödem).
– Im Bereich der Mikrozirkulation: Antiödematöse Wirkung, Verminderung der kapillären Durchlässigkeit, Verbesserung der Erythrozyten-Flexibilität.
– Im Bereich des venösen Rückflusses: Erhöhung des Venentonus bzw. Verbesserung des venösen Rückflusses und Hemmung der Thrombozytenaggregation auch im venösen Bereich.

Patientengut und Methodik

Im Verlauf eines Jahres wurden 46 Patienten ambulant behandelt; das durchschnittliche Lebensalter betrug 71,25 Jahre (Tabelle 1). Nur solche Patienten wurden in die Studie aufgenommen, die bereits seit einigen Monaten in Behandlung standen und die bei mindestens drei Voruntersuchungen übereinstimmende Angaben oder Befunde aufgewiesen hatten. Aus Tabelle 2 geht hervor, auf welche Krankheitsbilder sich das Beobachtungsgut verteilte.

Patienten mit chronischem Glaukom oder Diabetes mellitus wurden von der Studie ausgeschlossen, wenn während der Kontrollen im Laufe eines Jahres trotz Behandlung eine Augendruckerhöhung oder höhere Glukosewerte auftraten. Ebenfalls wurden Patienten mit zunehmender Medientrübung wegen der damit verbundenen Funktionsminderung nicht mehr gewertet.

Tabelle 1. Aufschlüsselung des Krankengutes nach Alter, Geschlecht, Diagnose und Darstellung der Behandlungsergebnisse von 46 Patienten nach 12monatiger Therapie mit Rökan (Ergebnisse bezogen auf Zahl der Augen). Tensionswerte = Durchschnittswerte unter Behandlung während der gesamten Beobachtungszeit

Diagnose	Patienten (n)	m.	w.	Alter	Tensio mmHg	Sehschärfe Abnahme gering	stark	veränd.	Zunahme gering	>0,3	Gesichtsfeld Abnahme gering	stark	veränd.	Zunahme gering >10°
Weitwinkelglaukom	21	12	9	74,8	18,4	10	5	21	6	0	24	2	16	0
Engwinkelglaukom	4	3	1	75,6	19,2	6	1	1	0	0	6	1	1	0
Lowtension	1	1	0	69	14	2	0	0	0	0	2	0	0	0
Kapselhäutchenglaukom	1	0	1	74	18,7	2	0	0	0	0	2	0	0	0
Gesamtzahl Glaukom	27	16	11	74,7	18,4	26		28	0		37		17	0
Makuladegeneration	6	3	3	62,5		9	1	2	0	0	1	1	10	0
Diabetes mellitus	9	3	6	66		0	2	9	7	0	2	0	16	0
Arteriosklerose	4	3	1	72,8		2	1	5	0	0	3	5	0	0
Gesamt	46	25	21	71,3		41		51	0		49		43	0

Tabelle 2. Anzahl der Patienten, verteilt auf die einzelnen Krankheitsbilder

Diagnose, Befund	Patienten (n)
Glaukom mit fortgeschrittenen Gesichtsfelddefekten bei gut eingestellter Tension	27
Senile Makuladegeneration trockene Form	6
Diabetes mellitus	9
Arteriosklerotische Retinopathie	4

Behandlungsmodus

Alle Patienten erhielten als Anfangsdosis 4 x 1 Dragee Rökan für 4 Wochen, als Erhaltungsdosis 3 × 1 Dragee Rökan. Es wurde 14 bis 17 Monate, im Schnitt also 15 Monate lang, behandelt.

Bei der Mehrzahl der überwiegend älteren Patienten war bereits Monate vor Versuchsbeginn eine Digitalisierung eingeleitet worden; andere Patienten, bei denen der Verdacht auf Herzinsuffizienz bestand, wurden einer internistischen Untersuchung und Behandlung zugeführt. Gegebenenfalls sollten Digitalisierungen mindestens 1/4 Jahr vor Versuchsbeginn begonnen worden sein.

Beurteilungskriterien

Die Ergebnisse von:

- Visusprüfung,
- Perimetrie,
- Ophthalmoskopie (mit Fundusphotographie), gelegentlich ergänzt durch Fluoreszenzangiographie und Ophthalmodynamometrie,
- Augendruckbestimmung (applanatorisch),
- Blutdruck-Kontrolle,
- Pulskontrolle

wurden im Vergleich zu den jeweiligen Ausgangswerten als Erfolgskontrollen herangezogen.

Alle Parameter wurden in monatlichen Abständen überprüft. Entsprechend internationalen Normen wurde eine objektive Verbesserung dann angenommen, wenn sich folgende Veränderungen nachweisen ließen:

- für die Sehschärfe: Visusverbesserung um mindestens 0,3;
- für das Gesichtsfeld: Eindeutige Rückbildung eines Zentralskotomes, deutlicher Rückgang von anderen Skotomen oder Erweiterung der Gesichtsfeldaußengrenzen um mindestens 10°;

- für den ophthalmoskopischen Befund: Wesentliche Verbesserungen der erfaßbaren Befunde am Augenhintergrund, gegebenenfalls mittels Zusatzuntersuchungen (s. o.) dokumentiert.

Ergebnisse

Glaukom

Es handelt sich um 27 mit Rökan behandelte Fälle, und zwar um:
- Chronisches Weitwinkelglaukom, 21 Fälle;
- Chronisches Engwinkelglaukom, 4 Fälle;
- Kapselhäutchenglaukom, 1 Fall;
- Glaukom ohne Hochdruck, 1 Fall.

Bei allen Patienten war vor Versuchsbeginn trotz guter Drucklage und häufiger klinischer Kontrolle und Überwachung, wenn auch langsam so doch progredient, eine Gesichtsfeldreduzierung zu beobachten gewesen.

Weitwinkelglaukom (42 Augen)
Bei Behandlungsbeginn lag bei 7 Augen ein bereits weit fortgeschrittener Gesichtsfeldverfall mit Bedrohung des Zentrums vor. Unter Rökan-Therapie konnte hier bei 2 Augen ein Stillstand erreicht werden. Bei den anderen 5 Augen mit sehr ausgeprägten Gesichtsfelddefekten kam es zu einem weiteren Funktionsverlust von Visus und Gesichtsfeld, wobei die Gesichtsfeldeinschränkungen dominierten. An 2 Augen war die Minderung sehr deutlich, es handelte sich dabei um die Augen einer 79jährigen Glaukompatientin mit gleichzeitig intensiven Veränderungen im Sinne einer sog. Retinopathia angiospastica; der Visusabfall betrug rechts 17% und links 15%. Bei den restlichen 35 Augen waren die Gesichtsfelddefekte bei Behandlungsbeginn wesentlich geringer als bei den zuvor beschriebenen Patienten. Unter Berücksichtigung der festgelegten Prüfungskriterien konnte keine Gesichtsfeldverbesserung erreicht werden.

Bei 6 Patienten ergab sich unter Langzeittherapie eine leichte Funktionszunahme hinsichtlich der Sehschärfe, wobei als Ursache eine Medikamenteninduzierte Refraktionsänderung bei konventioneller Miotikabehandlung ausgeschlossen wurde: die Anhebung der Sehfunktion lag jedoch immer unter dem als Kriterium definierten Wert von 0,3. Bei weiteren 19 Augen war die Sehschärfe unter der Behandlung mit Rökan unverändert, so daß insgesamt statistisch an 25 Augen mit Weitwinkelglaukom ein gleichbleibender Visusbefund registriert wurde. Ein Visusverfall konnte an 10 Augen nachgewiesen werden, dabei betrug die mittlere Abnahme 0,3; inwieweit diese Veränderungen zum Teil auf geringe Zunahme von Linsentrübungen oder Makulopathien zurückzuführen sind, kann natürlich nicht sicher gesagt, diese Möglichkeit jedenfalls nicht ausgeschlossen werden. Bei all diesen

Patienten fand sich aber außerdem ein fortschreitender Gesichtsfeldverfall.

Sonstige Glaukomformen
Von den 4 Patienten mit Engwinkelglaukom blieben bei einem an einem Auge die Sehschärfe und das Gesichtsfeld unverändert, bei allen anderen kam es trotz Einstellung des intraokularen Drucks in den statistischen Normbereich zu einer weiteren Funktionsminderung. Bei den beiden Patienten mit Kapselhäutchenglaukom und Niederdruckglaukom konnte keine Besserung von Gesichtsfeld oder Sehschärfe gefunden werden. Die Ergebnisse und entsprechenden Befundwandlungen bei den verschiedenen Glaukomformen können aus Tabelle 1 ersehen werden.

Senile Makuladegeneration

Es handelte sich um 6 mit Rökan behandelte Fälle. Bei Behandlungsbeginn fand sich gemäß der Einteilung nach Sautter an 5 Augen Stadium A und 7 Augen Stadium B. Bei 2 Patienten im Alter von 65 bzw. 67 Jahren kam es unter der Langzeittherapie zu einem Stillstand, bei den beiden Patienten handelte es sich um Stadium A. Bei den restlichen 4 Patienten, welche im höheren Lebensalter standen, kam es zu einer leichten Sehverschlechterung. An einem Auge trat unter der Therapie durch eine kleine subretinale Blutung mit Netzhautödem ein deutlicher Funktionsverlust ein.

Diabetes mellitus

Es handelte sich um 9 mit Rökan behandelte, insulinabhängige Diabetiker. Bei 8 Patienten, die durchweg eine nicht proliferative Retinopathie zeigten (Stadium I und Stadium II) wurde die Sehschärfe als unverändert oder teilweise um 0,1 bis 0,2 verbessert gefunden, obwohl sich keine Veränderung der fluoreszenzangiographischen Befunde zeigte. Nur bei einem Patienten kam es zu einer Zunahme der diabetischen Retinopathie, die sicherlich durch die hier häufig aufgetretenen und nachweisbaren hypoglykämischen Phasen sehr begünstigt wurde.

Arteriosklerotische Retinopathie

Bei den Patienten mit Sklerose von Netzhaut- und Aderhautgefäßen, einer 74jährigen Frau und 3 Männern im Alter von 69 – 76 Jahren, fand sich durch die sehr ausgeprägte Arteriosklerose des Gesamtorganismus ein bereits reduzierter Allgemeinzustand. Ein Patient gab an, daß sich unter der Therapie mit Rökan seine Claudicatio intermittens und seine Schwerhörigkeit gebessert hätten. Eine Besserung von Sehleistung und zentralem

Gesichtsfeld, entsprechend den oben angegebenen Prüfkriterien, oder ein Anstieg des Pulsationsvolumens der Arteria ophthalmica bei der Ophthalmodynamographie oder eine verbesserte, fluoreszenzangiographisch nachweisbare Durchströmung der Fundusgefäße konnte bei keinem Patienten gefunden werden. An 3 von 8 Augen kam es zu einer fortschreitenden Abnahme der Sehschärfe und des zentralen Gesichtsfeldes.

Verträglichkeit

Statistisch signifikante Veränderungen von Puls und Blutdruck, Störungen des Allgemeinbefindens oder Unverträglichkeit mit Begleiterscheinungen konnten nicht festgestellt werden.

Diskussion

Bei der Diskussion der mitgeteilten Ergebnisse soll zunächst nochmals in Erinnerung gebracht werden, daß die hier beschriebenen Krankheitsverläufe meist trotz zuvor durchgeführter Herztherapie eine Zunahme oder krankhafte Veränderungen zeigten, deren Pathogenese von vornherein nur beschränkte Erfolge zulassen dürfte. Auch ist zu berücksichtigen, daß ein Teil der Patienten bereits früher mit anderen durchblutungsfördernden Medikamenten, häufig in Kombination mit Digitalis, behandelt worden war und daß es unter dieser Therapie meist zu einem Fortschreiten des Funktionsverlustes gekommen war. Wir haben in unserer Studie den Anteil der Glaukompatienten mit gut eingestellten Druckwerten und dennoch fortschreitendem Gesichtsfeldverfall bewußt größer gewählt, denn hier schien uns eine relativ gute Möglichkeit zur Prüfung mit einigermaßen faßbaren Kriterien gegeben, in welchem Umfang durch eine Therapie mit EGb 761 das Mißverhältnis zwischen intraokularem Druck und Blutversorgung des Sehnervs beeinflußt

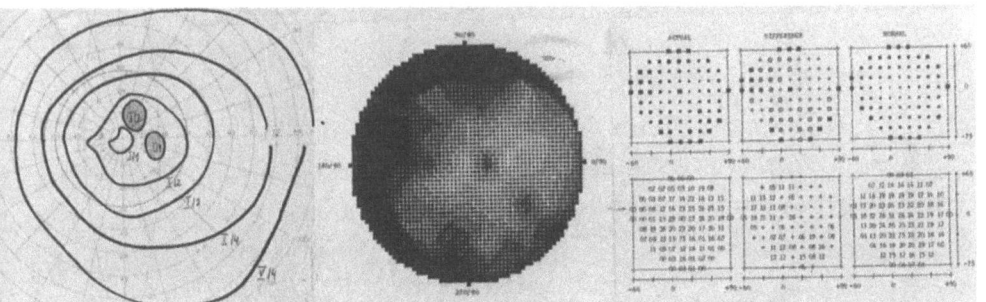

Abb. 1. Gesichtsfeldbefund des rechten Auges eines 71jährigen Patienten mit Glaukoma chron. simplex. Gegenüberstellung der Graustufendarstellung des Screening-Programms (Octopus Programm 21) und der Isopterendarstellung nach Goldmann zu Behandlungsbeginn

werden kann, das ja nach den Vorstellungen von Harington, Hayreh und anderen zu glaukomatösen Gesichtsfeldveränderungen führt.

Im Versuch konnte zwar keine unter Zugrundelegung unserer Prüfkriterien registrierbare Steigerung der Funktion erreicht werden, dennoch scheint es uns gerechtfertigt, bereits die beobachteten geringen Visusverbesserungen und leichten Gesichtsfeldzunahmen bei einer größeren Anzahl von Glaukompatienten in Anbetracht der vorausgegangenen Verläufe als therapeutische Erfolge der durchblutungsfördernden Therapie mit Rökan zu betrachten. Da bei fortgeschrittenen Fällen die vorhandenen Funktionsverluste im

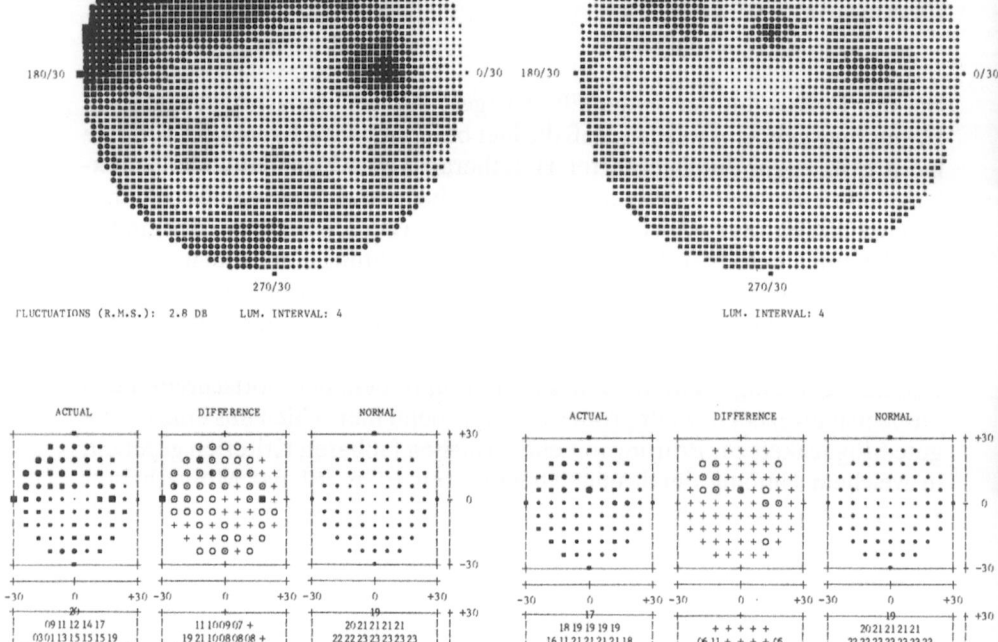

Abb. 2. Graustufendarstellung des Befundes von demselben Patienten im 0-30°-Bereich nach 6- (*a*) und 12- (*b*) monatiger Behandlung mit Rökan. Die leichte Befundbesserung wird zusätzlich in einem Vergleichsausdruck dokumentiert. Die Vergleichsdarstellung zeigt die Abweichung der aktuellen Daten vom Normalgesichtsfeld

wesentlichen irreversibel zu sein pflegen, kann auch die beobachtete Erhaltung bestehender Restfunktionen als positives Behandlungsergebnis diskutiert werden. Erst der weitere Verlauf wird über den Stellenwert Aufschluß geben.

Auf die Problematik, wie schwierig echte Gesichtsfeldveränderungen klinisch nachzuweisen sein können, braucht sicher nicht näher eingegangen zu werden; eine Besserung der Situation ist in Zukunft durch Anwendung der automatisierten Perimetrie zu erwarten. Leider stand uns diese Möglichkeit nicht schon zu Beginn dieser Studie routinemäßig zur Verfügung; sie konnte daher nur bei späteren Untersuchungen als Vergleich und Überprüfung zu der immer durchgeführten Gesichtsfelduntersuchung mit dem Goldmann-Perimeter herangezogen werden.

Für die konsequente Langzeitbehandlung ist eine gute Verträglichkeit des Präparats eine wichtige zusätzliche Voraussetzung; wir konnten für Rökan bei keinem Patienten eine Unverträglichkeitsreaktion, irgendwelche Begleiterscheinungen oder eine statistisch signifikante Abnahme von Blutdruck oder mittlerer Pulsfrequenz oder eine unerwünschte Beeinflussung des Augeninnendrucks feststellen. Im Hinblick auf die bisher prekäre Situation fortgeschrittener Glaukomleiden und die geringen therapeutischen Möglichkeiten zur Beeinflussung des bei bereits eingetretenem Sehnervenschaden drohenden weiteren Verfalls wie auch auf andere nur wenig behandlungsfähige Blutversorgungsmängel im Bereich des Auges, sollte man jede sich bietende Aussicht nutzen und gegebenenfalls auszubauen suchen (Abb. 1 und 2).

Literatur

1. Hager, H. (1966) Ophthalmodynamographische Befunde bei Schlafstörungen im Alter. Symposium über Schlafstörungen im Alter und ihre Behandlung. Stuttgart
2. Hager, H. (1966) Treatment in Low Tension-Glaucoma. Glaucoma Research Conference, San Diego/Calif. Amer. J. Ophthal. 61: 564
3. Hager, H. (1966) Zur Indikation gefäßerweiternder Mittel bei zerebralen und okulären Durchblutungsstörungen. Therapiewoche 16: 837
4. Küchle, H. J. (1959) Zum Krankheitsbild des Netzhautarterienverschlusses und seiner Prognose. Ber. dt. ophthal. Ges. 62: 145
5. Küchle, H. J. (1960) Zur Prognose und Therapie degenerativer Erkrankungen der Netzhautmitte. Ber. dt. ophthal. Ges. 63: 105
6. Küchle, H. J. (1976) Therapeutische Möglichkeiten bei Durchblutungsstörungen des Augenhintergrundes. Vorträge Düsseldorf, Mai 1974, Dortmund, Juni 1976
7. Neubauer, H., Karges, E. (1962) Kortikosteroide in der Behandlung arterieller Durchblutungsstörungen der Netzhaut. Klin. Mbl. Augenheilk. 141: 70
8. Neubauer, H. (1965) Die Langzeitbehandlung mit Cosaldon bei Durchblutungsstörungen der Netz- und Aderhaut. Klin. Mbl. Augenheilk, 146: 646
9. Sautter, H. (1955) Die Arteriosklerose des Augenhintergrundes. Klin. Mbl. Augenheilk. 127: 641
10. Sautter, H. (1958) Über Durchblutungsstörungen des hinteren Bulbusabschnittes und ihre Behandlung. Augenheilkunde in Klinik und Praxis, Stuttgart

Rökan bei Patienten mit chronischer cerebro-retinaler Mangelversorgung. Ersterfahrungen am Perimeter Octopus-2000-R

RAABE A., RAABE M.

Zusammenfassung

Meßergebnisse aus der automatisierten Perimetrie (Octopus-2000-R), rechnerisch in neue Parameter eines Arbeitsschemas aufgeschlüsselt, bieten die Möglichkeit, Diagnose, Schweregrad und Verlauf von cerebro-retinaler Mangelversorgung beim älteren Patienten besser als bisher zu erfassen. In einer Pilotstudie wurden mit dieser Methodik 37 Augen von 31 Patienten vor und 6 Wochen nach oraler Behandlung mit Ginkgo biloba-Extrakt 761 (Rökan) in zwei unterschiedlichen Dosierungen kontrolliert und mit einem strukturgleichen unbehandelten Kontrollkollektiv (44 Augen) verglichen. Zusätzlich wurden Visus, Augeninnendruck, Blutdruck und der subjektive Beschwerdenkomplex kontrolliert sowie die Aussagefähigkeit verschiedener Perimeterprogramme verglichen. Die Auswertung der digitalen Perimeter-Daten zeigt in allen verwendeten Testprogrammen für Rökan eine dosisabhängige Gesichtsfeldverbesserung. Die Verbesserung war beim subjektiven Befinden ausgeprägter als bei der Visuszunahme. Weder Augeninnendruck noch Blutdruck wurden durch die Prüfmedikation modifiziert.

Schlüsselwörter: Cerebro-retinale Mangelversorgung, automatische Perimetrie, Visus, Augeninnendruck, Rökan.

Möglichkeiten einer neuen Untersuchungsmethode

Die automatisierte Perimetrie am Octopus 2000, als Untersuchungsmethode bei chronischer cerebro-retinaler Mangelversorgung seit 1983 eingesetzt, könnte zu neuen Parametern bei Verlaufsbeobachtung und Therapiekontrolle dieser beim älteren Menschen bisher nur schwierig wissenschaftlich zu verfolgenden Erkrankung führen. Wir berichten über unsere ersten Beobachtungen [3]. Die Octopus-Perimetrie, obwohl eine subjektive Untersuchungsmethode, besitzt die notwendigen Möglichkeiten für die Anwendbarkeit in diesem neuen Einsatzbereich. Die Schwelle der Lichtunterschieds-Empfindlichkeit als Meßergebnis der quantitativen Perimetrie ist abhängig vom cerebro-retinalen Versorgungszustand.

Die Octopus-Perimetrie besitzt im Vergleich zur statischen Handperimetrie eine größere Meßgenauigkeit [1], ihre Ergebnisse sind besser reproduzierbar [1, 4]. Die Meßwerte sind auch beim älteren Menschen verläßlich [4]. Moderne Auswertungsmethoden erlauben es heute, noch reversible Glaukomschäden mit einer Genauigkeit zu erfassen, die weit über frühere Diagnosemöglichkeiten hinausgeht [2]. Die Erstellung eines genügend dichten Untersuchungsrasters des Gesamtgesichtsfeldes mittels statischer Perimetrie im Handbetrieb ist aus Belastungsgründen für Patienten mit dieser Erkrankung nur in Einzelfällen möglich. Eine Untersuchung am Octopus dagegen ist selbst im fortgeschrittenen Erkrankungsstadium durchführbar, wie Erfahrungen an bisher über 300 Fällen zeigen.

Häufig bestand eine auffällige Diskrepanz zwischen gravierenden subjektiven Sehbeschwerden und unauffälligem ophthalmologischem Befund (Visus, brechende Medien, Augenhintergrund), insbesondere bei leichten Fällen. Die Symptomatik reichte von vorwiegend verkürzter Lese- und Fernsehfähigkeit in leichten und mittelschweren Fällen bis hin zu schwerer visueller Bewegungsunsicherheit mit Gefährdung des Kranken. Am Octopus fand sich dagegen in allen Schweregraden eine gleichmäßig hohe Konkordanz von Perimetrie-Befunden und Beschwerden.

Die vorliegende Pilotstudie basiert auf diesen Erfahrungen. Mit dieser automatisierten statischen Perimetrie wird die Diskrepanz zwischen subjektiver Symptomatik und augenärztlichem Befund verringert. Das Sehvermögen wird darüber hinaus durch andere cerebro-retino-spinale Faktoren beeinflußt, die nicht mit dieser Methode erfaßbar sind. Diese Studie soll einen Beitrag dazu liefern, daß die immer wieder geäußerten Zweifel an medikamentösen Behandlungsmöglichkeiten der chronischen cerebro-retinalen Mangelversorgung dringend überprüft werden sollten.

Patientengut und Methodik

Untersuchungsmethoden

Wesentlicher Bestandteil dieser Pilotstudie sind Daten aus Untersuchungen am Octopus-Perimeter 2000 R mit nachträglicher rechnergestützter Weiterverarbeitung.

Aus den vom Octopus ausgegebenen Daten werden berechnet:
- die mittlere retinale Empfindlichkeit (MRE), als Quotient aus der Summe der gemessenen Empfindlichkeiten durch die Anzahl der Testpunkte, jeweils für die Aufnahmeuntersuchung (MRE^0) und die Kontrolluntersuchung (MRE^1), diese werden dem altersgemäßen Sollwert (MRE^S) gegenübergestellt;

- die Differenz zwischen Alterssoll und Befund bei der Aufnahmeuntersuchung (MRE^S-MRE^0), diese wird Vitalisierungspool (VP) genannt, ist Ausdruck für die Schwere des Krankheitsbildes und entspricht der theoretisch erreichbaren maximalen Besserungsgröße;
- der Therapieerfolg (MRE^Δ), als Differenz zwischen Kontroll-Ist-MRE und Ausgangs-Ist-MRE (MRE^1-MRE^0);
- die Differenz zwischen VP und Therapieerfolg, die als Vitalisierungsreserve (VR) bezeichnet wird und der nach Behandlung verbleibenden theoretisch maximalen Besserungsgröße entspricht;
- der Vitalisierungspool (VP) und die Vitalisierungsreserve (VR), die immer individuell um den Anteil reduziert werden, der durch irreversibel geschädigte Zellkomplexe verursacht wird und der hier Zellutergangsvolumen (ZUV) benannt werden soll.

All diese Rechengrößen werden in dB ausgedrückt und wurden bei allen Patienten dieser Studie errechnet. Abb. 1 veranschaulicht die genannten Begriffe.

Für die Studie wurden insgesamt 81 Augen am automatisierten Perimeter Octopus-2000 untersucht, und zwar wahlweise mit den Programmen:

- 24 (Gesamtgesichtsfeld, 60 Grad nasal bis 84 Grad temporal, 76 Meßpunkte in 15-Grad-Rasterdichte),
- 34 (zentrales Gesichtsfeld, 30 Grad nach allen Seiten, 76 Meßpunkte in 6-Grad-Rasterdichte),
- 44 (ringförmiges Gesichtsfeld zwischen 30 und 60 Grad nach allen Seiten, 68 Meßpunkte in 12-Grad-Rasterdichte).

Über die Aufteilung der Patienten aus der Behandlungs- und der Kontrollgruppe auf die einzelnen Programme geben die Tabelle 1 und 2 Auskunft. Für die behandelten Patienten wurden die Programme 34 und 44 rechnerisch kombiniert ausgewertet.

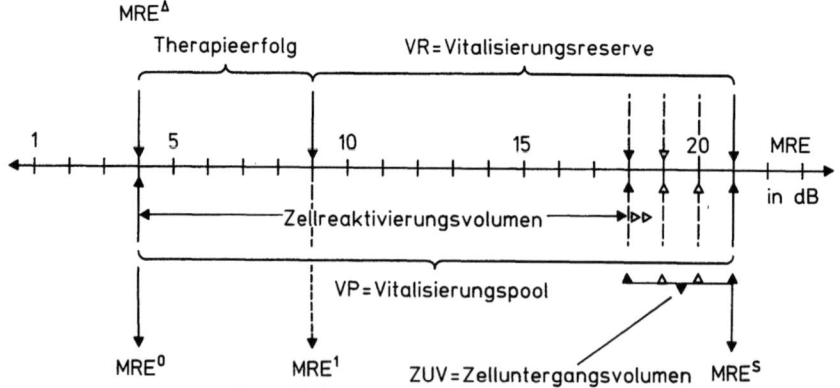

Abb. 1. Darstellung der verschiedenen Rechengrößen

Tabelle 1. Patienten unter Rökanbehandlung

Tagesdosis EGB 761	Octopus-Programm	Untersuchte Patienten (n)	Alter (Jahre)	Untersuchte Augen (n)	Untersuchungsabstände (Wochen)
2 × 2 (160 mg)	24	11 (2 M, 9 F)	67,8 ± 7,3 (53–77)	15 (RA 8, LA 7)	5,5 ± 1,7 (3,2–9,0)
	34/44	5 (1 M, 4 F)	70,6 ± 1,8 (69–73)	5 (RA 3, LA 2)	
2 × 1 (80 mg)	24	7 (4 M, 3 F)	71,4 ± 6,0 (62–80)	9 (RA 5, LA 4)	7,5 ± 2,2 (3,9–12,0)
	34/44	8 (3 M, 5 F)	70,88 ± 13,54 (50–87)	8 (RA 5, LA 3)	
Gesamt		31 (10 M, 21 F)	69,87 ± 8,41 (50–87)	37 (RA 21, LA 16)	

Tabelle 2. Kontrollpatienten

Octopus-Programm	Untersuchte Patienten (n)	Alter (Jahre)	Untersuchte Augen (n)	Untersuchungsabstände (Wochen)
24	25 (10 M, 15 F)	69,08 ± 8,56 (53–84)	25 (RA 16, LA 9)	19,0 ± 12,5 (2,4–46,4)
34	13 (5 M, 8 F)	68,39 ± 5,92) (59–75)	13 (RA 3, LA 10)	13,9 ± 9,2 (3,7–38,3)
44	6 (2 M, 4 F)	70,17 ± 9,81 (52–79)	6 (RA 4, LA 2)	
Gesamt	44 (17 M, 27 F)	69,02 ± 7,89 (52–84)	44 (RA 23, LA 21)	

Da wegen des häufig stark reduzierten Allgemeinzustandes oder wegen einseitiger stärkerer Medientrübung nicht beide Augen gleichzeitig perimetrisch geprüft werden konnten, gelten, wenn nur einseitig dokumentiert, die in den Tabellen angegebenen Werte für das stärker von der Erkrankung betroffene oder das einzig perimetrierbare Auge.

Bei jeder Untersuchung wurden neben Aufzeichnungen zum Gesichtsfeld am Octopus 2000 auch der korrigierte Fernvisus, der Augeninnendruck, der Blutdruck im Sitzen sowie Augenhintergrundsbefund und grobe Veränderungen der brechenden Medien registriert. Darüber hinaus wurde eine Einschätzung des Allgemeinzustandes durch den Patienten und den Arzt vorgenommen sowie subjektive Angaben der behandelten Patienten zu Veränderungen von:

- Lesefähigkeit,
- Farbkontrast-Wahrnehmung,
- Konzentration,
- Gedächtnisleistung,
- Ohrensausen,
- Kopfschmerzen,
- Schwindel

dokumentiert.

Patienten, Behandlung

Für diese offene Vergleichsstudie wurden in einer Augenarztpraxis 31 ältere Patienten mit chronischer cerebro-retinaler Mangelversorgung vor und nach ca. 6 Wochen einer oralen Behandlung mit dem standardisierten Ginkgobiloba-Extrakt 761 (160 mg/d oder 80 mg/d) untersucht. Der ophthalmologische Befund wurde mit dem Befund eines unbehandelten Kontrollkollektivs (n = 44) verglichen. Einen Überblick über die Basisdaten beider Kollektive geben die Tabellen 1 und 2.

Sämtliche Patienten waren bei Bedarf nach Angaben des behandelnden Arztes langzeitig vorher mit Digitalis versorgt worden. Sie wurden ferner mindestens 4 Wochen vor der Erstuntersuchung nicht mit Ginkgo-Extrakten oder Präparaten gleicher Zielrichtung behandelt. Weitere wichtige Medikamente, die der Patient nach eigenen Angaben während der Therapiephase einnehmen mußte, wurden registriert (Tabelle 2).

In den Tabellen 3 und 4 finden sich auch die wichtigsten Angaben zur Ausgangssituation bezüglich Visus, Pathologie des Augenhintergrundes und bekannten generellen Begleiterkrankungen.

Ausschlußkriterien für die Studie waren: stärkere Trübungen der brechenden Medien, Zweifel an der regelmäßigen Medikamenteneinnahme, Begleittherapie mit Medikamenten gleicher Zielrichtung sowie akute internistische Befundänderungen und relevante Änderungen der Allgemeintherapie. Ferner wurden Diabetiker mit spezifischen Fundusveränderungen sowie Patienten mit einer Myopie von mehr als -6 Dioptrien oder bekanntem chronischem Glaukom ausgeschlossen.

Prüfsubstanz

Geprüft wurde der standardisierte Ginkgo-biloba-Extrakt 761 (Rökan). Seine vielseitigen pharmakologischen Wirkungen sowie deren zugrundeliegenden Mechanismen sind in der Literatur umfangreich beschrieben [5 – 16].

Tabelle 3. Patienten mit Rökanbehandlung – Ausgangssituation

Tagesdosis Rökan	Octopus-Programm	n	VP	Visus	Diagnostische Zeichen am Augenhintergrund	Wichtige generelle Begleiterkrankungen	Wichtige laufende Zusatzmedikation
2 × 2 (160 mg)	24	15	9,27 ± 3,86		Vaskuläre Papillenatrophie $n = 12$	Hypertonus $n = 7$	Digitalis-Präparate $n = 14$
						Diabetes $n = 7$	Antidiabetika $n = 5$
					Deutliche Netzhautaderhautsklerose $n = 13$	Zustand nach Herzinfarkt $n = 5$	Antihypertonika $n = 5$
	34/44	5	7,61 ± 2,00	0,60 ± 0,23	Trockene Makuladegeneration $n = 3$	Herzschwäche $n = 1$	
					Fundus hypertonicus $n = 1$	Zustand nach Apoplexie $n = 1$	
2 × 1 (80 mg)	24	9	6,49 ± 3,55		Vaskuläre Papillenatrophie $n = 6$	Hypertonus $n = 5$	Digitalis-Präparate $n = 14$
						Diabetes $n = 2$	Antidiabetika $n = 2$
					Deutliche Netzhautaderhautsklerose $n = 11$	Gicht $n = 1$	Antihypertonika $n = 5$
	34/44	8	7,31 ± 3,58	0,62 ± 0,23	Trockene Makuladegeneration $n = 3$	Herzschwäche $n = 1$	
					Fundus hypertonicus $n = 1$	Zustand nach Apoplexie $n = 1$	

Tabelle 4. Kontrollpatienten – Ausgangssituation

Octopus-Programm	n	VP	Visus	Diagnostische Zeichen am Augenhintergrund		Wichtige generelle Begleiterkrankungen		Wichtige laufende Zusatzmedikation	
24	25	7,50 ± 4,31	0,68 ± 0,25	Vaskuläre Papillenatrophie	$n = 21$	Hypertonus	$n = 5$	Digitalispräparate	$n = 21$
				Deutliche Netzhautaderhautsklerose	$n = 14$	Diabetes	$n = 4$	Antidiabetika	$n = 3$
				Trockene Makuladegeneration	$n = 4$	Zustand n. Herzinfarkt	$n = 5$	Antihypertonika	$n = 4$
						Herzschwäche	$n = 7$		
						Zustand n. Apoplexie	$n = 2$		
						Zustand n. Gefäßop. generelle zerebrale DBST	$n = 2$		
							$n = 2$		
34	13	4,37 ± 3,38		Vaskuläre Papillenatrophie	$n = 13$	Hypertonus	$n = 9$	Digitalispräparate	$n = 17$
				Papillenatrophie nach Unfall	$n = 1$	Diabetes	$n = 4$	Antidiabetika	$n = 2$
				Deutliche Netzhautaderhautsklerose	$n = 8$	Zustand n. Herzinfarkt	$n = 3$	Antihypertonika	$n = 8$
44	6	5,28 ± 1,36	0,68 ± 0,32	Trockene Makuladegeneration	$n = 1$	Herzschwäche Zustand nach Halsgefäßoperation	$n = 1$		
				Fundus hypertonicus	$n = 1$		$n = 2$		

Ergebnisse

Die vorliegenden Therapieerfolge lassen sich nur dann sinnvoll interpretieren, wenn sie mit Kontrollgruppen verglichen werden können. Als Bezug dienten 44 unbehandelte Patienten derselben Facharztpraxis. Hinsichtlich Alter und Geschlechtsverteilung bestehen in beiden Gruppen keine wesentlichen Unterschiede; ebenso sind auch die altersentsprechenden Normwerte der mittleren retinalen Empfindlichkeit (MRE^S) miteinander vergleichbar.

Die Tabellen 3 und 4 zeigen, dargestellt als Vitalisierungspool (VP), daß die Leuchtdichte-Unterschiedsempfindlichkeit der Netzhaut in allen Fällen deutlich unter der Norm liegt. Gleiches gilt für den korrigierten Fernvisus. Als vaskuläre Risikofaktoren bekannte begleitende Allgemeinerkrankungen, einschließlich entsprechender Medikation, sind in allen Kollektiven etwa gleich stark vertreten.

Am Augenhintergrund finden sich bei beiden Kollektiven im wesentlichen vergleichbare diagnostische Bilder. Linsentrübungen waren bei allen Patienten nur gering ausgebildet. Die im Vergleich zum Verumkollektiv längeren Untersuchungsabstände in der Kontrollgruppe erklären sich dadurch, daß hier in der Regel eine Nachuntersuchung erst nach ungefähr 3 Monaten empfohlen worden war.

Gesichtsfeld

Tabelle 5 gibt einen Überblick über die Durchschnittswerte der Octopus-Ergebnisse im EGb 761-und Kontrollkollektiv. Die Spalte MRE$^\Delta$ zeigt den Therapieerfolg. In Abb. 2 ist der Therapieerfolg in den verschiedenen Behandlungsgruppen graphisch dargestellt.

Mit allen Programmen wurde hier bei den Kontroll-Patienten eine leichte Verschlechterung der Durchschnittswerte gefunden. Von 44 Einzelwerten gingen 25 mit negativem Vorzeichen in die Berechnung ein. Nur 6 waren größer als + 1 dB (Höchstwert: + 1,58 dB).

Auf der anderen Seite zeigt sich nach 6wöchiger Therapie mit Rökan sowohl bei 80 mg/d als auch bei 160 mg/d eine Gesichtsfeldverbesserung, wobei die höhere Dosierung wesentlich deutlichere Steigerungen aufweist. In die in Tabelle 5 dargestellten Durchschnittswerte gingen für die 80 mg- und die 160 mg-Gruppe zwei bzw. ein Einzelwert mit negativem Vorzeichen ein; dafür lagen in der Gruppe mit hoher Dosierung 14 von 20 Werten über einer Schwelle von + 2 dB (Höchstwert: + 7,79 dB).

Visus

Tabelle 6 stellt die Prüfungsergebnisse vor und nach Behandlung mit Rökan und diejenigen der Kontrollgruppe dar.

Tabelle 5. Octopusgesichtsfeldbestimmung vor und nach Behandlung. Übersicht über Ergebnisse, Vergleich mit Kontrollgruppe (Werte in dB)

Patienten-gruppen	Programm	MRE^s (Alterssoll)	MRE^0 (Erstunter-suchung)	VP (Vitalisierungspool) (Schwere der Erkrankung) (VP = MRE^s − MRE^0)	MRE^1 (Kontrollunters. nach 6 Wochen Behandlung)	MRE$^{delta(1-0)}$ (Therapieerfolg) (MRE$^{delta(1-0)}$ = MRE^1 − MRE^0)
Kontrollen	24 (n = 25 Augen)	16,36 ± 0,88 (15,25–18,24)	8,87 ± 4,27 (0,57–14,62)	7,50 ± 4,31 (2,09–15,95)	8,85 ± 4,59 (0,34–14,57)	−0,02 ± 1,01 (−2,5 bis +1,25)
	34 (n = 13 Augen)	24,20 ± 0,89 (23,05–25,04)	19,83 ± 3,70 (12,99–22,92)	4,37 ± 3,38 (1,01–11,06)	19,49 ± 3,88 (12,55–22,73)	−0,35 ± 0,91 (−2,04 bis +1,58)
	44 (n = 6 Augen)	15,41 ± 1,14 (14,60–17,53)	10,13 ± 1,26 (8,66–11,69)	5,28 ± 1,36 (3,08–6,91)	10,01 ± 1,90 (7,29–12,52)	−0,12 ± 1,20 (−1,75 bis +1,27)
EGB 2 × 1 (= 80 mg/die)	24 (n = 9 Augen)	15,80 ± 0,73 (15,25–17,24)	9,31 ± 3,47 (2,86–12,53)	6,49 ± 3,55 (2,60–12,39)	10,31 ± 3,49 (3,00–13,57)	1,00 ± 1,04 (+0,14 bis +2,57)
	34 + 44 (n = 8 Augen)	19,93 ± 1,45 (18,08–22,05)	12,62 ± 3,72 (7,40–16,56)	7,31 ± 3,58 (3,37–11,96)	12,84 ± 3,58 (8,16–16,77)	0,22 ± 0,47 (−0,52 bis +0,91)
EGB 2 × 2 (= 160 mg/die)	24 (n = 15 Augen)	16,24 ± 0,85 (15,25–17,24)	6,97 ± 4,05 (0,00–12,55)	9,27 ± 3,86 (4,69–16,24)	10,54 ± 2,68 (5,25–14,25)	3,56 ± 2,24 (−0,19 bis +7,79)
	34 + 44 (n = 5 Augen)	19,85 ± 0,44 (19,06–20,05)	12,24 ± 1,99 (9,92–14,60)	7,61 ± 2,00 (5,45–10,13)	15,21 ± 0,70 (14,37–16,29)	2,97 ± 1,92 (+0,45 bis +5,27)

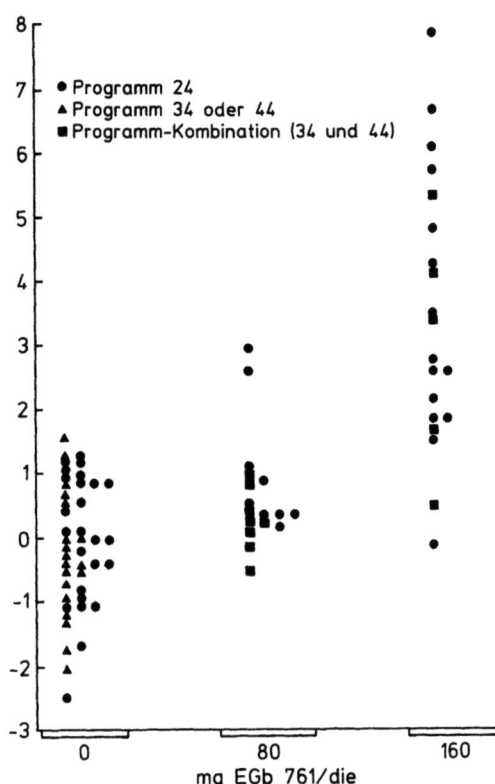

Abb. 2. Therapieerfolg (MRE$^{\Delta}$) in den verschiedenen Behandlungsgruppen (in dB)

Tabelle 6. Visusprüfung vor und nach Behandlung. Übersicht über Ergebnisse, Vergleich mit Kontrollgruppe

Tagesdosis EGB	Korrigierter Fernvisus vor Behandlung	Korrigierter Fernvisus nach Behandlung	Verbesserungen/ Verschlechterungen	
2 × 2 (= 160 mg)	0,60 ± 0,23	0,68 ± 0,24	unverändert	9 Augen
			−0,05 bis −0,1	1 Auge
			+0,05 bis +0,1	4 Augen
			+0,15 bis +0,2	5 Augen
			+>0,2	1 Auge
2 × 1 (= 80 mg)	0,62 ± 0,23	0,68 ± 0,24	unverändert	5 Augen
			−0,05 bis −0,1	2 Augen
			−0,15 bis −0,2	1 Auge
			+0,05 bis +0,1	5 Augen
			+0,15 bis +0,2	4 Augen
Kontrollpatienten	0,68 ± 0,25	0,66 ± 0,24	unverändert	9 Augen
			−0,05 bis −0,1	10 Augen
			−0,15 bis −0,2	1 Auge
			+0,05 bis +1,0	5 Augen

Auch hier ergaben sich bei der Nachprüfung im Vergleichskollektiv im wesentlichen unveränderte oder verschlechterte Werte bei 20 von 25 Augen, während unter Rökan-Behandlung 9 von 17 Augen (80 mg/d) bzw. 10 von 20 Augen (160 mg/d) Verbesserungen zeigten. Den international definierten Schwellenwert von + 0,3 für Verbesserungen erreichte ein Patient. Veränderungen der brechenden Medien konnten in keinem Falle die Visusveränderungen erklären.

Augeninnendruck, Blutdruck

Rökan modifiziert weder den Augeninnendruck noch den Blutdruck im Sitzen (Tabelle 7).

Allgemeinzustand, subjektiv beurteilte Parameter

Die Ergebnisse der Beurteilung des Allgemeinzustandes sowohl durch den Arzt als auch durch den Patienten vor und nach Behandlung sind in Tabelle 8 dargestellt. Darüber hinaus sind hier der klinische Verlauf der Symptome Ohrensausen, Kopfschmerzen und Schwindel sowie subjektive Angaben zur Lesefähigkeit, Farbkontrastwahrnehmung, Konzentrationsfähigkeit und Gedächtnisleistung vor und nach Therapie mit Rökan dokumentiert. Bei allen Parametern zeigt sich eine deutliche subjektive Besserung.

Für den Patienten als besonders wichtig muß hervorgehoben werden, daß die Lesefähigkeit unter optimaler Nahkorrektur durch die Therapie erheblich zunahm, außerdem verbesserten sich in der Gruppe mit hoher Dosierung die Parameter Farbkontrastwahrnehmung, Konzentrationsfähigkeit und Gedächtnis in mehr als der Hälfte der Fälle.

Diskussion

Mit dieser Pilotstudie wurde dargelegt, daß die Perimetrie am Octopus 2000 mit mathematischer Aufarbeitung der Meßergebnisse eine untersuchungstechnische Bereicherung zur Diagnostik und Verlaufskontrolle sowie zur Wirkungsbeurteilung einer medikamentösen Behandlung der chronischen cerebro-retinalen Mangelversorgung bei älteren Patienten darstellt.

Da die Entwicklung der automatisierten Perimetrie aber wesentlich von ihrem Haupteinsatzgebiet, den Glaukomerkrankungen, geprägt wurde mit dem Ziel, Sensibilitätsverluste möglichst präzise zu erfassen, müssen für einen sinnvollen Einsatz in diesem Zusammenhang andere Rahmenbedingungen gelten, insbesondere eine stärkere Gewichtung der Berechnung von Sensibilitätsgewinnen und die optimale Programmwahl. Zwangsläufig erge-

Tabelle 7. Augeninnendruck und Blutdruck (im Sitzen) vor und nach Behandlung

Tagesdosis Rökan	Augeninnendruck (appl.)					Blutdruck					
	vor Behandlung (mmHg)		nach Behandlung (mmHg)		Veränderungen (Steigerung)	vor Behandlung (mmHg)		nach Behandlung (mmHg)		Veränderungen	
	RA	LA	RA	LA		SYST.	DIAST.	SYST.	DIAST.		
2×2 (=160 mg)	16,8 ± 2,4	16,7 ± 2,1	16,3 ± 2,2	16,6 ± 2,0	18– >21 an 1 Auge; 19– >20 an 1 Auge; sonst unauffällig oder leichte Senkung	155,5 ± 22,3	84,7 ± 12,3	151,6 ± 22,3	83,1 ± 12,1	systolisch maximale Steigerung: +10 mm	maximaler Abfall: –30 (150– >120)
	Messung an 16 Personen		Messung an 16 Personen			Messung an 16 Personen		Messung an 16 Personen			
2×1 (=80 mg)	17,1 ± 2,1	17,2 ± 1,6	16,8 ± 1,7	16,7 ± 1,6	19– >20 an 1 Auge; sonst unauffällig oder leichte Senkung	157,5 ± 15,7	84,6 ± 8,0	154,6 ± 17,3	84,6 ± 6,9	systolisch maximale Steigerung: +15 mm	maximaler Abfall: –20 mm (160– >140)
	Messung an 15 Personen		Messung an 15 Personen			Messung an 14 Personen		Messung an 14 Personen		1 Patient wurde wegen extrem labiler Hypertonie nicht eingerechnet (Steigerung um 50 mm systolisch)	

Tabelle 8. Allgemeinzustand und andere subjektiv beurteilte Parameter vor und nach Behandlung

Tages-dosis Rökan	Einschätzung des Allgemeinzustandes[a]				Klinischer Verlauf der Symptome[b]						Subjektive Angaben zur Verbesserung[c] von					
	Arzt		Patient		Ohrensausen		Kopfschmerz		Schwindel		Lesefähig-keit		Farbkontrast-Wahr-nehmung	Konzen-tration	Gedächt-nis
	vorher	nachher	vorher	nachher	vorher	nachher	vorher	nachher	vorher	nachher	Grad	n	n	n	n
2 × 2 (160 mg)	4,4 ± 0,5	3,2 ± 0,4	4,5 ± 0,5	2,9 ± 0,4	+++ (2×)	+ (2×)	+++ (2×)	+ (1×)			+++	11	6	5	4
					++ (3×)	+ (1×) Ø (2×)	++ (2×)	Ø (1×) Ø (2×)	++ (6×)	+ (3×) Ø (3×)	++	1	4	6	5
							+ (5×)	Ø (5×)	+ (2×)	+ (1×) Ø (1×)	+	1	2	3	4
n = 16 Personen					Ø (10×)	Ø (10×)	Ø (6×)	Ø (6×)	Ø (7×)	Ø (7×)	Ø	2	3	1	2
2 × 1 (80 mg)	3,9 ± 0,6	3,3 ± 0,7	4,3 ± 0,8	3,3 ± 0,8	+++ (2×)	++ (2×)	+++ (3×)	++ (3×)			+++	4	0	0	1
					++ (2×)	+ (1×) Ø (1×)	++ (3×)	++ (1×) + (1×) Ø (1×)	++ (8×)	++ (1×) + (4×) Ø (3×)	++	6	2	5	3
					+ (1×)	Ø (1×)	+ (1×)	Ø (1×)			+	3	7	4	7
n = 15 Personen					Ø (9×)	Ø (9×)	Ø (7×)	Ø (7×)	Ø (6×)	Ø (6×)	Ø	1	5	5	3

[a] 1 sehr gut, 2 gut, 3 mittelmäßig, 4 schlecht, 5 sehr schlecht
[b] +++ sehr stark vorhanden, ++ stark vorhanden, + vorhanden, Ø nicht vorhanden
[c] +++ sehr deutliche Besserung, ++ deutliche Besserung, + geringfügige Besserung, Ø keine Besserung

ben sich daraus neue Arbeits- und Interpretationsvorstellungen (s. Abb. 1), die gängige Praktiken erweitern, aber selbstverständlich auch neue Diskussionen erfordern.

Vor diesem Hintergrund lassen sich aus den in Tabelle 5 aufgeführten bzw. in Abb. 2 dargestellten Ergebnissen (MRE^D) folgende Trends ableiten: Die Rökan-Gruppe mit niedriger Dosierung weist nur eine geringe Empfindlichkeitssteigerung auf, dennoch ist die Abgrenzung der Streubreite nach unten zu den Therapieversagern deutlich. Für das Kollektiv mit der hohen Dosierung scheint sich aber ein eindeutiger, empfindlichkeitssteigernder Therapieerfolg abzuzeichnen. Bei der Interpretation dieser Ergebnisse muß darüber hinaus berücksichtigt werden, daß durch die rechnerische Mittelwertsbildung die Höhe des Sensibilitätsgewinnes zwangsläufig nivelliert und damit gedämpft dargestellt wird.

Die Ergebnisse dieser Pilotstudie bestätigen frühere Befunde zur Behandlungsmöglichkeit der cerebroretinalen Mangelversorgung und sollten in späteren randomisierten Doppelblindstudien statistisch abgesichert werden. Die Auswahl des für diese Zwecke am besten geeigneten Programmes kann anhand dieser Daten nicht entschieden werden. Hier steht das patientenschonende Programm 24 zur wesentlich belastenderen Kombination 34 + 44 in Konkurrenz. Letztendlich sollten aber die Ergebnisse eine Vergleichbarkeit zulassen. Berücksichtigt werden müssen dabei Rasterdichte, Patientenbelastbarkeit und rechnerische Aufarbeitung der gewonnenen Daten. Die theoretisch wünschenswerte hohe Dichte von Testpunkten in der 34 + 44-Kombination ist nach unseren Erfahrungen bei den meisten der älteren Patienten mit zerebroretinaler Mangelversorgung nicht zu erhalten, weil die dazu notwendigen zwei Untersuchungen pro Auge (Zentrum und Peripherie) eine erhebliche Überforderung darstellen. Mit Blick auf die in Tabelle 5 dargestellten Ergebnisse erscheint das Programm 24 günstiger. Schwere Fälle können nur mit diesem Programm beurteilt werden.

Allerdings verliert man dadurch den Vorteil der automatischen Aufarbeitung der Befunde aus den Programmen 34 + 44 mit dem Delta-Programm, das sektoren- und exzentrizitätsspezifische Aussagen für bestimmte Areale erlaubt. Geplant sind Folgeuntersuchungen im Programm 24 mit einer dem Delta-Programm vergleichbaren Auswertung.

Vorliegende Erfahrungen hinsichtlich der Visusverbesserungen in den Behandlungsgruppen, denen Verschlechterungen in der unbehandelten Kontrollgruppe gegenüberstehen, sowie die Entwicklung der subjektiven Einschätzungen des Allgemeinzustandes und Angaben zur Verbesserung des Gedächtnisses stimmen mit Vorerfahrungen anderer Untersucher überein [11, 14, 15, 17]. Gleiches gilt für die Feststellung, daß Rökan den Blutdruck nicht beeinflußt [16].

Literatur

1. Flammer, J., Niesel, P. (1984) Die Reproduzierbarkeit perimetrischer Untersuchungsergebnisse. Klin. Mbl. Augenheilk. 184: 374–376
2. Gloor, B., Stürmer, J., Vökt, B. (1984) Was hat die automatisierte Perimetrie mit dem Octopus für neue Kenntnisse über glaukomatöse Gesichtsfeldveränderungen gebracht? Klin. Mbl. Augenheilk. 184: 249–253
3. Raabe, A., Raabe, M. (1983) Einfluß von deproteinisiertem Kälber-Hämoderivat auf das Gesichtsfeld, nachgewiesen am Octopus 2000. Vorgetragen auf der Jubiläumstagung : Neuere Entwicklungen in der Ophthalmologie, Universitäts-Augenklinik r. d. Isar
4. Spahr, J., Fankhauser, F., Jenni, A., Bebie, H. (1978) Praktische Erfahrungen mit dem automatischen Perimeter Octopus. Klin. Mbl. Augenheilk. 172: 470–477
5. Rapin, J. R., Le Poncin-Lafitte, M. (1979) Modèle expérimental d'ischémie cérébrale. Action préventive de l'extrait de Ginkgo. Sem. Hôp. Paris 55: 2047–2050
6. Tea, S., Celsis, M., Clanet, M., Marc-Vergnes, J.-P. (1979) Effets clinique, hémodynamique et métaboliques de l'extrait de Ginkgo biloba en pathologie vasculaire cérébrale. Gaz. méd. France 86: 4149–4152
7. Merté, H. J., Merkle, W. (1980) Langzeitbehandlung mit Rökan bei Durchblutungsstörungen von Netzhaut und Sehnerv. Klin. Mbl. Augenheilk. 177: 577–583
8. Saracco, J. B., Estachy, G. (1980) Etude du tanakan sur la microcirculation oculaire. Méd. Prat. 4: 67–72
9. Claussen, C.-F., Kirtane, V. (1985) Randomisierte Doppelblindstudie zur Wirkung von Extractum Ginkgo biloba bei Schwindel und Gangunsicherheit des älteren Menschen. In : C.-F. Claussen (Hrsg.) : Presbyvertigo, Presbyataxie, Presbytinnitus, Berlin – Heidelberg – New York, pp. 103–115
10. Schwerdtfeger, F. (1981) Elektronystagmographisch und klinisch dokumentierte Therapieerfahrungen mit Rökan bei Schwindelsymptomatik. Therapiewoche 31: 8658–8667
11. Bono, Y., Mouren, P. (1975) L'insuffisance circulatoire cérébrale et son traitement par l'extrait de Ginkgo biloba. Méditerranée Médical 3: 59–62
12. Natali, R., Rachinel, J., Pouyat, P. M. (1979) Essai comparatif croisé en O.R.L. de deux médications vaso-actives. Cahiers d'O.R.L. 14: 185–190
13. Chesseboeuf, L., Hérard, J., Trévin, J. (1979) Etude comparative de deux vasorégulateurs dans les hypoacousies et les syndromes vertigineux. Médecine du Nord et de l'Est 3: 534–539
14. Dieli, G., La Mantia, M., Saetta, E., Costanzo, E. (1981) Essai clinique à double insu du tanakan dans l'insuffisance cérébrale chronique. Il Lavoro Neuropsichiatrico 68: 1–2
15. Augustin, P. (1976) Le tanakan en gériatrie. Etude clinique et psychométrique chez 189 malades d'hospice. Psychol. Méd. 8: 123–130
16. Vorberg, G. (1985) Ginkgo biloba extract (GBE) : A long-term study of chronic cerebral insufficiency in geriatric patients. Clinical Trials Journal 22: 149–157
17. Dupont-Delcourt, M., Blanc, P. (1976) Le tanakan dans les insuffisances vasculaires en ophtalmologie. Insuffisances circulatoires et vasorégulation artérielle, capillaire, veineuse. Colloque Pluridisciplinaire, Paris, pp. 125–130

V Vasogener Kopfschmerz, Kapillarhyperpermeabilität und positive Begleiteffekte

Rökan bei Kopfschmerzen und Migräne

Dalet R.

Zusammenfassung

Kopfschmerzen und Migräne sind in der Neuropsychiatrie und der Allgemeinmedizin häufig anzutreffende Symptome. Kopfschmerzen haben eine eigene psychologische Dimension. Bei der Migräne hingegen handelt es sich um eine spezifische Art von Kopfschmerzen mit arterieller Komponente. Schätzungsweise 5–10 % der Bevölkerung sind betroffen, wobei der Anteil der Frauen deutlich überwiegt. Die damit verbundenen sozialen und psychologischen Auswirkungen, die Unbeständigkeit der therapeutischen Ergebnisse und die Toxizität einiger verwendeter Medikamente führten zu verstärkter Forschung auf diesem Gebiet. In einer zweiteiligen klinischen Studie (zunächst offen, dann doppelblind) haben wir den Ginkgo-biloba-Extrakt 761 (Rökan) bei 60 Kopfschmerz-Patienten untersucht.

Schlüsselwörter: Migräne, Kopfschmerz, Anfallshäufigkeit, Schmerzintensität, Ginkgo biloba, Rökan

Offener Versuch (n = 30)

Die Patienten wurden zwei gleichgroßen Gruppen zugeteilt. In der ersten Gruppe wurde Rökan bei Auftreten eines Schmerzanfalls auf Wunsch des Patienten verabreicht. In der zweiten Gruppe hingegen nahmen die Patienten Rökan regelmäßig dreimal täglich während zwei Monaten ein. Die Tagesdosis betrug 6 ml und wurde in der ersten Gruppe als Einmalgabe bei den ersten Anzeichen eines Anfalls verabreicht, in der zweiten Gruppe auf 3 Einzeldosen à 2 ml verteilt.

Patientengut

Es handelte sich um Patienten einer allgemeinärztlichen Praxis, wobei die Kopfschmerzen den einzigen oder einen der Hauptgründe für die Untersuchung darstellten. Sämtliche Patienten litten seit langem unter diesen

Kopfschmerzen und waren deshalb mehrfach vorbehandelt worden. Die vorangehenden Therapiemaßnahmen (Analgetika, Mutterkornalkaloide, serotoninhemmende Substanzen) hatten nur einen mäßigen oder gar keinen Erfolg.

Kopfschmerzen sind im wesentlichen ein subjektives Syndrom; dies macht eine gründliche Patientenbefragung zur Absicherung der Diagnose unbedingt erforderlich. Auch die Begleitpathologie wie Zervikalsyndrom, Verdauungsstörungen, arterielle Hypertonie und psychologisches Gesamtbild, wurden berücksichtigt. Insbesondere wurde der Verlauf des Schmerzanfalls beurteilt. Bei den meisten Fällen handelte es sich um eine echte Migräne, bei den übrigen Patienten um längeranhaltende, bezüglich Dauer und Lokalisation atypische Kopfschmerzen.

Mindestens 48 Stunden vor Studienbeginn wurde jegliche Kopfschmerztherapie abgebrochen. Jedoch mußten bei einigen Patienten notwendige Begleitbehandlungen beibehalten werden, insbesondere bei Hypertonie, Anämie, Infektionen und Verdauungsstörungen. Im übrigen waren durch diese seit langem durchgeführten Behandlungen die Kopfschmerzen kaum beeinflußt worden.

Ergebnisse

Da nur klinische Beurteilungsparameter zugrundegelegt werden konnten, hat die Bewertung der Ergebnisse zwangsläufig subjektiven Charakter. Dennoch konnten bei regelmäßig betreuten Patienten, bei denen die Kopfschmerzen im Vordergrund standen, Veränderungen wie Anzahl, Intensität und Art der Anfälle durchaus beschrieben und ohne weiteres eingeordnet werden.

Die Ergebnisse wurden nach folgendem Bewertungsschlüssel beurteilt:

- Sehr gut: Vollständiges Verschwinden der Schmerzen (Beschwerdefreiheit)
- Gut: Deutliche Abnahme der Intensität, Dauer und Häufigkeit der Anfälle (deutliche Besserung)
- Mäßig: Geringfügige Besserung
- Therapieversager: Keine Besserung

Gruppe 1 (n = 15)

Rökan wurde bei Auftreten eines Schmerzanfalls als Einmalgabe von 6 ml verabreicht. Die durchschnittliche Behandlungsdauer betrug 2 bis 3 Monate, wobei die Einnahme auf das Auftreten von Schmerzanfällen beschränkt wurde.

Die Gruppe bestand aus 9 Frauen und 6 Männern (Durchschnittsalter: M 42 Jahre, F 38 Jahre, Streuung: 22–64 Jahre). Bei 10 Patienten lag eine echte, typische Migräne vor, bei 5 Patienten Kopfschmerzen mit unterschiedlichen Merkmalen; bei einem Patienten traten im Wechsel Kopfschmerzen und Migräne auf, wobei beide sehr gut voneinander zu unterscheiden waren.

In 67% der Fälle wurden unter Rökan-Behandlung sehr gute und gute Ergebnisse erzielt. Der Therapieverlauf schlüsselt sich wie folgt auf:

– 6 sehr gute Ergebnisse (Beschwerdefreiheit)
– 4 gute Ergebnisse (deutliche Besserung)
– 2 mäßige Ergebnisse (geringfügige Besserung)
– 3 Therapieversager

Unterscheidet man hingegen die atypischen Kopfschmerzen von den Migräne-Fällen, findet man bei den 10 Fällen echter Migräne:

– 7 sehr gute Ergebnisse (Beschwerdefreiheit)
– 1 gutes Ergebnis (deutliche Besserung)
– 2 mäßige Ergebnisse (geringfügige Besserung)
   d. h. insgesamt 80 % positive Ergebnisse.

Gruppe 2 (n = 15)

Rökan wurde 2 Monate lang als Dauerbehandlung in einer Tagesdosis von 3 × 2 ml verabreicht. Behandelt wurden 13 Frauen und 2 Männer (Durchschnittsalter: 43 Jahre, Streuung: 22–72 Jahre). 13 Patienten litten unter echter Migräne, 2 unter nicht migräneartigen Kopfschmerzen.

Bei 11 der 15 mit rökan behandelten Patienten, also in 73% der Fälle, konnten sehr gute und gute Ergebnisse erzielt werden:

– 7 sehr gute Ergebnisse (Beschwerdefreiheit)
– 4 gute Ergebnisse (deutliche Besserung)
– 3 mäßige Ergebnisse (geringfügige Besserung)
– 1 Therapieversager

Geht man nur von den 13 Fällen echter Migräne aus, so erhöht sich der Anteil der positiven Verläufe auf 84 %.

Doppelblindstudie

Der zweite Teil unserer klinischen Prüfung wurde als Doppelblindstudie mit 30 Patienten durchgeführt. Beide Prüfpräparate (Verum und Placebo) waren in ihrem Aussehen identisch; jedem Patienten wurde nach der Reihenfolge

seiner Aufnahme in die Studie eine Codenummer zugeteilt. Der Prüfcode wurde nach Studienende entschlüsselt.
Das Prüfprotokoll entsprach dem in der offenen Studie angewandten Studiendesign.

Patientengut

Aufgenommen wurden Migräne-Patienten, deren Beschwerden seit mehreren Jahren, größtenteils seit der Kindheit oder Jugend, bestanden. Es handelte sich dabei überwiegend um weibliche Patienten. Die Migräneanfälle traten in den meisten Fällen mit zuverlässiger Regelmäßigkeit auf, mindestens einmal monatlich, oft aber auch zweimal im Monat oder wöchentlich. Sämtliche Patienten waren mehrfach erfolglos vorbehandelt worden: Klassische Analgetika, Präparate mit vasodilatatorischer Zielrichtung, gleichzeitig oder anschließend an die Behandlung mit serotoninhemmenden Substanzen.

Ergebnisse

Da die Beurteilungskriterien vorwiegend klinischer Art sind, haben wir die Ergebnisse besonders streng bewertet; insbesondere wurden teilweise Verbesserungen, bei denen nur das eine oder andere Merkmal beeinflußt wurde, als Therapieversager eingestuft.

Gruppe 1 (n = 15)

Das Prüfpräparat wurde bei Auftreten eines Anfalls als Einmalgabe von 6 ml verabreicht.
Folgende Ergebnisse wurden festgestellt:

- 7 positive Verläufe: 6 mit Rökan, 1 mit Placebo
- 8 Therapieversager: 1 mit Rökan, 7 mit Placebo

Gruppe 2 (n = 15)

Die Patienten erhielten die Prüfsubstanz als Migräne-Basisbehandlung in einer Tagesdosis von 3 × 2 ml während zwei Monaten.
Folgende Ergebnisse wurden erzielt:

- 7 positive Verläufe: 6 mit Rökan, 1 mit Placebo
- 8 Therapieversager: 2 mit Rökan, 6 mit Placebo

Die Gesamtergebnisse sind in Tabelle 1 zusammengefaßt.

Tabelle 1. Ergebnisse der Doppelblindstudie

	Erfolge	Mißerfolge	Gesamtzahl
Rökan	12	3	15
Placebo	2	13	15
Total	14	16	30

Die statistische Auswertung der Ergebnisse mittels des X^2-Tests ergibt einen hochsignifikanten Unterschied zugunsten von Rökan: X^2 (FG 1) = 13,392 ($p < 0,001$).

Analyse der Ergebnisse

Nach Ende des offenen Versuchs und Bestätigung durch die Doppelblindstudie erscheint der therapeutische Nutzen von Rökan bei Kopfschmerzen und Migräne gut begründet.
- Bei echten Migräne-Syndromen erweist sich Rökan als kontinuierlich wirksam, wobei die Schmerzanfälle entweder ganz verschwinden oder aber ihre Häufigkeit deutlich abnimmt. Besonders bemerkenswert fanden wir die Tatsache, daß bei manchen Patienten einige Rökan-Gaben nicht nur die Schmerzanfälle zum Verschwinden, sondern auch den Krankheitsverlauf während der gesamten Versuchsdauer (2–3 Monate) zum Stehen brachten, ohne daß der Patient das Medikament erneut eingenommen hatte. Die Behandlung hatte bei einigen anscheinend typischen Migränefällen nur wenig Erfolg, wobei jedoch eine unbehandelte Grundkrankheit (Hypertonie, Anämie, Psoriasis, ...) die Rezidive verursacht haben könnte.
- Die wenigen Therapieversager oder mäßigen Ergebnisse wurden vorwiegend bei den nicht migräneartigen Kopfschmerzen beobachtet. Als charakteristisch erscheint in diesem Zusammenhang der Fall einer Patientin, die über echte Migräne und Kopfschmerzen unterschiedlicher Lokalisation, die sich gut voneinander unterscheiden ließen, klagte. Mit Rökan verschwand die Migräne vollständig, während die wahrscheinlich posttraumatischen Kopfschmerzen nicht beeinflußt wurden. In einigen Fällen konnten auch vasomotorische Kopfschmerzen gebessert werden.
- Bei einigen Rökan-Patienten verschwanden Migräne-Begleiterscheinungen wie Pruritus ani, seit langem bestehende anfallsartige Bauchschmerzen, nicht migräneinduzierte Schwindel-Syndrome, etc.

Verträglichkeit

Die Patientencompliance war in allen Fällen gut und die Verträglichkeit sehr gut.

Schlußfolgerung

In einem zunächst offenen, dann doppelblinden Versuch haben wir die Wirksamkeit von Rökan (240 mg/d) bei 60 Kopfschmerz-Patienten während zwei Monaten untersucht. Rökan wurde entweder bei Auftreten eines Migräneanfalls in einer hohen Einmaldosis oder als Basisbehandlung der Migräne-Erkrankung verabreicht.

In 80% der echten Migräne-Fälle wurden gute bis sehr gute Ergebnisse im Sinne einer fast vollständigen Symptomfreiheit erzielt. Die Resultate waren bei nicht migräneartigen Kopfschmerzen weniger eindeutig.

Durch die Doppelblindstudie wurden aufgrund eines statistisch hochsignifikanten Testergebnisses ($p < 0,001$) die Resultate des offenen Versuchs bestätigt. Hierbei konnte insbesondere nachgewiesen werden, daß die Wirkung von Rökan (240 mg/d) nicht dem Placebo-Effekt, sondern substanzeigenen pharmakologischen Eigenschaften zuzuschreiben ist.

Literatur beim Verfasser

Wirkung von Rökan beim vasogenen cerebralen Ödem

HANNEQUIN D., THIBERT A., VASCHALDE Y.

Zusammenfassung

In einer Pilotstudie wurde die Wirkung von Ginkgo biloba-Extrakt Infusion auf das vasogene cerebrale Ödem bei 10 Patienten mit Glioblastom nach Verabreichung energiereicher Strahlung im Rahmen einer Strahlentherapie untersucht. Die Beurteilungskriterien Kopfschmerz, Übelkeit, Erbrechen, Somnolenz, neurologisches Defizit, Konvulsionen wurden während 24 Stunden nach der Strahlenapplikation beobachtet. Die eindeutig positiven Befunde unter der Therapie mit Rökan ermutigen zu fundierten weiterführenden Studien bei dieser Indikation.

Schlüsselwörter: Vasogenes Ödem, Strahlentherapie, Rökan.

Einführung

Das strahleninduzierte cerebrale Ödem kann nach dem Zeitpunkt des Auftretens in zwei Kategorien unterteilt werden [1, 3, 4, 6]. Das späte Strahlenödem entsteht ca. später 1 Monat nach Bestrahlung. Die Pathogenese ist komplex, zugrunde liegen unter anderem Zellnekrosen und entzündliche Zellinfiltrationen. Die Primärläsion ist eine funktionelle Alteration des besonders strahlenempfindlichen Endothels. Elektronenmikroskopisch läßt sich an den Endothelzellen eine Zunahme der Pinocytose und des Volumens sowie eine Ausdehnung des perivaskulären Raumes beobachten [1]. Das frühe Strahlenödem beruht auf einer pathologisch veränderten Permeabilität der Blut-Hirn-Schranke. Es tritt ab der 6. Stunde nach der Bestrahlung auf, erreicht nach 48 Stunden ein Maximum und bildet sich innerhalb von 6 Tagen zurück.

Anhand von standardisierten Verlaufsbeobachtungen des frühen, strahleninduzierten cerebralen Ödems kann die antiödematöse Wirksamkeit bestimmter Pharmaka beurteilt werden. In vorliegenden Studie wurde die Wirksamkeit des standardisierten Ginkgo biloba-Extrakts in bezug auf diese Indikation untersucht. Die protektiven Effekte von Rökan beim cerebralen Ödem sind in der Literatur beschrieben [2].

Methodik

Die Prävalenz der klinischen Symptomatik beim cerebralen Strahlenödem ist nur unzureichend definiert. Unter den vielfältigen Einflußfaktoren sind zwei von besonderer Bedeutung: eine begleitende Chemotherapie (Beeinträchtigung der Kapillarintegrität) und ein vor der Bestrahlung bestehender und schwer quantifizierbarer erhöhter intrakranieller Druck. Weitere wesentliche Faktoren sind: Tumortyp (Glioblastom, Metastasen) und Tumormasse peritumorales Ödem, eventuelle chirurgische Eingriffe, Lokalisation, Strahlentyp, Begleittherapie (Kortikoide, Barbiturate).

Folgende Punkte hinsichtlich der Methodik müssen im Studiendesign beachtet werden:

- genau definierte klinische Beurteilungskriterien, die sämtliche Symptome, von leichter Übelkeit und Kopfschmerzen bis akuter Encephalopathie und intrakranielle Drucksteigerung, erfassen;
- homogene Patientenkollektive;
- atraumatische apparative Diagnostik zur Quantifizierung des frühen cerebralen Ödems (NMR);
- apparative Diagnostik zur Quantifizierung des funktionellen Defizits (EEG, evoziierte Potentiale) [5].

Patientengut

Es handelte sich um eine offene pharmakoklinische Pilotstudie an 10 Patienten (6 Männer, 4 Frauen) im Durchschnittsalter von 54 Jahren. Alle 10 Patienten hatten ein Glioblastom. 4 davon waren bereits operiert, 2 chemotherapiert worden. Bei sämtlichen Patienten Strahlentherapie indiziert.

Einschlußkriterien

Aufgenommen wurden Patienten ohne Zeichen einer akuten intrakraniellen Drucksteigerung. Der neurologische Befund mußte stabil sein und Begleitbehandlungen durften innerhalb der letzten 10 Tage nicht mehr verändert werden. Vor Aufnahme in die Studie wurde das Einverständnis des Patienten eingeholt.

Dosierung

Den Patienten wurden 2 Stunden vor Bestrahlung 100 mg Ginkgo-biloba-Extrakt als 2stündigen Infusion verabreicht. Pro Patient waren 3 Strahlenbehandlunen vorgesehen.

Beurteilungskriterien

Die Patienten wurden unmittelbar vor der Infusion sowie innerhalb der 24 Stunden nach Bestrahlung neurologisch untersucht. Die klinischen Beurteilungskriterien: Kopfschmerzen, Übelkeit, Erbrechen, Somnolenz, neurologisches Defizit, Krämpfe wurden anhand einer Punkteskala von 1 – 4 (nicht vorhanden, schwach, mäßig ausgeprägt) bewertet. Erfaßt wurden Zeitpunkt des Auftretens und Verlauf der Symptomatik sowie verordnete Medikation.

Ergebnisse

5 Patienten waren während der Strahlentherapie vollkommen asymptomatisch und 4 weitere zeigten leichte Symptome (Kopfschmerzen, Somnolenz), die sich ohne Medikation rasch zurückbildeten. Bei einem Fall von Glioblastom im Bereich des Corpus callosum und initialer, chronischer intrakranieller Drucksteigerung wurde Manitol verabreicht. Die Verträglichkeit der Prüfmedikatien war gut. Der arterielle Blutdruck wurde nicht beeinflußt.

Schlußfolgerung

Die in dieser Pilotstudie beobachteten positiven Effekte des standardisierten Ginkgo biloba-Extrakts beim strahleninduzierten cerebralen Ödem sollten in doppelblinden placebokontrollierten Multicenterstudien quantifiziert und statistisch abgesichert werden

Literatur

1. Csanda, E. (1980) Radiation brain edema. Adv. Neurol., 28: 125–146
2. Etienne, A., Hecquet, F., Clostre, F. (1986) Mécanismes d'action de l'extrait de Ginkgo biloba sur l'oedéme cérébral expérimental. Presse Méd. 15: 1506–1510
3. Holdorff, B. (1975) Radiation damage to the brain. In: Handbook of Clinical Neurology, North Holland, 23: 639–663
4. Kingsley, D. P., Kendall, B. E. (1981) CT of the adverse effects of therapeutic radiation of the central nervous system. A. J. N. R. 2: 453–460
5. Maccolini, E., Franzoni, E, Vecchi, V., Bravetti, G. O., Guidelli Guidi S. (1982) Visual evoked potentials in early and late CNS changes due to antileukemia treatment in children. Preliminary report. Ital. J. Neurol. Sci. 3: 295–299
6. Oliff, A., Bleyer, W. A., Poplack, D. G. (1978) Acute encephalopathy after initiation of cranial irradiation for meningeal leukaemia. Lancet II: 13–15

Einfluß von Rökan auf die Kapillarhyperpermeabilität beim zyklischen idiopathischen Ödem

LAGRUE G., BEHAR A., KAZANDIJAN M., RAHBAR K.

Zusammenfassung

Das Syndrom des idiopathischen orthostatischen Ödems ist eine häufige und lange Zeit verkannte Erkrankung, die bevorzugt jüngere Frauen betrifft. Sie ist charakterisiert durch Wasser-/Natriumretention mit sekundärem Hyperaldosteronismus infolge einer gesteigerten Kapillarpermeabilität. Die Behandlung ist schwierig. Meistens werden Spironolacton, manchmal auch Sympathomimetika und hygienisch-diätetische Maßnahmen miteinander kombiniert, unter weitgehendem Verzicht auf Thiaziddiuretika und Laxantien. Therapeutisches Hauptanliegen ist die Verminderung der Kapillarhyperpermeabilität, wie sie sich durch den Landis-Test mit markiertem Albumin objektivieren läßt. In 10 oral und 5 parenteral mit Ginkgo biloba-Extrakt behandelten Fällen, bei denen der Landis-Test vor und nach Behandlung durchgeführt werden konnte, hatte sich die gestörte Kapillarpermeabilität am Ende der Studie vollständig normalisiert.

Schlüsselwörter: idiopathisches orthostatisches Ödem, Kapillarhyperpermeabilität, LH-Insuffizienz, Landis-Test, Ginkgo biloba, Rökan.

Einführung

Das 1955 von Mach [6] beschriebene Syndrom des idiopathischen orthostatischen Ödems ist eine häufige und lang verkannte Erkrankung, die Frauen im gebärfähigen Alter betrifft und oft mit gynäkologisch-endokrinen Störungen einhergeht. Klinisch äußert es sich durch rasche und schwankende Gewichtszunahmen, die im Tagsverlauf mehr als 1,5 kg betragen können, sowie Bein- und Knöchelschwellungen. Die Beschwerden werden durch längeres Stehen und Wärme verschlimmert, durch Liegen und Nachtruhe hingegen belindert [3, 4, 6]. Die Krankheit verläuft schubweise, wobei das

Ödem sich im Laufe des Chronifizierungsprozesses nur unvollständig zurückbildet. Die ödematösen Schübe sind oft von Polydipsie, Oligurie, Asthenie, Belastungsdyspnoe, Obstipation und Kopfschmerzen begleitet. Nach mehreren Jahren stellt sich ein chronischer ödematöser Zustand ein, der von gelegentlichen Aktuschüben unterbrochen wird.

Laboruntersuchungen ergeben unter orthostatischen Bedingungen eine Wasser- und Natriumretention mit sekundärem Hyperaldosteronismus in Verbindung mit einer gesteigerten Kapillarpermeabilität und einer gestörten Lymphresorption [4]. Diese Störungen sind der pathophysiologische Hauptfaktor, der den Wasser- und Eiweißaustritt aus den Gefäßen und den Volämieverlust auslöst. In vielen Fällen ist außerdem eine LH-Insuffizienz an der gestörten Kapillarpermeabilität ursächlich beteiligt [5].

Die Behandlung ist schwierg. Eine begleitende Psychotherapie ist unbedingt erforderlich, wobei der Patientin nicht das Gefühl vermittelt werden sollte, daß die von ihr geklagten Beschwerden übertrieben seien. Zuallererst müssen iatrogene Komplikationen wie Laxantien- und Diuretika-Absus ausgeschlossen werden. Um den sekundären Hyperaldosteronismus einzuschränken, muß auf salzarme Diät verzichtet und der Nahrung ausgewogene Spironolactongaben (100–150 mg/d) beigefügt werden, damit die betroffenen Patientinnen nicht wieder auf Diuretika und Laxantien zurückgreifen. Diese Behandlung ist zwar wirksam, aber rein symptomatisch, da sich die Beschwerden nach Absetzen der Therapie nach und nach wieder einstellen. Von der Hypothese von venösen Rücklaufstörungen ausgehend, wir dahin und wieder der Einsatz von Sympathomimetika empfohlen. Auch Dihydroergotamin und Kompressionsverbände scheinen die orthostatischen Beschwerden günstig zu beeinflussen [3]. Dasselbe gilt für die Pressotherapie und die manuelle Lymphdrainage, die eine günstige Wirkung auf die lymphatische Komponente der Störungen ausüben. Empfehlenswert sind auch konsequente physikalische Maßnahmen wie Erhöhung des Fußteils des Bettes, Gymnastikübungen im Liegen (insbesondere Radfahren), Schwimmen, Wassertreten, Vermeidung von längerem Stehen und Wärme. In allen Fällen von LH-Insuffizienz sind Progesterongaben in der zweiten Zyklushälfte unverzichtbar [5]. Zuallererst muß jedoch der gesteigerten Kapillarpermeabilität als pathophysiologischem Hauptmerkmal des Syndroms entgegengewirkt werden.

Patientengut und Methodik

Kapillarpermeabilitätsstörungen können durch folgende Untersuchungsmethoden beurteilt werden:

Nach Injektion von radioaktiv markiertem Albumin wird der Austritt von Albumin aus den Gefäßen unter Orthostasebedingungen durch die Radioaktivitätskurve objektiviert. Durch mehrere aufeinanderfolgende Blutentnahmen wird die Radioaktivität im zirkulierenden Blut innerhalb der beiden ersten Stunden gemessen.

Der Isotopentest nach Landis ist sowohl einfacher als auch zuverlässige. Nach i.v.-Injektion von ^{99m}Tc-markiertem Albumin, wird mit einer Gammakamera die Radioaktivität des zirkulierenden Blutes im Bereich des Unterarms gemessen. Mit einer Druckmanschette wird während 10–12 min ein Druck von 80 mmHg erzeugt und anschließend nach Entfernen der Manschette der Venendruck während 10 min gemessen. Beim Gesunden bewirkt die Steigerung des Venendrucks einen Blutstau mit Erhöhung der Radioaktivität. Bei normaler Kapillarpermeabilität tritt wenig Albumin aus den Gefäßen aus; die Radioaktivität sinkt nach Entfernen der Druckmanschette rapide ab und erreicht innerhalb einiger Minuten ihren Ausgangswert (Abb. 1).

Bei gestörter Kapillarpermeabilität hingegen wird der gesteigerte Venendruck von einem Austritt des markierten Albumins in das interstitielle Gewebe begleitet. Nach Entfernen der Druckmanschette fällt die Radioaktivität langsamer als beim Gesunden ab und bleibt schließlich über den Ausgangswert hinaus erhöht. Dies deutet auf eine Retention des markierten Albumins hin (Abb. 2), deren Wert vom Ausmaß der Kapillarpermeabilitätsstörung abhängt:

$$\frac{C - A}{B - A} \times 100 = \text{Retention (\%)}$$

A = Ausgangsradioaktivität
B = Radioaktivität während Anlegen der Druckmanschette
C = Radioaktivität 6 min nach Entfernen der Druckmanschette (Abb. 2 und 3).

Bei 30 Fällen von klinisch manifestem idiopathischen orthostatischen Ödem lag grundsätzlich eine gestörte Kapillarpermeabilität mit 10–40%iger Retention vor (N <8%). Die durch Isotopenauszählung gemessene Retention gibt Auskunft über die Schwere des ödematösen Syndroms. Bei sekundären Ödemen nach Diuretika- oder Laxantien-Abusus hingegen war

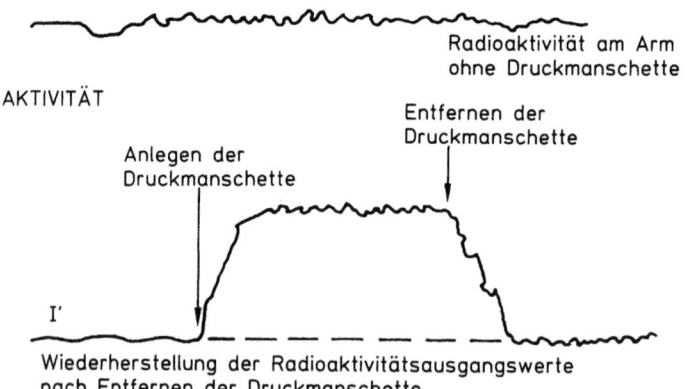

Abb. 1. Normaler Befund. Keine Retention des markierten Albumins

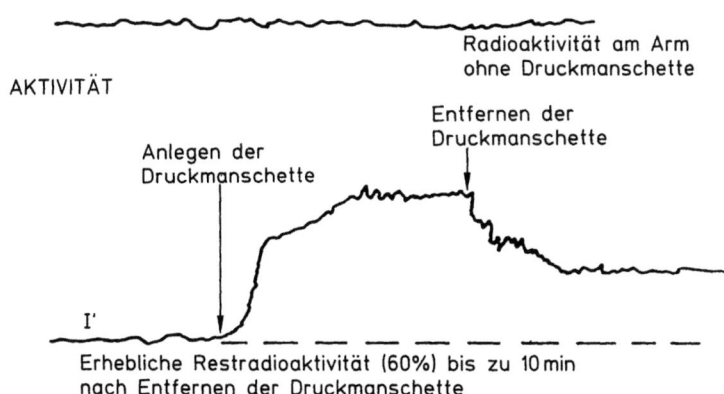

Abb. 2. Pathologischer Befund. Retention des markierten Albumins

der Kapillarpermeabilitätstest stets normal, auch in Anwesenheit von Ödemen.

Es erschien uns interessant, den Einfluß des Ginkgo-biloba-Extrakts bei diesem Krankheitsbild zu untersuchen. Es fanden zwei Darreichungsformen Verwendung:

- die orale flüssige Form während 1–6 Monaten in einer Tagesdosis von 4–6 ml (= 160–200 mg Trockenextrakt)
- die Injektionslösung (Trockenextrakt IPS 200) während 4–5 Tagen in einer Tagesdosis von 200–300 mg Trockenextrakt (1stündige Infusion in 250 ml isotonischer Glukoselösung).

Sämtliche Patientinnen litten unter einem klinisch manifesten idiopathischen orthostatischen Ödem mit positivem Landis-Test (10–30%ige Retention). Sie wurden in 2 Gruppen aufgeteilt:

Gruppe 1 (n = 11)

Die Patientinnen wurden oral behandelt und der Landis-Test vor und nach 4–8 Behandlungswochen durchgeführt. Geprüft wurden Kapillarresistenz (n = 5), arterieller Blutdruck, Gewicht, Umfang der Ödeme, Verträglichkeit.

Gruppe 2 (n = 5)

Die aufgrund akuter Ödemschübe stationär behandelten Patientinnen erhielten die Infusionsbehandlung. Der Isotopentest nach Landis wurde vor und nach der 5tägigen Behandlung durchgeführt.

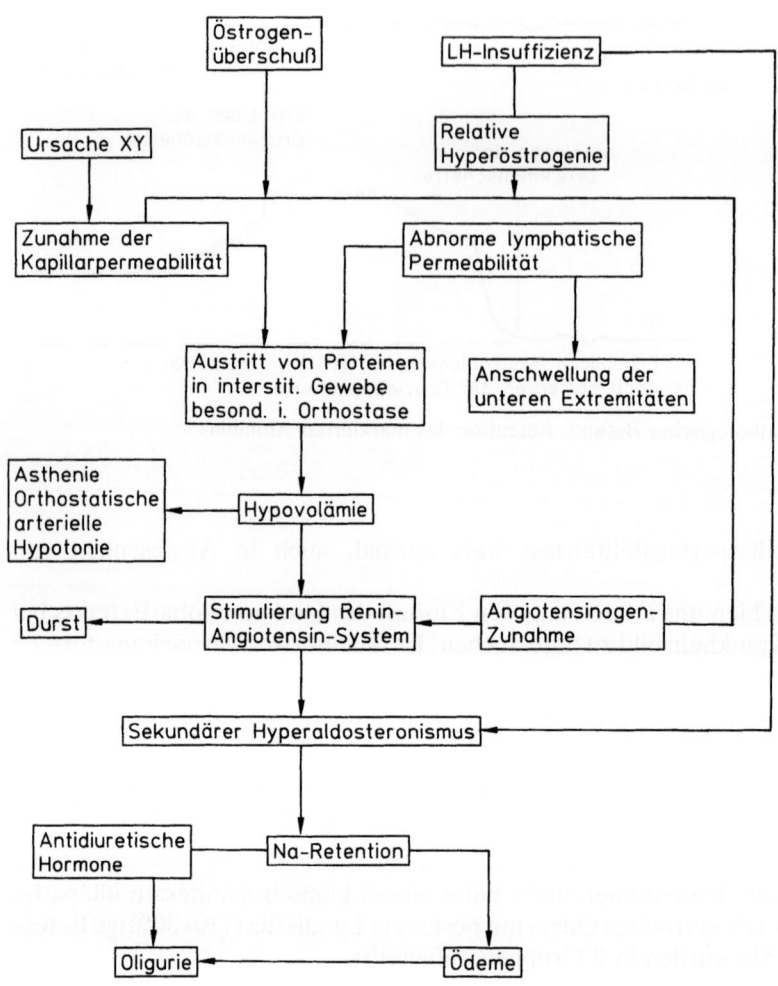

Abb. 3. Pathophysiologie des Syndroms des idiopathischen orthostatischen Ödems

Ergebnisse

Gruppe 1

In 10 Fällen, bei denen der Test vor und nach Behandlung durchgeführt werden konnte, waren die pathologischen Ausgangsergebnisse nach 1–2monatiger Behandlung normalisiert. Sowohl die Kapillarpermeabilität als auch die Kapillarresistenz wurden deutlich gebessert.

Eine von 11 Patientinnen brach die Behandlung am 10. Tag wegen nicht eindeutiger Symptome, die sie dem Prüfpräparat zuschrieb, ab. In den 10 übrigen Fällen wurden folgende Ergebnisse erzielt:

- 3 sehr gute Ergebnisse (Verschwinden der Ödeme)
- 6 gute ergebnisse (teilweise Rückbildung der Ödeme)
- 1 zufriedenstellendes Ergebnis.

Der in den meisten Fällen anfangs niedrige arterielle Blutdruck stieg infolge der verminderten Kapillarpermeabilität und der Volämiesteigerung mäßig an. In einem Fall verschwand auch die Obstipation.

Die globale Verträglichkeit war gut. Nur in 2 von 11 Fällen traten Nebenwirkungen auf, ohne daß diese jedoch eindeutig dem Ginkgobiloba-Extrakt zugeschrieben werden konnten. Dabei handelte es sich zum einen um Muskelkrämpfe, die keinen Behandlungsabbruch erforderlich machten, und zum anderen um Herzklopfen und Schlaflosigkeit, die am 10. Tag zum Behandlungsabbruch führten.

Gruppe 2

Bei den 5 mit IPS 200-Infusion behandelten Patientinnen war der nach Behandlung durchgeführte Kapillarpermeabilitätstest normalisiert; gleichzeitig wurde eine gesteigerte Natrium-/Wasserausscheidung mit Gewichtsreduzierung von 2–5 kg beobachtet. Die Verträglichkeit war sehr gut. Die Behandlung wurde anschließend oral fortgesetzt.

Diskussion

Störungen der Kapillarpermeabilität und der Lymphresorption äußern sich in stereotypen klinischen Symptomen, insbesondere gekennzeichnet durch Verschlimmerung der Beschwerden in der Orthostase und orthostatische Hypotonie. Die Ursachen und Mechanismen der Kapillarhyperpermeabilität sind vielfältig, jedoch ist es inzwischen gelungen, bestimmte Krankheitsbilder zu identifizieren, wie z.B. das Gleich-Syndrom (zyklisches Ödem mit Hypereosinophilie) und das zyklische Schocksyndrom mit monoklonaler Gammapathie. Wenn Ursache oder Mechanismus der Kapillarpermeabilitätsstörung unklar sind, spricht man von einem idiopathischen Syndrom; die Tatsache, daß ausschließliche Frauen davon betroffen sind, legt den Schluß nahe, daß hormonelle Störungen, insbesondere eine LH-insuffizienz, ursächlich beteiligt sind; meistens wird durch Progesterongaben gleichzeitig auch die Kapillarhyperpermeabilität vermindert. Aber auch andere Faktoren scheinen hierbei eine Rolle zu spielen, wie der Einfluß von Substanzen mit Vitamin-P-analoger Wirkung (Flavonoide, Diosmin, Anthocyanoside, Rutin . . .) und insbesondere des Ginkgo-Extraktes vermuten läßt. Insgesamt müssen bei Frauen mit idiopathischem orthostatischen Ödem zuallererst Therapiefehler vermieden werden, die iatrogene Komplikationen auslösen könnten (Thiaziddiuretika, Laxantienabusus). Die Ergebnisse, die wir mit den oben aufgeführten Behandlungsmethoden erzielt haben, sind ermutigend: Es wurden deutliche Besserungen beobachtet, wenn auch die Behandlung sehr langwierig war, da die Vielfältigkeit der subjektiven Beschwerden die Bewertung der klinischen Ergebnisse oft erschwert.

Literatur

1. Behar, A., Baillet, J., Lagrue, G. (1977) Une nouvelle méthode de mesure de la perméabilité capillaire par méthode isotopique. J. Mal. Vasc. 2: 101–104
2. Gleich, G., Schroeter, A., Marcoux, J. P. et al. (1984) Episodic angioedema associated with eosinophilia. N. Engl. J. Med. 310: 1621–1626
3. Kuchel, O., Horry, K., Gregorova, I., Marek, J., Kopecka, J., Kobilkova, J. (1970) Inappropriate response to upright posture: a precipitating factor in the pathogenesis of idiopathic edema. Ann. Intern. Med. 73: 245–241
4. Lagrue, G., Weil, B., Behar, A. (1977) Le syndrome d'oedèmes idiopathiques orthostatiques. J. Mal. Vasc. 2: 93–100
5. Lagrue, G., Behar, A., Morville, R. (1983) Etude de la fonction ovarienne au cours des oedèmes idiopathiques orthostatiques. Presse Méd., 12: 2859–2862
6. Mach, R., Fabre, J., Mullera, J., Neher, R., Borth, R. (1955) Oedème idiopathique par rétention sodique avec hyperaldostéronurie. Bull. Soc. Med. Hôp. Paris 106: 726–736
7. Lagrue, G., Behar, A., Laurent, J. (1988) Les syndromes oedémateux par hyperperméabilité capillaire. Presse Méd., 24: 1234–1238
8. Behar, A., Lagrue, G., Baillet, J. (1988) Capillary filtration in idiopathic edema. Nuclear Med. 27: 105–107

Einfluß von Rökan auf metabolische und endokrine Laborparameter

FELBER J.-P.

Zusammenfassung

Um die Wirkung auf die endokrine Homöostase zu untersuchen wurden 7 männliche freiwillige Probanden (Durchschnittsalter 26,1 Jahre) über 8 Wochen mit 3mal 80 mg/d Rökan behandelt. Es wurden verschiedene Hormonbestimmungen und Stimulationstests, LHRH und TRH, vor sowie 4 und 8 Wochen nach der Behandlung durchgeführt. Es konnte weder eine signifikante Modifikation noch eine tendenzielle Veränderung der endokrinen Parameter beobachtet werden. Die übrigen Laborparameter wurden nicht verändert.

Schlüsselworte: Rökan, Blutzucker, Blutbild, endokrine Homöostase, metabolische Homöostase.

In den letzten 15 Jahren standen die Beziehungen zwischen neuroendokrinen Prozessen und psychischen Störungen im Mittelpunkt des Interesses. Bei verschiedenen Erkrankungen konnten neuro-endokrine Alterationen nachgewiesen werden [2]. Darüber hinaus hatten einige der pharmakologisch eingesetzten Substanzen beträchtliche Wirkungen auf das endokrine Gleichgewicht.

Bei den senilen Demenzen müssen die Pseudodemenzen organischer Genese, wie z. B. bei Hypothyreose, von den idiopathischen Demenzen abgegrenzt werden [1]. Letztere stellen eine der klassischen Indikationen für die Therapie mit dem standardisierten Ginkgo biloba-Extrakt 761 (Rökan) dar. Vor diesem Hintergrund sollte die Wirkung von Rökan auf die endokrinen Funktionen untersucht werden. Die Studie wurde an gesunden freiwilligen Probanden durchgeführt.

Methodik

Patientengut

In die Studie wurden 7 männliche, gesunde freiwillige Probanden im Alter von 20 bis 35 Jahren (Durchschnittsalter 26,1 Jahre) aufgenommen. Sie wurden über die Studie informiert und ihr Einverständnis zur Teilnahme eingeholt.

Studiendesign

Es handelt sich um eine 2monatige offene Studie zum Verträglichkeitsnachweis von Ginkgo biloba-Extrakt 761 (Rökan). Die verschiedenen laborchemischen Tests wurden vor Studienbeginn sowie am Ende des 1. und 2. Behandlungsmonats durchgeführt. Die tägliche Dosis betrug 3×80 mg/d; die regelmäßige Einnahme des Prüfpräparats wurde bei jeder Untersuchung (W0, W4, W8) kontrolliert. Die gemessenen Parameter sowie die entsprechenden Testverfahren sind in Tabelle 1 zusammengefaßt.

Statistik

Die Ergebnisse wurden anhand einer bifaktoriellen Varianzanalyse statistisch ausgewertet.

Tabelle 1. Laborparameter und Testverfahren zur Beurteilung der Wirkung von Rökan auf endokrine und laborchemische Parameter

Parameter	Bestimmungsmethode	Normwerte
Nüchternblutzucker	Glucose oxydase-Beckman	3,9–5,6 mM/l
Leukozyten	standard	4–10 10 (12)/l
Erythrozyten	standard	4,4–5,8 10 (9)/l
Hämoglobin	standard	133–177 g/l
Hämatokrit	standard	0,40–0,52
Eiweiß	standard	63–78 g/l
Blutsenkung	standard	—
Harnsäure	standard	140–460 µM/l
Immunreaktives Insulin	RIA-Herbert	5–20 µU/ml
STH	RIA	0,5–4 µU/ml
T3	RIA	1,5–3,3 nmol/l
T4	RIA	60–150 nmol/l
TBG	RIA	15–20 µg/ml
ACTH	Berson-Yellow 1968	8–85 pg/ml
Cortisol	standard	0,1–0,7 µM/l
Kalzium	standard	2,15–2,55 mM/l
Cholesterin	standard	3,1–6,5 mM/l
HDL Cholesterin	standard	0,78–1,81 mM/l
Triglyzeride	standard	0,84–1,94 mM/l

Ergebnisse

Sämtliche Probanden beendeten die Studie. Bei einem Probanden konnte die 2. Kontrolluntersuchung nicht durchgeführt werden. Für die Varianzanalyse wurden, mit Ausnahme des Stimulationstests, die Durchschnittswerte der 1. und der 3. Kontrolluntersuchung verwendet. Bei einem Fall fehlt der STH-Spiegel der 1. Laboruntersuchung; dieser Proband wurde für diesen Parameter aus der Endauswertung herausgenommen. Die verschiedenen Ergebnisse sind in den Tabellen 2 und 3 zusammengefaßt.

Diskussion und Schlußfolgerung

Diese Ergebnisse belegen, daß die Behandlung mit dem standardisierten Ginkgo biloba-Extrakt 761 (Rökan) keine Modifikationen der untersuchten endokrinen und laborchemischen Parameter bewirkt. Eine statistisch signifikante Differenz zwischen Woche 0 und Woche 4 wurde nur für das TBG gefunden, dieser Unterschied war jedoch nach 8 Wochen nicht mehr vorhanden. Alle gemessenen Laborwerte blieben im Normbereich, abgese-

Tabelle 2. Metabolische und endokrine Laborparameter unter Rökanbehandlung

Parameter	Wo 0	Wo 4	Wo 8	P
Erythrozyten	5,1 (0,3)	5,3 (0,4)	5,2 (0,5)	n. s.
Leukozyten	6,3 (2,4)	7,1 (3,0)	6,7 (2,5)	n. s.
Hämoglobin	149,9 (7,7)	159,3 (8,0)	151,7 (13,7)	n. s.
Hämatokrit	0,4 (0,02)	0,5 (0,02)	0,4 (0,04)	n. s.
Eiweiß	66,1 (3,6)	66,8 (3,9)	66,0 (6,0)	n. s.
Blutsenkung	2,7 (1,7)	2,5 (1,5)	2,7 (1,8)	n. s.
Harnsäure	338,4 (48,9)	306,5 (72,8)	314,0 (100,8)	n. s.
Glukose	97,7 (7,7)	101,4 (20,3)	85,0 (7,4)	n. s.
Immunreaktives Insulin	18,2 (17,9)	26,4 (18,0)	9,1 (5,8)	n. s.
STH	0,7 (0,7)	0,5 (0,5)	0,7 (0,8)	n. s.
T3	2,8 (0,3)	2,8 (0,2)	2,7 (0,5)	n. s.
T4	91,1 (19,7)	93,3 (14,3)	86,6 (17,0)	n. s.
T3/T4	0,031 (0,003)	0,032 (0,004)	0,031 (0,006)	n. s.
TBG	14,8 (2,2)	17,3 (3,1)	15,0 (2,0)	$p = 0,048$
ACTH	18,6 (12,2)	25,3 (13,7)	20,9 (7,0)	n. s.
Cortisol	0,38 (0,11)	0,46 (0,08)	0,44 (0,08)	n. s.
Kalzium	2,3 (0,1)	2,4 (0,1)	2,3 (0,1)	n. s.
Cholesterin	5,1 (1,1)	4,9 (0,8)	4,7 (0,9)	n. s.
HDL Cholesterin	0,9 (0,2)	0,9 (0,1)	0,9 (0,1)	n. s.
Triglyzeride	0,9 (0,5)	1,2 (0,4)	1,3 (0,6)	n. s.

Tabelle 3. Stimulationstests unter Behandlung mit Rökan

Parameter	Wo 0	Wo 4	Wo 8	P
FSH- 15'	2,2 (1,0)	2,5 (1,1)	2,2 (1,2)	
0	2,1 (0,9)	2,4 (1,0)	2,1 (1,1)	
15'	4,1 (2,6)	4,8 (2,4)	4,0 (2,1)	
30'	4,7 (3,2)	5,8 (3,2)	4,8 (2,7)	n. s. (0,65)
60'	4,8 (2,8)	5,6 (2,4)	4,9 (2,6)	
120'	4,2 (2,7)	4,9 (2,3)	4,1 (1,9)	
LH- 15'	5,0 (1,5)	5,4 (1,9)	5,5 (2,0)	
0	4,8 (1,5)	5,4 (1,9)	4,9 (1,9)	
15'	25,1 (16,0)	30,3 (20,4)	19,6 (6,4)	
30'	28,3 (15,8)	36,0 (24,6)	21,9 (6,4)	n. s. (0,61)
60'	22,6 (11,9)	29,4 (19,8)	22,1 (9,1)	
120'	15,2 (8,0)	18,7 (10,4)	12,2 (1,2)	
PRL- 15'	6,0 (1,4)	7,5 (2,3)	6,2 (1,3)	
0	5,4 (1,5)	6,6 (1,8)	5,3 (1,1)	
15'	25,3 (4,7)	24,9 (5,8)	24,5 (4,7)	
30'	22,7 (3,7)	19,6 (3,0)	21,3 (2,8)	n. s. (0,12)
60'	14,9 (1,4)	12,1 (1,6)	14,0 (1,5)	
120'	7,7 (0,9)	6,3 (1,5)	7,7 (1,3)	
TSH 0	1,7 (1,1)	1,7 (0,7)	1,4 (0,5)	
30'	9,6 (3,5)	9,5 (3,6)	10,0 (5,9)	n. s. (0,55)

hen von einzelnen Blutzucker- und Insulinspiegeln bei Probanden, die abweichend vom Studienprotokoll nicht nüchtern zur Blutentnahme kamen. Hierbei sei an klinische Langzeitstudien erinnert, in denen der standardisierte Ginkgo-biloba-Extrakt 761 keine Veränderungen der Nüchtern-Blutzuckerspiegel bewirkte.

In dieser 8wöchigen Studie führte Rökan in einer Dosis von 240 mg/d zu keinen Veränderungen der endokrinen und metablischen Homöostase. In dieser Hinsicht kann das Präparat als sicher eingestuft werden. Weiterhin kann aufgrund der vorliegenden Daten vermutet werden, daß der Wirkmechanismus von Rökan nicht auf hormonaler Ebene eingreift. Vorstellbar wäre eine Normalisierung bestimmter neurohormonaler Systeme bei seniler Demenz. Diese Hypothese müßte durch entsprechende Untersuchungen weiter erhärtet werden.

Literatur

1. American Psychiatric Association (1980) Diagnostic and Statistical Manual of Mental Disorders, 3. ed., Washington D.C., APA
2. Carroll B. J. (1978) Neuroendocrine function in psychiatric disorders : A generation of progress, Lipton, Di Mascio, Killiam (Eds.), New York, pp. 487–497

Sachverzeichnis

A. dorsalis pedis 23
A. femoralis profunda 4
A. femoralis superficialis 4, 55, 64
A. iliaca 4
A. tibialis posterior 23
A. vertebralis 169
ACTH 338
Adiadochokinese 232
Affektivitätsstörungen 130, 139, 155, 161
Aktivitätslage 141
Alkoholismus, chronischer 130
Anämie 4, 17
Angina pectoris 17
Angiofluoroskopie 283
Angstgefühl 141
Antihistaminika 86, 217
Antikoagulanzien 4, 5, 18, 38, 43, 87, 96, 202, 217, 291
Antriebssteigerung 123
Arm-Retina-Zeit 274, 275, 283
Arteriolenspasmus 19
Arteriopathie, diabetische 45
Arzneimittelwirkungen, unerwünschte 162
Ataxie, zerebellare 183
Atheromatose 38
Audiogramm 178
Augen
 – bewegungen, sakkadische 83
 – hintergrund 281, 290
 – innendruck 263, 295, 304
 – motilitätsstörungen 169

Babinski-Weill-Prüfung 209
Barbiturate 328
Barotrauma 201, 210
Belastungs-EKG 57
Bewegungsharmonisierung, intermuskuläre 25
Bilobalid 5, 85
Bioverfügbarkeit 104
Blick

 – folgebewegungen 232
 – pendelfolge, horizontale 170, 174
 – pendelfolgetest 193
Blut
 – bild 43, 136, 210
 – druckamplitude 51
 – fluß, cerebraler 140, 146
 – senkungsgeschwindigkeit (BSG) 6, 136, 338
 – zucker 43
Bradykinin 38
Buflomedil 55

Calcium 65, 338
 – antagonisten 5, 18, 86, 96, 217
 – serumspiegel 57
CBF 155
Cephalgien 260
Chemotherapie 328
Cholesterin 29, 43, 65, 210, 338
Chorioidea 293
Chorioretinitis 291
Cinnarizin 224
Circulus arteriosus Willisii 169
Claudicatio intermittens 55, 160
Compliance 45, 105
Computer-EEG 117
Cortisol 338
Cranio-Corpo-Graphie 92, 170, 183
CT 155

Deutsche Gesellschaft für Gefäßsport 26
Dextran 74
Diabetes 17, 56, 66, 72, 75, 160
Doppelbilder 260
Dosis-Wirkungs-Beziehung 259
Dreh
 – pendelprüfung 170, 172
 – schwindel 172
 – stuhluntersuchung 229
Drop attacks 170
Durchblutung
 – cerebrale 139
 – nutritive 25

Dynamic-Brain-Mapping 117
Dysäquilibrium 194

EEG 155
- quantitatives 83, 217
Elektronystagmographie 178, 193, 202, 209, 229
Engwinkelglaukom 297
EP 155
Epilepsie 188
Episoden, amnestische 170
Erythrozyten 338
- aggregation 275
- rigidität 274, 275
Eßgewohnheiten 141

Fallneigung 172
Farbkontrastwahrnehmungsstörungen 270
Fast-Fourier-Analyse 85, 117
Fernvisus 265
Fischer-Symptom-Check-Liste 141
Flavonglycoside 64
Flimmerverschmelzungsfrequenz 106
Fluoreszenzangiographie 295
Fontaine
- Stadium II 3, 16, 38, 55, 63
- Stadium III 38
- Stadium IV 72

Gangrän 72
Gangunsicherheit 183
GCES 129, 133
Gedächtnis 136
- schwäche 260, 270
Gefäß
- Doppler-Untersuchung 18
- proliferation, subretinale 293
- rekonstruktion 73
Gehirnstoffwechsel 170
Gehstrecke
- maximale 5, 7, 8, 17, 19, 29, 57, 64
- schmerzfreie 5, 7, 8, 17, 19, 29, 57, 64
Gehtraining 55
Gerontopsychiatrie 155
Gesamt
- cholesterin 31, 57, 136
- lipide 136
- protein 6
Gesichtsfeld 274, 275, 281, 290
- defekte 169, 262
Gewebenutrition 29
Gingkgolide 5, 85

Ginkgo
- biloba-Extrakt 761 19, 29, 53, 55, 63, 83, 94, 139
- Flavonglykoside 5, 85
Glaukom 262, 281
Gleichgewichtsstörung 169, 193
Glioblastom 328
Glucose-Utilisation 64, 139, 184
Glucosurie 136
Glycolyse, aerobe 139
GOT 65
GPT 65
Grundlerngeschwindigkeit 94

Hämatokrit 6, 18, 19, 24, 57, 275, 338
Hamburg-Wechsler-Intelligenz-Test für Erwachsene (HAWIE) 156
Hämo
- dynamik 64
- globin 6, 57, 338
- rheologika 18
Harnsäure 136, 210, 338
Haschinsky-Ischämie-Skala 85
Hauttemperatur 29, 31
HDL-Cholesterin 6, 65, 338
Hemiplegie 188
Herz
- infarkt 4, 56, 160
- insuffizienz 4, 17, 56, 75, 170
- krankheit, koronare 17, 160
- rhythmusstörungen 96
Hillestad-Versuch 51, 52
Hirn
- durchblutung 184
- leistungsstörungen 84
- rindenpotentiale, späte 174
- stammpotentiale, frühe 174
- stammtaumeligkeit 92
Histamin 38
Höhenschwindel 209
Hör
- schwelle 205, 249
- sturz, akuter 201
HWS-Prüfung 170, 174
Hygiene 141
Hypakusis 176, 224, 227
Hyper
- aldosteronismus, sekundärer 334
- ämie, reaktive 45, 52
- lipidämie 17
- östrogenie 334
- tonie 17, 160, 170, 229
- urikämie 160
Hypo
- thyreose 337

- tonie 160, 170, 209, 229
- volämie 334

Impedanzmessung 202
Impotenz 41
Index, systolischer 50, 64
Informationsniveau 141
Innenohr
- durchblutung 252
- schwerhörigkeit 249
Insuffizienz
- cerebrovaskuläre 146
- respiratorische 17
- vertebrobasiläre 169, 194, 224
- zerebrale 103, 117, 129, 139, 155, 260
Insulin, immunreaktives 338
Insult, apoplektischer 188
Integrationsfähigkeit, soziale 141
Intensitätsdämpfungstest, rotatorischer 232
Ischämie 201
Ishihara-Test 265

Kampimeter 283
Kapillar
- hyperpermeabilität 29, 184, 330
- mikroskopie 38
Kapselhäutchenglaukom 297
Knöchel
- druck 19, 60
- index 53
- ödem 89
- puls 53
Kollaps, orthostatischer 183
Kollateral
- arteriolen 39
- gefäßbildung 25
Konzentrationsstörungen 83, 155, 161, 260, 270
Kopfschmerzen 130, 139, 141, 155, 161, 209, 321
Kortikoide 202, 328
Kreatinin 57, 65, 136, 210
Kumulationszeit, mittlere 197
Kurzspeicherkapazität 94, 99
Kurzzeitgedächtnis 130

Lactat 139, 144
Lagerungsprobe nach Ratschow 29, 30
Lamina choriocapillaris 293
Landis-Test 330
Laser-Photokoagulation 291
Läsion, ototoxische 210
Lateralschwankungsbreite 92, 183
Laufbandergometer 40, 56, 64

Leberinsuffizienz 4, 56, 96
Lerngeschwindigkeit 100
Leukozyten 338
LH-Insuffizienz 334
Lichtunterschiedsempfindlichkeit 304
Life-style-Modifikation 25
Lipidwerte 29
Lower Body Negative Pressure Chamber 193
Lymphresorption 335

Magnesium 65
Makula
- Ödem 288
- degeneration 281, 290
Makulopathien, senile 274
Malabsorption 262
Mangelversorgung, zerebroretinale 259
Mehrfachwahl-Wortschatz-Intelligenztest 95
Menière-Erkrankung 230
Merkfähigkeitsstörungen 83, 155, 161
Migräne 321
Mikro
- Aneurysmen 288
- zirkulation 29, 72
- zirkulation, retinale 274, 281
- zirkulationsstörungen 41, 193
Monoplegie 188
Motorik 141
Multiinfarkt-Demenz (MID) 158
Muskelatrophie 41
Mutterkornalkaloide 322

Na-Retention 334
Nachtschlaf 141
Nahvisus 260, 265
Neoplasie 130
Netzhaut
- degeneration 263
- empfindlichkeit 259
Neuropathie 73
Neurosen 130
Nicergolin 103, 176
Niereninsuffizienz 4, 56, 96
NMR 155
NODEC IV 193
Nüchternblutzucker 338
Nürnberger Altersfragebogen 141
Nystagmus
- kalorischer 169
- amplitude 197
- deregulationseffekt 199
- frequenz 197
- prüfung, kalorische 171, 193

Octopus-Perimetrie 259
Ödem, vasogenes 327
Ohrgeräusche 130, 155, 161, 209, 225, 227
Oligurie 334
Operationalisierung, testpsychologische 155
Ophthalmo
 - dynamographie 295
 - skopie 295
Orientierung
 - räumliche 141
 - zeitliche 141
 - störungen 83
Östrogen
 - therapie 66
 - überschuß 334
Oszillogramm 45
Otitis 245

Parästhesien 47
Parkinsonismus 159
Passagezeit, arterio-venöse 275
Pauli-Test 106
Peak flow 51
Pentoxifyllin 63
Perfusionsdruck
 - peripherer 26
 - segmentaler 46
Perimetrie 295
 - automatische 304
 - dynamische 283
 - zirkuläre 283
PET 155
Pharmako-EEG 103
Phosphatidylserin 117
Pia mater 184
Placebo 7, 30, 40
Plasma
 - thrombinzeit 57
 - viskosität 18, 19, 24, 275
Plethysmographie 3, 9, 10, 11, 17, 45, 46
Potentiale, akustisch evozierte 170, 174, 202
Presby
 - ataxie 183
 - vertigo 183
Proanthocyanidine 5
Proteinurie 136
Prothrombin 43, 136
Prüfung, kalorische 202
Pseudodemenzen 337
Psychosen 130
Psychosyndrom, hirnorganisches (HOPS) 83, 158, 216

Puls
 - Plethysmographie 46
 - status 17
Pursuit-tracking-Test 106

Quickwert 31

Radikale, freie 290
Radikalfängereigenschaften 5, 19, 92, 293
Radiozirkulographie 146
Ratschow-Test 75
Reflexe, vasomotorische 53
Reintonaudiogramm 249, 251
Renin-Angiotensin-System 334
Retina-Durchflußzeit 283
Retinopathie, diabetische 281
Rökan 19, 23, 29, 45, 176, 216, 224, 249
Romberg-Test 172, 209, 233
Ruhe
 - durchblutung 9, 47
 - schmerzen 39, 47

Sakkaden 169
 - dauer 219
 - geschwindigkeit 219
 - latenz 219
 - test 217
Sauerstoff
 - bedarf 25
 - Uptake 64
 - Utilisation 139, 184
Schalltrauma 201, 210
Schläfenbeinfraktur 201
Schluckstörungen 170
Schmerzempfindung, subjektive 59
Schonhinken 25
Schwankschwindel 172
Schwerhörigkeit 209, 225
Schwindel 83, 130, 139, 141, 155, 161, 169, 183, 193
 - auslösung 171
 - dauer 171
 - paroxysmaler 209
SDAT (Senile Demenz vom Alzheimer-Typ) 158
Serotonin 38
Serum-Laktat-Spiegel 63, 64
Shunt, arterio-venöser 147
Signifikanzniveau 134
SPECT 155
Spontannystagmus 170, 171, 232
Sprach
 - audiometrie 202, 205
 - verständnisschwelle 205

Sprechstörungen 170
STH 338
Stimmungs
 – lage 141
 – veränderungen 260
Strahlentherapie 327
Sympathikusblockade 73

TBG 338
Tetraplegie 188
Theta-Alpha-Quotient 83, 109
Thrombelastogramm 43
Thrombose 38
Thrombozytenaggregation 184
 – hemmer 5, 18, 86, 96, 217, 291
Tiefensensibilität 209
Tinnitus 176, 224, 244, 249, 260
Tonaudiometrie 202, 209
Training, physikalisches 16, 19, 55
Tranquilizer 5, 86
Transaminasen 136, 210
Triethylzinn 184
Triglyceride 6, 57, 65, 136, 210, 338
Trommelfellriß 201, 210
Tubenkatarrh 245

Übelkeit 209
Ultraschall-Doppler-Untersuchung 6, 10, 17, 57
Unterberger-Test 173, 183, 233

Urinzucker 57, 65

V. cava 184
Venen
 – erkrankungen 4, 17
 – füllung 32
 – tonus 29
 – verschlußplethysmographie 6, 75
Verhaltensskala 143
Verschlußkrankheit, periphere arterielle 3, 16, 29, 55, 63, 72
Vertigo 176, 216, 224, 229, 260
Verträglichkeit 131, 135
Vestibularisprüfung, kalorische 170
Videofluoreszenzangiographie, retinale 276
Vigilanz 103, 130, 136, 139, 141
Visus 169, 275, 290, 295, 304

Wandelastizität 53
Weitwinkelglaukom 297
Wiener Determinations-Test 83, 217

Zahlen
 – nachsprechtest 155
 – verbindungstest 83, 155, 217
Zehenstand 19, 20, 29, 30, 60, 64
Zervikaltrauma 210
Zyanose 47

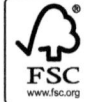

MIX
Papier aus verantwortungsvollen Quellen
Paper from responsible sources
FSC® C105338

If you have any concerns about our products,
you can contact us on
ProductSafety@springernature.com

In case Publisher is established outside the EU,
the EU authorized representative is:
**Springer Nature Customer Service Center GmbH
Europaplatz 3, 69115 Heidelberg, Germany**

Printed by Libri Plureos GmbH
in Hamburg, Germany